ENDLICH PAPA

Christian Eigner

ENDLICH PAPA

**Ein unfruchtbarer Mann erzählt,
wie sich sein Traum vom eigenen Kind erfüllte**

SCHWARZKOPF & SCHWARZKOPF

Alle Namen in diesem Buch – bis auf meinen und den meiner Frau – sowie einige Orte der Handlung wurden geändert. Für die fachliche Betreuung der medizinischen Darstellungen danke ich sehr herzlich Univ. Doz. Dr. Nicolas Zech, Facharzt für Gynäkologie und Geburtshilfe, Ärztlicher Leiter der IVF Zentren Prof. Zech, Bregenz, Österreich.

INHALT

1. PROLOG – LOHN DER MÜHE
1. Advent 2008 7

2. EIN AUFGESPARTER WUNSCH 11

3. BITTERE WAHRHEITEN
Spätherbst/Winter 2005/06 21

4. ERSTE SCHRITTE
Frühjahr/Sommer 2006 59

5. ZEIT DER BESINNUNG
Spätsommer/Herbst 2006 123

6. MIT FRISCHER KRAFT
Winter/Frühjahr 2006/07 149

7. EIN LETZTER TRUMPF
Sommer/Herbst 2007 203

8. ENDLICH AM ZIEL
Winter/Frühjahr 2007/08 259

9. EPILOG
Sommer 2012 297

SACHREGISTER 304

I.

PROLOG:
LOHN DER MÜHE

1. Advent 2008

Schwester Ina schließt die Zimmertür hinter sich und geht. Auf dem Linoleumbelag des Krankenhausflurs erzeugen die Sohlen ihrer Gesundheitslatschen ein schmatzendes Geräusch. Dann ist es draußen still. Durch den Spalt unter der Tür dringt Licht in das Zimmer, in das wir am frühen Abend eingezogen sind. Ich liege im Bett. Es ist kurz vor 4 Uhr. Neben mir höre ich Isabella atmen. Ich liege da und kann nicht fassen, was in dieser Nacht passiert ist.

Meine Augen wandern durchs Dunkel. Über mir ahne ich den Fernseher an der Decke, in der Ecke den Tisch mit den zwei Stühlen, rechts neben mir den Wickeltisch an der Wand. Auf dem Fensterbrett steht ein schlichter weißer Schwibbogen und lässt sein Licht in die Dunkelheit sickern. Bis eben saß ich noch da drüben am Tisch und sah draußen die Flocken vom Himmel rieseln.

Heute ist der erste Advent. Advent heißt Ankunft.

Wenn ich nach links ins Dunkel blicke, über Isabellas Bettseite hinweg, ahne ich eine seitliche Ausbuchtung. Dort steht ein weiteres Bett, winzig klein, aus Holz, mit Rollen und Gitterstäben und einem Himmel aus weißem Stoff. Maries Bett.

Marie ist unsere Tochter. Marie Victoria. 49 Zentimeter klein und 3000 Gramm leicht. Seit 0.41 Uhr ist sie bei uns. Zuvor war ich mit der sich vor Schmerzen krümmenden Isabella gefühlte Ewigkeiten um das Krankenhaus gewandert, hatte ihr im Kreißsaal die Stoßatmung vorgemacht, bis ich selbst hyperventilierte, und ihr schließlich während der Presswehen vor Aufregung fast die Hand zerquetscht.

»Herzlichen Glückwunsch, Papa«, flüstert Isabella.

»Herzlichen Glückwunsch, Mama«, flüstere ich zurück.

»Hättest du das gedacht?«

»Was?«

»Dass wir das schaffen würden.«

Was soll ich antworten? Dass ich mir ein Leben ohne Kind nie vorstellen konnte? Oder dass mir, wenn ich in dunklen Stunden in mich hineinhorchte, eine Stimme sagte, dass das hier nie passieren würde? Alles umsonst, sagte diese Stimme, vertane Mühe. Du strengst dich umsonst an. Du bist unfruchtbar.

»Ja«, sage ich, ohne zu flüstern. »Ich habe daran geglaubt.«

»Danke, Lieber«, sagt Isabella, »danke, dass du nicht aufgegeben hast.«

Sie nimmt meine Hand in ihre und für einen Moment bleibt die Zeit stehen.

Ich stehe auf, tappe auf leisen Sohlen um das Bett herum und beuge mich zu unserem Baby hinunter. Ich sehe einen winzigen, zerknautschten Kopf, der aus einem riesigen Schlafsack schaut. Die Stupsnase, die zierlichen Ohren, die winzigen Finger. Mein Gott, wie klein! Das schönste Mädchen der Welt. Natürlich.

»Schläft sie?«, fragt Isabella.

»Ich glaube schon«, antworte ich. »Aber sie hat Schaum vor dem Mund.«

»Das ist nur verschlucktes Fruchtwasser, das jetzt hochkommt. Mach dir keine Sorgen.«

Mein Magen knurrt.

»Ich habe Hunger«, stelle ich fest.

»Schau mal auf das Schränkchen da vorn. Ich glaube, da hat Schwester Ina ein paar belegte Brote hingestellt. Und bevor du loslegst – mir kannst du gern eins abgeben.«

Tatsächlich, da steht der Teller. Ich hole ihn ins Bett, wir setzen uns auf und essen. Nach vielen Stunden endlich wieder etwas zwischen den Zähnen. Ich atme tief durch.

Und dann passiert es: An einem Sonntagmorgen um 4 Uhr, in einem dunklen Zimmer in einem stillen Krankenhaus mitten in Berlin, schauen wir uns an – und fangen an zu grinsen. Und verstehen, mit vollen Backen Salamibrote kauend, dass wir es endlich geschafft haben – nach über drei Jahren des Zweifelns, Bangens und Hoffens.

Wir sind Eltern.

II.

EIN AUFGESPARTER WUNSCH

Als ich ein Junge war, lebte ich in einer Welt voller Kinder. Darin ging es laut zu und ungerecht. Es regierten Stärke und Frechheit. Beides hatte ich nicht zu bieten, deshalb war ich meist allein. Schon früh las ich dicke Bücher, setzte riesige Puzzles zusammen und sortierte stundenlang die Briefmarken, die ich mir von meinem Taschengeld gekauft hatte. Am liebsten aber spielte ich Fußball.

Ich erinnere mich an den Sommer 1978 – meine ersten großen Ferien. Ich musste nicht in den Kinderhort, denn meine Mutter war tagsüber zu Hause. Seit Kurzem hatte ich einen Bruder. Nicht, dass ich mich für ihn interessiert hätte. Er war klein, schrie oft wie am Spieß und würde auf absehbare Zeit nicht einmal als Torwart zu gebrauchen sein. Doch irgendwie war es in Ordnung, denn alle Kinder hatten Geschwister.

Gerade war die Fußball-WM in Argentinien zu Ende gegangen. Jeden Tag holte ich mir in meiner Fantasie Stadien voller fanatischer Fans und durch die Luft fliegender Klopapierrollen in den Innenhof unseres Mietshauses. Dort bearbeitete ich von früh bis spät das Garagentor meines Vaters. Ich köpfte, lupfte und schlenzte, so gut ich es vermochte, und vergaß dabei die Welt.

Bald beulte sich außerdem der Maschendrahtzaun in Richtung des Nachbargrundstückes und einmal ging eine Fensterscheibe zu Bruch. Als mir eines Tages ein Stück Dachrinne krachend vor die Füße fiel, kam mein Onkel Fritz, der im Erdgeschoss eine Fleischerei betrieb, in den Hof gerannt, zog mich heftig am Ohr und schrie: »Du verdammter Lausebengel!«

Damit lag er gründlich daneben. Ich war kein Lausebengel. Ich war ein fußballverrückter Siebenjähriger, schüchtern und gut in der Schule. Das erste Jahr hatte ich mit lauter Einsen abgeschlossen. Zur Belohnung hatte mich mein Vater in einem Fußballverein angemeldet. Leider begann das Training erst nach den Ferien.

Im Sommer 1978 begriff ich, wie langsam die Zeit vergehen konnte.

Am Dienstag, dem 25. Juli 1978, kam in der nordenglischen Stadt Oldham Louise Joy Brown zur Welt, 2600 Gramm schwer und 49 Zentimeter groß. Louise war der erste Mensch, der außerhalb des Körpers seiner Mutter gezeugt worden war.

Louises Eltern, Lesley und John, hatten neun Jahre lang vergeblich versucht, ein Kind zu bekommen. Als John 800 Pfund im Fußball-Toto gewann, beschlossen sie, einen letzten Versuch zu wagen, und begaben sich in die Hände des Reproduktionsbiologen Robert Edwards und des Gynäkologen Patrick Steptoe.

Steptoe entnahm der 29-jährigen Lesley eine Eizelle und legte diese mit John Browns Sperma in eine Nährlösung. Dort gelang es einem Spermium, die Eizelle zu befruchten, woraufhin diese begann, sich zu teilen. Nach zwei Tagen pflanzte Steptoe Lesley Brown das befruchtete Ei wieder ein – und dieses Mal starb es nicht ab wie bei den vorangegangenen Versuchen. Lesley Brown war schwanger.

Als ich ein Junge war, hatten alle Kinder eine Mutter und fast alle einen Vater. Fehlte einem Kind der Vater, wurde es ausgelacht und verspottet, als ob es sich in die Hose gemacht hätte. Die Schmach ließ sich nur tilgen, indem bald darauf ein Stiefvater auftauchte und die Ordnung wiederherstellte. Dass einem Kind die Mutter abhanden kommen könnte, war undenkbar.

Die Jahre vergingen. Westdeutschland gewann die EM 1980, Italien die WM 1982 und Frankreich die EM 1984. Alle Welt entrüstete sich über Schumachers Foul an Battiston und schwärmte von den französischen Ballzauberern Platini, Giresse und Tigana. Ich verfeinerte meine Schusstechnik beim Elfmeter, um den Ball so unfassbar lässig ins Tor lupfen zu können wie der Tscheche Panenka im EM-Finale 1976.

Zweimal in der Woche ging ich zum Fußballtraining und rannte mir sonntags beim Spiel die Lunge aus dem Hals. Bis ich meinen Vater eines Tages bat, mich vom Fußball abzumelden. Ich war 14 und hatte keine Lust mehr, mich von den anderen verspotten zu lassen, weil ich gern Bücher las und vorhatte, auf die Oberschule zu gehen.

Nachts unter der Bettdecke schrieb ich Briefe an Mädchen, in die ich verliebt war, träumte davon, Schriftsteller zu werden, und legte mir den Habitus eines Intellektuellen zu. Fast hätte ich etwas mit Petra aus meiner Klasse angefangen. Petra hatte schwarze, schulterlange Locken, sinnliche Lippen und zwei Ausbuchtungen unter der Bluse, die die halbe Schule um den Verstand brachten. Als wir 17 waren, machte sie mir eine Zeit lang sogar Avancen. Was mir jedoch allen Mut raubte: Petra schlief mit anderen Jungs. Dafür hatte sie sich in der Apotheke meiner Mutter die Pille besorgt. Meine Mutter hatte es beim Abendessen beiläufig erzählt. Ich war knallrot angelaufen.

Sex. Der Gedanke daran brachte mich um den Schlaf. Doch immer, wenn ich versuchte, mir vorzustellen, ich läge da neben Petra im Bett, streikte meine Fantasie.

In dieser Zeit, genauer gesagt im Jahr 1988, beschrieben Mediziner erstmals ein Verfahren, mit dessen Hilfe sich Spermien aus den Nebenhoden von Männern gewinnen ließen, die unter einem Verschluss der Samenwege litten. Dabei wurde unter örtlicher Narkose der Samenleiter freigelegt, mit einer Kanüle die darin enthaltenen Samenzellen entnommen und anschließend für die Befruchtung aufbereitet. Das Verfahren erhielt den Namen mikrochirurgische epididymale Spermienaspiration (MESA).

Die Wende verbrachte ich hinter den Mauern einer NVA-Kaserne. Als sich das große Tor im Sommer 1990 für mich öffnete, war ich fast 20 Jahre alt. Willkommen in der Freiheit! Kurz darauf wurde das fast wiedervereinigte Deutschland in Italien Fußballweltmeister. Ich fing bei einer Zeitung an und als der Winter kam, hatte ich eine Freundin. Sie hieß Sabine und machte gerade Abitur.

Die Pille nahm sie nicht, da sie sich vor Nebenwirkungen fürchtete. Da wir auch Kondome nur nachlässig benutzten, dachte ich im Frühjahr 1991 eine Woche lang, dass ich Vater würde.

Sabines Periode war überfällig und mir fiel ein, dass wir in den Wochen zuvor wieder einmal ziemlich sorglos gewesen waren. Ich malte mir schon aus, wie anders mein Leben nun verlaufen würde. Doch an dem Tag, an dem ich beschloss, mein Schicksal wie ein Mann zu tragen, löste sich alles in Luft auf. Sabines Zyklus war einfach durcheinandergeraten – wahrscheinlich wegen einer ihrer Fastenkuren.

Im Herbst begann ich ein Studium in Bayern. Im Sommer 1992 trennte sich Sabine von mir – wegen der Entfernung, wie sie sagte. Doch ich war ja jung und hatte alle Zeit der Welt.

Die Brüsseler Forschergruppe um den italienischen Reproduktionsmediziner Gianpiero Palermo berichtete im Jahr 1992 erstmals über Schwangerschaften und Geburten nach einer neuen Technik, die Palermo als intracytoplasmische Spermieninjektion (ICSI)[1] bezeichnete. Dabei spritzte man ein ausgesuchtes Spermium unter dem Mikroskop mit einer feinen Kanüle direkt in eine weibliche Eizelle. Die befruchtete Eizelle entwickelte sich daraufhin wie bei einer normalen IVF in einer Nährlösung weiter, um nach ein paar Tagen in die Gebärmutter der Frau eingesetzt zu werden. Mit dem neuen Verfahren stieß Palermos Gruppe die Tür zu einer Vaterschaft auch für Männer mit schlechter Spermaqualität auf.

Ende 1993 verliebte ich mich in Bamberg in eine schwedische Austauschstudentin. Ann-Sofie war groß, blond und ziemlich sexy. Leider musste sie schon bald wieder zurück nach Hause. Ich bewarb mich deshalb um ein Stipendium, mit dessen Hilfe ich ein

---

1 Häufig wird sie auch intracytoplasmatische Spermieninjektion genannt. Beide Begriffe bedeuten dasselbe.

Jahr bei ihr in Schweden würde studieren können. Das Stipendium wurde bewilligt, meine Eltern legten Geld dazu und im Juli 1994, kurz nachdem Schweden in den USA WM-Dritter geworden war, packte ich meine Habe ins Auto und zog nach Göteborg.

Wenn wir nicht an der Uni waren, machten wir es uns im Haus von Ann-Sofies Mutter am Meer gemütlich oder hingen bei ihrer Freundin Stina ab. Stina war Mitte 30 und mit einem Typen verheiratet, der als Techniker mit Rockbands durchs Land zog. Ann-Sofie hatte mir erklärt, dass Stina seit Jahren schwanger werden wollte und mittlerweile Hormone gespritzt bekam. Manchmal waren wir im Haus, wenn sie mit ihrem Arzt telefonierte. Sie schloss sich danach im Schlafzimmer ein, um am Abend mit verheulten Augen aufzutauchen und zu fragen, ob es nichts zu trinken gäbe. Für gewöhnlich gingen wir dann zu dritt in eine Bar und vergaßen das Thema. Genauer gesagt: Ich vergaß es.

Mittlerweile gab es Hoffnung für Männer, deren Hoden geschädigt waren oder deren Ejakulat aus ungeklärter Ursache keine Samenzellen enthielt: In diesen Fällen bot sich eine neue Chance durch die operative Entnahme von Gewebestückchen aus den Hoden, wie sie eine Forschergruppe um Robert Schoysman und Pierre Vanderzwalmen entwickelt hatte. Die Gewebestückchen enthielten in vielen Fällen verwendungsfähige Spermien. Das Verfahren wurde als testikuläre Spermienextraktion (TESE) bezeichnet und ist im allgemeinen Sprachgebrauch auch als Hodenbiopsie bekannt.

Als ich ein Junge war, dachte ich, dass jeder Mensch mit Anfang 20 Kinder bekomme. Als ich aus Schweden zurückkam, stellte ich fest, dass ich fast 25, doch ein Kind nicht in Sicht war. Meine Mutter war 23 gewesen, als sie mich, und 30, als sie meinen Bruder bekommen hatte. Doch das war lange her: In dem neuen Land, in dessen älterem Teil ich nun lebte, bekamen viele Frauen mit 40 ihr erstes Kind.

Mit Ann-Sofie Nachwuchs zu zeugen, war kein Thema, zumal uns die Entfernung immer mehr entzweite. Ich wusste nicht, ob meine Zukunft wirklich in Schweden lag. Als wir uns schließlich trennten, war es, als hätte ich eine 100-prozentige Chance vergeben, weil ich mich, allein aufs Tor zulaufend, für keine Ecke hatte entscheiden können. Trotzdem hatte ich noch immer das Gefühl, jede Menge Zeit zu haben.

Meine neue Freundin hieß Isabella. Schon nach kurzer Zeit verabschiedete sie sich für zwei Auslandssemester nach Rom. Als sie im Sommer 1998 zurückkehrte, waren wir allen Unkenrufen zum Trotz noch immer zusammen und ich hatte meinen Abschluss in der Tasche. Unser Leben fühlte sich unfertig und provisorisch an, doch wir liebten uns. Zwei Jahre später hatte auch Isabella ihr Studium beendet und wir zogen nach Berlin. Mit der Zeit gewöhnten wir uns an die Großstadt, unsere Jobs und den kraftraubenden Alltag. An den Wochenenden richteten wir unsere Wohnung ein und belohnten uns mit gemeinsamen Tennisstunden, Restaurantbesuchen und ausgedehnten Reisen.

Kinder? Erst heiraten, hatten wir vereinbart. Im Frühjahr 2003 machte ich Isabella einen Antrag. Seit unserem Umzug waren fast zwei Jahre vergangen. Ich war 33 und kinderlos. Da fragte ich mich zum ersten Mal, wie das hatte passieren können.

Japanische Forscher sorgten 2004 mit der Mitteilung für Aufsehen, dass das erste Kind nach einer kombinierten Anwendung von In-vitro-Maturation (IVM), testikulärer Spermienextraktion (TESE) und ICSI zur Welt gekommen war: Der Mutter waren unreife Eizellen aus den Eierstöcken entnommen und in eine Nährlösung gelegt worden. Geeignete Spermien hatte man bereits zuvor aus den Hoden des Mannes gewonnen. Als die Eizellen ausreichend gereift waren, wurden per ICSI Spermien in sie injiziert. Die Frau bekam die befruchteten Eizellen in ihre Gebärmutter eingesetzt, wurde schwanger und brachte ein gesundes Kind zur Welt.

Im Frühsommer 2004 war Hochzeit. In den Flitterwochen flogen wir nach Mexiko. Dort verfolgte ich im Fernsehen, wie sich die Deutschen bei der EM in Portugal blamierten und nach der Vorrunde sang- und klanglos ausschieden.

Ich rechnete mir aus, wie alt ich wäre, wenn mein Kind eingeschult würde, seinen Abschluss machte, Kinder bekäme. War in Zeitschriften oder im Fernsehen von frischgebackenen Vätern die Rede, waren sie inzwischen jünger als ich. Was hatte ich eigentlich in all den Jahren getrieben?

Dann traf ich einen Kollegen, der schon mit 30 Karriere gemacht hatte. Als die Rede auf Familie und Kinder kam, sagte er: »Meine Frau und ich haben uns gegen Kinder entschieden. Sie passen nicht in unseren Lebensplan.«

Ich weiß noch, dass ich zusammenzuckte. Diese Haltung kam mir skandalös vor, schäbig und egoistisch. Doch niemand, dem ich davon erzählte, verstand meine Bestürzung. Zu selbstverständlich ist es heute, in jeder Lebenslage die Wahl zu haben: Neuseeland oder Galapagos, Kombi oder Cabrio, Kind oder Karriere.

Für uns kamen die Dinge endlich in Gang. Nachdem Isabella noch eine dringende Operation über sich hatte ergehen lassen, machten wir uns im Herbst 2004 ans Kinderkriegen. Ich war gerade 34 geworden, Isabella 31.

Unseren Freunden und Verwandten hatten wir stets versichert, dass wir nach der Hochzeit sofort Kinder wollten. Folglich erwarteten sie nun – so bildeten wir uns ein – bei jedem Telefonat eine Vollzugsmeldung.

Ich hatte zwar nie geglaubt, dass es besonders schnell gehen würde, doch als Isabella nach über einem Jahr noch immer nicht schwanger war, schlich sich Verunsicherung ein – zumal die Nachfragen abebbten. Was sich dagegen häufte, waren die Vollzugsmeldungen anderer Paare.

In unserem Leben wurde es stiller. Immer mehr befreundete Paare zogen sich ins Private zurück, gründeten Familien und widmeten sich dem Nestbau, wie sie es nannten. Wir blieben zurück und kämpften darum, irgendwie Anschluss zu halten.

Um mich dieser Situation zu stellen, begann ich, meine Erlebnisse und Gedanken aufzuschreiben.

III.

BITTERE WAHRHEITEN

Spätherbst/Winter 2005/2006

Lieber Christian Valdemar Henri John, Erstgeborener von Kronprinz Frederik und Mary von Dänemark! Jetzt bist Du auf der Welt, klein, rosig und adelig. Viel Glück im Leben wünsche ich Dir. Bleib gesund, sei erfolgreich, erfülle royale Aufgaben.

Du kannst nichts dafür, dass ich auf Deine Eltern stinksauer bin – weil sie jetzt Dich haben, während Isabella und ich noch immer allein sind. Obwohl auch wir voriges Jahr im Mai geheiratet haben, obwohl auch wir voller Hoffnungen waren – bei uns hat es irgendwie noch nicht für ein Kind gereicht. Mehr noch: Wir verlieren auf unserem Lebensweg immer mehr den Anschluss an die anderen. Durch unsere Wohnung hallt kein Babygeschrei. Deine Geburt macht es mir schmerzhaft bewusst.

Ich weiß noch, wie wir aufgekratzt vor dem Fernseher saßen, uns über die Trauung Deiner Eltern amüsierten, über die Gäste und deren Garderobe lästerten. Wie wir glaubten, dass unsere Hochzeit zwei Wochen später viel entspannter sein würde. Wie alles vor uns lag, alles möglich war.

Ich erinnere mich, wie uns meine Kollegen zur Hochzeit eine Titelseite unserer Zeitschrift schenkten, die sie am Computer gestaltet hatten. Darauf witzelten sie über unsere Herkunft (»Ost-West-Hochzeit des Jahres«), unseren Geschenkwunsch (»Villeroy & Boch: Kurssprung nach Großeinkauf«) und die bevorstehenden Flitterwochen (»Ganz Mexiko in Aufruhr!«).

Doch damit nicht genug, Prinz Christian, Graf von Monpezat: Dank des schrägen Humors meiner Kollegen und der Möglichkeiten digitaler Bildbearbeitung zeigte das Titelbild dieser Seite Deine Eltern am Tag ihrer Hochzeit – mit meinem und Isabellas Kopf auf den Schultern. Das sah ziemlich schneidig aus und machte uns in meiner Fantasie zu Verbündeten, zu Schicksalsgenossen.

Jetzt fühle ich mich betrogen und hintergangen und weiß gleichzeitig, dass das alles absoluter Quatsch ist. Trotzdem: Richte Deinen Eltern aus, dass ich auf sie pfeife! Ich pfeif auf Euch alle!

»Wieder nichts.« Isabella rauscht ins Zimmer, wirft sich aufs Sofa und schaltet den Fernseher ein. »Ich war gerade im Bad. Hab meine Periode bekommen.«

Es klingt wie: Stell jetzt bitte keine Fragen! Obwohl ich nach über einem Jahr des Probierens und Wartens nicht mehr sonderlich überrascht bin, stürzt jedes Mal ein Stück Welt ein. Wieder nicht schwanger, wieder kein Kind. Wieder das große Warum. Warum tun wir uns das an, warum klappt es nicht? Warum wir?

16 Mal haben wir nun schon gehofft. 16 Mal wurden wir enttäuscht. Doch während uns jede zerplatzte Hoffnung früher eine Umarmung und ein paar tröstende Worte wert war, überspielen wir unsere Traurigkeit inzwischen immer öfter mit flapsigen Bemerkungen und versuchen, zur Tagesordnung überzugehen. Zu unserem kinderlosen Alltag. So kann es nicht weitergehen.

»Sag mal, was hältst du davon, wenn ich mich mal untersuchen lasse?«, frage ich Isabella, die auf den Bildschirm starrt.

Dort kämpfen die Ärzte der Sachsenklinik gegen eine Typhusepidemie. Mir fällt ein, dass heute Dynamo Dresden im DFB-Pokal in Nürnberg spielt. Das Spiel müsste gleich vorbei sein. Ich nehme die Fernbedienung.

»Nur ganz kurz. Kannst gleich weiterschauen.«

3:0 für Nürnberg, sagt der Videotext.

»Untersuchen? Warum denn?«, pflückt Isabella meine in der Luft hängende Frage herunter.

»Ich will mal nachschauen lassen, ob mit meinem Sperma alles in Ordnung ist.«

»Bist du dir sicher?«

»Ja. Ich will ein Kind. Und wir haben ein Problem.«

»Ich weiß«, sagt Isabella und zuckt mit den Schultern. »Ich sollte längst schwanger sein. Vielleicht sollten wir noch besser auf meine fruchtbaren Tage achten.«

»Aber das machen wir doch schon.«

»War ja nur so eine Idee. Ich habe im Moment leider nicht die Zeit, mich gründlich untersuchen zu lassen.« Sie hält inne und schaut mich aufmerksam an. »Okay, dann machst eben du den Anfang. Ich finde das sehr ritterlich von dir.«

Ich setze mich neben sie aufs Sofa und lege ihr meinen Arm um die Schultern. Das hier ist also der Anfang unserer Suche nach dem Grund, warum wir nicht schwanger werden. Wo wird sie enden?

*

Wann sollten Paare hellhörig werden, wenn es mit dem Schwangerwerden nicht klappt?

Laut Weltgesundheitsorganisation (WHO) gilt ein Paar bereits als unfruchtbar (infertil, steril), wenn die Frau innerhalb eines Jahres, in dem sie regelmäßig ungeschützten Sex hatte, nicht schwanger wurde. Nach 24 Monaten sieht die WHO ungewollte Kinderlosigkeit sogar als Krankheit an.[2] Spätestens dann sollten Paare mit Kinderwunsch versuchen, der Ursache auf die Spur zu kommen. Je älter die Partner sind, desto weniger Zeit sollten sie verstreichen lassen. Bei der Frau nimmt die Fruchtbarkeit ab dem 30., vor allem aber ab dem 35. Lebensjahr deutlich ab. Die Samenqualität des Mannes wird in aller Regel ab dem 40. Lebensjahr erheblich schlechter.

---

2 Die Auffassung, Unfruchtbarkeit sei eine Krankheit, sorgt für Kontroversen. Widersprochen wird ihr unter anderem von vielen Theologen, Philosophen, Medizinern – und der deutschen Rechtsprechung: So sieht das Bundesverfassungsgericht in der Tatsache, dass die gesetzlichen Krankenkassen nur die Hälfte der IVF-Kosten übernehmen, keinen Verstoß gegen das Gleichbehandlungsgebot. Medizinische Maßnahmen zur Herbeiführung einer Schwangerschaft, hieß es in der Begründung eines Urteils aus dem Jahr 2009 (Az. 1 BvR 2982/07), könnten nicht als Behandlung einer Krankheit angesehen werden. Der Staat, so die Verfassungsrichter, sei nicht verpflichtet, das Entstehen einer Familie durch künstliche Befruchtung mit Mitteln der gesetzlichen Krankenversicherung zu fördern. Der Streit über die Finanzierung der IVF berührt zwei zentrale Fragen. Erstens: Haben Paare Anspruch auf ein leibliches beziehungsweise genetisch verwandtes Kind? Zweitens: Erwächst aus ungewollter Kinderlosigkeit ein Anspruch auf eine kassenfinanzierte Behandlung?

Was können Paare auf natürlichem Weg tun, um ihre Chancen auf eine Schwangerschaft zu steigern?

Eine Frau kann nicht schwanger werden, wenn sie nicht zum Zeitpunkt ihres Eisprunges (Ovulation) ungeschützten Sex hat. Auf die fruchtbaren Tage der Frau zu achten und an ihnen miteinander zu schlafen ist deshalb die natürlichste Variante der Empfängnisoptimierung, erfordert jedoch Disziplin. Die Frau muss dazu jeden Morgen vor dem Aufstehen ihre Körpertemperatur messen und Temperaturveränderungen in einer Kurve notieren.[3] Außerdem muss sie ihrem Partner signalisieren, wann die Gelegenheit günstig ist, »es« zu tun. Wichtig: Eine »gesprungene« Eizelle kann zwar nur in einem Zeitraum von etwa 24 Stunden befruchtet werden. Da aber die Spermien des Mannes im Körper der Frau mehrere Tage lang überleben können, kann Sex etwa vier Tage vor bis zwei Tage nach dem Eisprung zu einer Schwangerschaft führen.

Eine zweite Methode, die sich mit der ersten kombinieren lässt, ist das Prüfen des vom Gebärmutterhals abgesonderten Sekrets (Zervikalschleim). Die Frau fährt dazu mit dem Zeigefinger zwischen ihren kleinen Schamlippen entlang. Zu Beginn des Zyklus ist der Schleim kaum durchsichtig, sondern weißlich bis gelblich und reißt, wenn man ihn zwischen den Fingern auseinanderzieht. Um den Eisprung herum wird er glasig wie rohes Eiweiß und flüssiger. Er zieht Fäden und lässt sich zwischen den Fingern dehnen, ohne zu reißen.

---

3 Insbesondere Anfängerinnen sollten bei dieser Methode beachten, dass der entscheidende Temperaturanstieg erst ein bis zwei Tage *nach* dem Eisprung stattfindet. Der dem Eisprung vorangehende Temperaturabfall ist dagegen meist zu gering, um zuverlässig bestimmt werden zu können. Allerdings bekommen Frauen, die die Körpertemperatur in mehreren aufeinanderfolgenden Zyklen messen und die Werte vergleichen, mit der Zeit ein Gefühl für ihren Zyklus (natürlich nur, sofern er regelmäßig ist) und können die fruchtbaren Tage nach einiger Zeit relativ sicher auch ohne Messung bestimmen. Eisprung- und Fruchtbarkeitskalender gibt es übrigens nicht nur auf Papier beim Frauenarzt, sondern auch im Internet. Man kann die Programme, in der Regel nach kostenloser Registrierung, am Rechner nutzen oder als App aufs Handy laden.

Lässt sich auch der Geschlechtsverkehr optimieren?

Die Missionarsstellung und der Sex von hinten (im englischen Sprachraum »doggy style« genannt) werden zuweilen als empfängnisfördernd bezeichnet, da beim Samenerguss das Sperma dem Muttermund am nächsten sei. Es schadet sicher auch nichts, wenn die Frau nach dem Verkehr eine halbe Stunde lang auf dem Rücken liegen bleibt, dabei mithilfe eines Kissens ihr Becken hochlagert oder sogar die Beine an der Wand hinaufstreckt. Zudem ist es angeblich von Vorteil, wenn die Frau beim Sex einen Orgasmus hat, da die Kontraktionen der Scheide dem Sperma auf den richtigen Weg helfen. Wunderdinge sollte dennoch niemand von dieser Art der Nachhilfe erwarten.

Was genau versteht man unter »alternativen Methoden« zur Steigerung der Fruchtbarkeit?

Alternative Methoden werden vor allem für Frauen angeboten. Darunter fallen exotisch klingende Verfahren wie Hormonyoga, spezielle Fruchtbarkeitsmassagen, Hypnose, Ozontherapie und Akupunktur, um nur einige zu nennen. Auch Heilkräutern wie Mönchspfeffer, Traubensilberkerze und Dong Quai eilt ein guter Ruf voraus – ebenso Nachtkerzenöl und Sägepalmbeeren. Letztere können helfen, den Hormonhaushalt der Frau zu unterstützen, Beschwerden zu lindern oder sogar die Fruchtbarkeit zu steigern. All diese Methoden und Mittel sind angenehm, entspannend oder geben einem zumindest das Gefühl, nicht untätig zu sein. Eine Garantie für eine Schwangerschaft bieten sie natürlich in keiner Weise.

*

MITTWOCH, 26. OKTOBER 2005

Wichtige Dinge packt man am besten gleich an. Heute Mittag rief ich in einer Urologiepraxis an und bekam einen Termin. Bei einer Frau – oh, Gott! Ich wollte schon auflegen, überlegte es mir dann aber anders. Frauen müssen sich auch von Gynäkologen zwischen den Beinen herumfingern lassen. In drei Wochen kann ich hinkommen. Fünf Tage vorher darf ich keinen Samenerguss haben, damit mein Sperma die optimale Menge und Qualität aufweist.[4]

MONTAG, 31. OKTOBER 2005, Sharm El-Sheikh, Ägypten

Ich logiere seit vorgestern in einem dieser luxuriösen Hotels, in denen Pauschalurlauber hinter einer Fassade unbeschwerten Müßiggangs fast pausenlos essen und trinken, damit sich ihr All-inclusive-Paket lohnt.

Doch ich bin dienstlich hier. Auf die Sinaihalbinsel hat ein Reiseveranstalter eingeladen, um Journalisten in einer zweistündigen Pressekonferenz die Urlaubstrends des nächsten Sommers vorzustellen. Für den Rest der drei Tage wurde ein aufwändiges Rahmenprogramm organisiert, damit wir uns davon überzeugen können, dass das Rote Meer eine der »Top-Destinationen« für 2006 ist. Dumm nur, dass es hier erst vor drei Monaten mehrere Bombenanschläge mit 88 Toten und 200 Verletzten gab. Da gilt es, kräftig die Werbetrommel zu rühren, sonst sagen sich hier bald nur noch die Geckos Gute Nacht.

Auch andere Veranstalter präsentieren um diese Jahreszeit ihre Sommerkataloge. Da das Ganze sich ein paar Monate später für die Winterausgaben wiederholt, treffen sich viele Reisejournalisten öfter zu kleinen Gratisurlauben.[5] Was ich als Privileg und Aus-

---

4 Das Gebot der Enthaltsamkeit ist in deutschen Praxen immer noch verbreitet. Viele Experten raten jedoch Männern nicht nur für die Tage vor der Samenabgabe, sondern generell zu regelmäßigen Ejakulationen. So berichtete der australische Gynäkologe David Greening 2009 auf der Jahrestagung der European Society of Human Reproduction and Embryology in Amsterdam von Untersuchungsergebnissen, wonach viele Männer mit unerfülltem Kinderwunsch schon nach kurzer Zeit signifikant weniger pathologische Formen im Sperma aufwiesen, wenn sie täglich ejakulierten. Greenings Theorie: Je kürzer die Verweildauer der Spermien in Hoden, desto geringer ist das Risiko, dass sie dort durch freie Radikale beschädigt werden. Seine Folgerung: Paare mit Kinderwunsch sollten bereits in der Woche vor dem Eisprung der Frau idealerweise täglich Sex haben.

5 Dass die Kosten für Recherchereisen von den veranstaltenden Unternehmen getragen werden, ist durchaus üblich. Kaum ein Verlag könnte es sich leisten, Mitarbeiter ständig auf eigene Kosten durch die Welt reisen zu lassen. Das Phänomen ist zudem nicht auf den Reisejournalismus begrenzt: So bezahlen politische Berichterstatter, die etwa die Bundeskanzlerin ins Ausland begleiten, diese Reisen selbstverständlich nicht selbst – und niemand würde ihnen deshalb tendenziöse Berichterstattung unterstellen.

gleich zum stressigen Redaktionsalltag empfinde, scheint mancher Kollege für sein natürliches Recht zu halten. Nicht nur einmal habe ich erlebt, wie Hotelpersonal heruntergeputzt oder an der Bewirtung herumgemäkelt wurde. Kein Wunder, denke ich dann immer, dass wir Journalisten so unbeliebt sind.

Draußen ist es trotz der Abendstunde brütend heiß. Vögel und Zikaden liefern sich in der Dämmerung einen Wettstreit um die akustische Oberhoheit. Die älteren Damen aus unserem Tross haben sich, dürftig bekleidet und umso kräftiger geschminkt, vor Stunden am größeren der beiden Hotelpools niedergelassen. Dort gießen sie sich einen hinter die Binde und versuchen, mit vorbeilaufenden Männern anzubandeln. Vorhin wurde ich von drei Mittfünfzigerinnen, die mich schon auf dem heutigen Ausflug eingehend taxiert hatten, herangewunken und sollte mit ihnen über gemeinsame Bekannte aus der Branche plaudern. Als danach meine familiären Verhältnisse erforscht werden sollten, verdrückte ich mich mit Hinweis auf mein leeres Glas in die Lobby.

Dort traf ich Paul, mit dem ich mich schon bei unserer Ankunft angefreundet hatte. Jetzt sitzen wir einträchtig an der Bar und erzählen einander Schnurren aus Job und Privatleben. Von Zeit zu Zeit schaut, von unserem ausgelassenen Lachen angelockt, ein Kollege auf ein Glas vorbei.

»Cheers!« Gin Tonic, der fünfte. Runter damit.

»Hast du eigentlich Kinder?«, fragt Paul unvermittelt.

»Nein«, sage ich und würde es gern dabei belassen.

»Warum nicht? Ich habe einen Sohn, zwei Jahre alt. Glaub mir, er ist das Beste, was mir im Leben passiert ist.«

Was soll ich sagen? Dass Isabella und ich schon länger an einem Kind »basteln«? Dass es sich noch nicht »ergeben« hat? Wie auf Knopfdruck bekomme ich ein schlechtes Gewissen, wenn ich nach eigenem Nachwuchs gefragt werde. Dann will ich sofort den Eindruck zerstreuen, ich könnte einer dieser gelackten Karrieristen sein, dessen Kinderwunsch auf seiner Prioritätenliste im unteren Drittel steht.

»Äh, wir arbeiten dran.«

Jetzt habe ich es doch gesagt. Irgendwie stimmt es ja auch. Paul hört sofort auf zu fragen, doch in meinem Kopf gärt das Thema weiter.

Kinder kann man heute auch noch mit 40 bekommen. Glaube ich das wirklich? Was ist, wenn ich unfruchtbar bin? Gut, dass ich in ein paar Tagen erfahre, was Sache ist.

Weitere fünf Gin Tonics später wanken wir untergehakt durch die Anlage. Über dem Meer graut der Morgen. Auf dem Weg sehen wir die ersten Zimmermädchen, die ihre bis oben beladenen Servicewagen hinter sich herziehen.

Zuerst weiß ich nicht, was mich an ihrem Anblick stört, doch dann bleibe ich abrupt stehen, kneife die Augen zusammen und will schon mein Handy zücken. Zum Glück hat mein vom Gin vernebeltes Hirn einen letzten lichten Moment: Das hier sind keine verkleideten Al-Qaida-Terroristen. Wie alle Angestellten sind auch die »Zimmermädchen« in diesem Landstrich männlich und tragen Bart.

MITTWOCH, 2. NOVEMBER 2005, Berlin

Schwupps! Schon hat auch unser zweites royales Vergleichspaar sein Baby: Infantin Leonor, Tochter des spanischen Thronfolgers Felipe und der ehemaligen Journalistin Letizia, kam vorgestern in Madrid zur Welt. Felipe und Letizia hatten am 22. Mai 2004 geheiratet – genau eine Woche vor uns. Auch diese Trauung hatten wir aufgeregt und voller Vorfreude am Bildschirm verfolgt.

Kopenhagen – Baby.

Madrid – Baby.

Berlin – Fehlanzeige.

MITTWOCH, 16. NOVEMBER 2005, Berlin

Um 18 Uhr ist mein Termin bei der Urologin. Ich mache früher Feierabend und fahre mit dem Rad hin. Vor dem Ärztehaus nehme ich mir vor, nicht zu flüstern, wenn ich mein Anliegen vortrage.

Ich quetsche mich in den Lift, rumpele hoch in den zweiten Stock und trete forsch an den Tresen. Als ich an der Reihe bin, verkünde ich selbstbewusst, ein »Spermatogramm« machen lassen zu wollen. So hatte Isabella mir den Begriff benannt, den sie im Internet für mich recherchiert hatte.

»Ein Spermiogramm also«, korrigiert mich die dunkelhaarige, exotisch aussehende Sprechstundenhilfe lächelnd.

Täusche ich mich oder reckt sie mir über den Tresen ihre imposante Oberweite entgegen? Dir würde ich schon Beine machen, scheint ihr Blick zu sagen. Mir bricht der Schweiß aus.

Noch nie hatte ich mit einem Urologen zu tun. Ich dachte dabei bislang an alte Säcke, die nur noch tröpfelnd pinkeln und keinen mehr hochkriegen.

Nach einem kurzen Gespräch mit Frau Dr. Knotte, einer zackigen Enddreißigerin, werde ich mit einem Plastikbecher samt Schraubdeckel zur Spermaabgabe geschickt. Im Abgaberaum lese ich auf einem Schild, dass ich mich bitte im Genitalbereich gründlich waschen soll, um das Ergebnis nicht zu verfälschen. Anschließend soll ich mich von den auf dem Tisch liegenden zerfledderten Heftchen inspirieren lassen. Nicht nötig. Ich muss an die Dunkelhaarige am Tresen denken. Sie hat sicher gemerkt, wie nervös ich bin. Was wäre, wenn sie an die Tür klopfte?

Als ich kurz darauf so weit bin, habe ich plötzlich Angst, dass etwas danebengehen könnte. Ganz ruhig. Zielen. Jetzt.

Obwohl alles im Becher landet, sieht es sehr wenig aus. Ich werde das Gefühl nicht los, einen zu kurzen Anlauf genommen und den entscheidenden Elfmeter versemmelt zu haben.

In einer Woche bekomme ich das Ergebnis.

Was genau ist Sperma?

Sperma ist die Befruchtungsflüssigkeit männlicher Tiere und Menschen. Menschliches Sperma ist milchig-trüb, manchmal gelblich und riecht normalerweise nach Kastanien. Mit einem pH-Wert zwischen sieben und acht ist es chemisch neutral bis leicht alkalisch. Während es beim und kurz nach dem Samenerguss (Ejakulation) ölig bis gallertartig ist, beginnt es unter dem Einfluss in ihm enthaltener Substanzen schon nach wenigen Minuten, sich zu verflüssigen.

Sperma besteht zum überwiegenden Teil aus Samenplasma (Seminalplasma). Dabei handelt es sich um eine Flüssigkeit, die der Körper beim Samenerguss aus Sekreten verschiedener Geschlechtsdrüsen (unter anderem Samenblase und Prostata) mischt. Das Samenplasma dient als Transportmittel, um die Spermien (Samenzellen, Spermatozoen) zur weiblichen Eizelle (Oozyte) zu bringen. Ferner bildet es aufgrund seines pH-Wertes einen Puffer gegen das saure Milieu der Vagina. Schließlich stellt es den Spermien Nährstoffe bereit und verstärkt deren Beweglichkeit.

Die kaulquappenähnlichen Spermien machen nur circa 0,5 Prozent der Samenflüssigkeit aus. Da jedoch jeder Milliliter Sperma zwischen 20 und 150 Millionen Spermien enthält und pro Samenerguss zwei bis sechs Milliliter Sperma aus der Harnröhre schießen, gelangen im Schnitt 340 Millionen Spermien in den weiblichen Genitaltrakt. Das ist in etwa so viel wie bei einem Kaninchen, während es ein Eber auf bis zu acht Milliarden bringt!

Was sollte man über Spermien wissen?

Spermien werden im Hoden, einem paarig angelegten Geschlechtsorgan, aus Stammzellen (Spermatogonien) gebildet. Um genau zu sein, geschieht dies in den stark gewundenen Hodenkanälchen, die – unglaublich, aber wahr – eine Gesamtlänge von rund 350 Metern haben! Spermien können nur bei etwa 35 Grad gebildet werden – also etwas unterhalb der normalen Körpertemperatur. Ist die Temperatur im Hoden zu hoch, stockt der Nachschub. Im ungünstigsten Fall werden bereits gebildete Spermien zerstört. Ist es zu kalt, drohen ebenfalls Produktionsengpässe. Um die Temperatur im Hoden konstant zu halten, wird er bei niedrigen Temperaturen durch unwillkürliches Anspannen der Muskeln an den Körper herangezogen. Umgekehrt dehnt sich der Hodensack bei Wärme aus.

Ein Spermium ist etwa 60 Mikrometer (0,06 Millimeter) lang. Es besteht aus einem ovalen Kopf, der den Zellkern und damit die Erbinformationen enthält – und zwar genau einen Chromosomensatz! Das heißt: Von den 23 Chromosomentypen einer menschlichen Keimzelle ist – wie in der weiblichen Eizelle auch – jeweils nur ein einziges Exemplar vorhanden. Erst beim Verschmelzen beider Zellen entsteht aus dem einfachen (haploiden) ein doppelter (diploider) Chromosomensatz.

Den Kopf des Spermiums ziert eine Kappe (Akrosom). Sie ist mit Enzymen gefüllt, die zu Beginn der Befruchtung helfen, die Hülle der Eizelle aufzulösen. An den Kopf schließt sich das Mittelstück an, das eine Vielzahl winziger Zellkraftwerke (Mitochondrien) enthält. Diese liefern die Energie, die das Spermium braucht, um sich fortzubewegen. Schließlich ermöglicht das Schwanzstück (Geißel) durch peitschenartige Bewegungen die Wanderung des Spermiums zur Eizelle. Anders formuliert: Spermien sind schwanzgesteuert.

Was bedeutet der Begriff »Spermienqualität«?
Sperma ist nicht gleich Sperma. Jeder Mann kann sein Sperma bei einem Urologen oder Andrologen untersuchen und ein sogenanntes Spermiogramm erstellen lassen. Dazu gibt er in der Arztpraxis Sperma ab, das anschließend im Labor eine Reihe von Tests durchläuft. Geprüft werden unter anderem Farbe, Geruch, Volumen, Aussehen, pH-Wert, Verflüssigungszeit sowie Anzahl beziehungsweise Konzentration, Form (Morphologie) und Beweglichkeit (Motilität) der Spermien.

Wann gilt Sperma als normal?
Soll ein Spermium die Eizelle erreichen, muss es geradeaus schwimmen können. Die Weltgesundheitsorganisation (WHO) teilt

Spermien deshalb nach ihrer Beweglichkeit ein. Derzeit existieren folgende drei Kategorien:
- progressiv = vorwärts beweglich
- nicht progressiv = nur lokale Beweglichkeit, Kreisschwimmer
- immotil = keine Beweglichkeit

Damit das Ejakulat als normal gilt, muss es nach den WHO-Kriterien folgende Eigenschaften aufweisen (seit 2010 geltende Normwerte)[6]:
- Volumen: mindestens 1,5 Milliliter (früher: 2 Milliliter)
- Spermienanzahl gesamt: mindestens 39 Millionen (früher: 40 Millionen)
- Spermienkonzentration: mindestens 15 Millionen pro Milliliter (früher: 20 Millionen)
- Anteil lebender Spermien: mindestens 58 Prozent (früher: 75 Prozent)
- Anteil normal geformter Spermien: mindestens 4 Prozent (früher: 30 Prozent)[7]
- Anteil beweglicher Spermien: mindestens 40 Prozent (früher: 50 Prozent)
- Anteil vorwärtsbeweglicher Spermien: mindestens 32 Prozent (früher: 50 Prozent schnell sowie langsam vorwärtsbewegliche oder 25 Prozent schnell vorwärtsbewegliche)

Allgemein können sich folgende Abweichungen zeigen: völlig fehlende Spermienproduktion, zum Beispiel aufgrund einer Funktionsstörung des Hodens, niedrige Spermienanzahl, mangelnde Beweglichkeit der

---

6 Um Missverständnissen vorzubeugen: Wer diese Normwerte unterschreitet, ist nicht automatisch unfruchtbar. Die Werte bilden jedoch eine weltweit gültige Grundlage für die Beurteilung der Fruchtbarkeit. Darüber hinaus dienen sie als Entscheidungsgrundlage für gesetzliche Krankenkassen, wenn es darum geht, die Hälfte der Kosten einer IVF zu übernehmen. Die Werte werden von Zeit zu Zeit modifiziert. So brachte die 5. Auflage des WHO-Handbuches (»WHO laboratory manual for the examination and processing of human semen«, kostenloser PDF-Download der englischen Ausgabe unter www.who.int) 2010 eine zum Teil deutliche Absenkung der Werte. Damit dürften jetzt viele Männer, bei denen die Kasse früher gezahlt hätte, eine Ablehnung bekommen: Ihre Spermaqualität gilt nach den neuen Werten als ausreichend.

7 Insbesondere diese drastische Korrektur wurde in Teilen der Fachwelt mit Kopfschütteln zur Kenntnis genommen. Andere Experten hatten dagegen schon länger die Ansicht vertreten, dass die Morphologie der Spermien eine geringere Rolle spielt als angenommen.

Spermien, Abweichungen der Spermienform. Die häufigsten Störungen werden als Oligospermie (zu geringe Spermienzahl) und Azoospermie (komplettes Fehlen von Spermien) bezeichnet.

Gibt es andere Wege, um die Spermaqualität zu bewerten?
Eine wachsende Zahl an Reproduktionsmedizinern nutzt neue, hochauflösende Technologien, um das Sperma zu bewerten. Dabei steht weniger dessen Quantität als vielmehr die Qualität im Vordergrund. Relativ geläufig ist ein Therapieverfahren mit der Bezeichnung intrazytoplasmatische morphologisch selektierte Spermieninjektion (IMSI). Dabei wird das Sperma unter einem speziellen Mikroskop bei bis zu 12.000-facher Vergrößerung untersucht, wodurch sich Anomalien besser erkennen und für eine künstliche Befruchtung geeignete Spermien gezielter auswählen lassen. Diese Methode wird insbesondere Paaren angeboten, die bereits fehlgeschlagene IVF-Versuche hinter sich haben, und stellt eine Optimierung der ICSI-Technologie dar.

Können Männer ihr Sperma selbst testen?
Im Handel kursieren Spermatests mit Namen wie Fertil Count oder Fertility Score. Damit lässt sich feststellen, ob die Spermienkonzentration im eigenen Ejakulat über oder unter einer bestimmten Grenze liegt. Das Ergebnis kann Hinweise auf die Spermaqualität liefern, ein solcher Test kann ein Spermiogramm jedoch nicht ersetzen!

*

FREITAG, 18. NOVEMBER 2005, Paul-Lincke-Ufer, Berlin-Kreuzberg
»Machen wir doch einen Segelkurs.«
Es ist kurz vor Mitternacht. Ich sitze mit meinem Freund Freddie im Senti am Landwehrkanal. Heute Abend waren wir gemeinsam im Kabarett. Jetzt sind wir beim Absacker. Freddie wohnt mit Frau und Kind am Stadtrand. Er ist Optiker und Geschäftsführer einer

Ladenkette. Freunde sind wir seit unserer NVA-Zeit 1989, als ich in den Wendewirren heimlich ein leer stehendes Kasernenzimmer »besetzte«. Freddie leistete mir abends oft Gesellschaft, wenn es ihm auf seiner Zehnmannbude zu eng wurde.

Das war vor mehr als 16 Jahren. Damit wir uns wieder öfter sehen, wollen wir uns ein gemeinsames Hobby suchen. Segeln also. Wenn ich schon keine Kinder kriege.

»Ich kenne da eine Segelschule. Da rufe ich nächste Woche mal an«, sagt Freddie, der noch nach Hause fahren muss und deutlich nüchterner ist als ich.

»Und wenn wir den Schein haben, kaufen wir uns ein Boot.«

»Und Isabella und Bettina?«

»Die dürfen sich mit Cocktails und im Bikini aufs Deck in die Sonne legen.«

Träumen wird man ja noch dürfen, vor allem, wenn man gerade drei Gläser Rioja konsumiert hat.

MITTWOCH, 23. NOVEMBER 2005, Berlin

»Nein.«

»Doch. Tut mir leid für Sie.«

Ich bin unfruchtbar. Nicht fruchtbar. Kann keine Kinder zeugen.

Ich sitze vor dem Schreibtisch, die zackige Frau Dr. Knotte dahinter – ein Dragoner mit dem Charme einer Rasierklinge. Sie hat die Diagnose vor ein paar Sekunden in dürren Worten abgesondert. Als ob ich einen Furunkel am Hintern hätte oder ein Blutwert zu hoch wäre.

Der erste Versuch war also gleich ein Treffer. Ich bin sprachlos, geschockt, aber komischerweise nicht überrascht. Stattdessen werde ich das Gefühl nicht los, dass es hier nicht um mich geht.

»Ist das ein Problem für Sie?«, fragt die Ärztin mit forschendem Blick.

»Äh, Problem?«

Nein, du dumme Kuh! Ich liebe es, kinderlos zu bleiben!
»Ich meine, kommen Sie damit klar?«

»Weiß ich nicht«, sage ich. »Ist die Diagnose denn sicher?«

»Eine Chance gibt es immer«, erwidert sie lapidar und lässt die Mundwinkel fallen. »Aber die Qualität Ihres Spermas ist alles andere als überragend, besonders was Form und Beweglichkeit der Samenzellen betrifft.«

»Kann man denn nach einer Untersuchung schon ganz sicher sein?«, versuche ich es noch einmal.

»Zu 90 Prozent, würde ich sagen. Natürlich kann die Qualität von Tag zu Tag schwanken.«

Frau Dr. Knotte blättert in einem Buch, das vor ihr auf dem Schreibtisch liegt. »Hier, sehen Sie! Dieses Diagramm zeigt die Werte eines Mannes, bei dem zwei Wochen lang jeden Tag ein Spermiogramm gemacht wurde. An einigen Tagen lag er über den Durchschnittswerten – an den meisten aber deutlich darunter. Machen Sie sich also keine allzu großen Hoffnungen.«

Worauf ich vergeblich versucht hatte, mich einzustellen, ist eingetreten: Es liegt an mir. Zumindest auch an mir, denn Isabella muss sich erst noch untersuchen lassen.

Meine Kehle ist trocken. Soll es das wirklich schon gewesen sein mit dem Kinderwunsch?

»Was kann ich jetzt tun?«, krächze ich.

»Sie können natürlich auf einen Glücksschuss hoffen. Oder die Sache abhaken.«

Ich glaube kurz, mich verhört zu haben. Abhaken? Glücksschuss? Mein Puls rast. Ob ich sie anzeige oder ihr einfach eine scheuere? Doch was würde das bringen?[8]

---

8 Niemand muss sich solche Frechheiten von einem Arzt gefallen lassen. Das Mindeste ist eine Mitteilung an die eigene Krankenkasse, noch besser eine Beschwerde bei der Ärztekammer oder der kassenärztlichen Vereinigung. Wer richtig schweres Kaliber auffahren will, kann auch einen auf Patientenrechte spezialisierten Rechtsanwalt konsultieren, dürfte allerdings in Beweisnöte geraten. Gute Dienste kann hier ein kurz nach der Behandlung angefertigtes Gedächtnisprotokoll leisten, in dem Aussagen wortwörtlich dokumentiert sind.

»So«, beendet Dr. Knotte meine Gewaltfantasien. »Ziehen Sie Ihre Hose und die Unterhose aus und legen Sie sich da drüben auf die Liege. Ich muss Sie abtasten, um Schädigungen der Geschlechtsorgane auszuschließen.«

Auch das noch. Resigniert füge ich mich in mein Schicksal. Wenigstens geht bei dieser Frau die Gefahr, dass ich unter ihren Händen eine Erektion bekomme, gegen null.

Dr. Knotte befühlt mit Gummihandschuhen an den Händen meine Hoden und drückt mir in der Leistengegend herum. Es kitzelt, doch nach Lachen ist mir nicht zumute. Dann hebt sie mit spitzen Fingern meinen Penis hoch und lässt ihn wieder fallen wie einen toten Wurm.

Herr, lass es enden, flehe ich stumm. Und siehe da: Der Herr hat ein Einsehen.

»Fertig«, sagt die Ärztin. »Alles in Ordnung.«

»In Ordnung? Soll das ein Witz sein?«

»Jetzt seien Sie mal nicht so empfindlich. Sie wissen genau, was ich meine.«

Frau Dr. Knotte befiehlt mir, mich in drei Monaten erneut vorzustellen, um zur Kontrolle ein zweites Spermiogramm machen zu lassen, und drückt mir zum Schluss einen Zettel in die Hand: den Befund. Darauf stehen Zahlen, Fachbegriffe und, ganz unten, ein Wortungetüm: »Oligoasthenozoospermie«[9].

Das ist es also. Klingt nach Tierpark und nicht sympathisch.

Als ich das Behandlungszimmer verlasse, ist die Praxis leer. Auch die Theke am Eingang ist verwaist.

»Na, wie war's?«, reißt mich eine Sprechstundenhilfe mit beeindruckender Dauerwelle und dezentem Oberlippenbart aus meinen Gedanken.

---

9 »Oligo« bedeutet »zu niedrige Konzentration« und »astheno« »eingeschränkte Beweglichkeit der Spermien«.

Sie stapelt die Zeitschriften auf den Tisch des Wartezimmers. Der Feierabend ist nah.

»Schlecht«, erwidere ich.

»Ich weiß schon, Sie Armer«, sagt sie und macht ein schuldbewusstes Gesicht. »Ich habe das Ergebnis gesehen, als ich Ihre Akte herausgelegt habe. Tut mir leid für Sie, ehrlich.«

Dann stammelt sie etwas von einem Hormonwert, den sie noch prüfen müsse, und nimmt mir Blut ab.

Plötzlich stehe ich wieder auf der Straße. Hier pulsiert der Feierabendverkehr. Auf dem Bürgersteig werde ich fast umgerannt. Eigentlich bin ich im Fitnessstudio mit Isabella verabredet. Doch der Sinn steht mir jetzt nicht nach Stahl, Schweiß und durchtrainierten Körpern. Nicht nur mein Kinderwunsch – mein ganzes Leben löst sich gerade auf. Was es auch ist, das die Teile sonst zusammenhält – jetzt driften sie mit rasender Geschwindigkeit auseinander. So war das also beim Urknall.

Oder ist da in Wahrheit gar kein großes Ganzes? Ist das Leben am Ende eine lose Anordnung von Teilen, die sich wie in einem Kaleidoskop immer neu anordnen lassen? Einmal schütteln und dann: Surprise!

Ich schiebe mein Fahrrad den Fußweg entlang. Wie konnte das passieren? Habe ich zu viel Alkohol getrunken? Hat mich die Strahlung aus Tschernobyl erwischt, von der wir damals ohne Westfernsehen viel zu spät erfuhren? Vor allem aber: Was soll das hier werden, wenn es fertig ist?

Ich betrete das Studio und lasse mich in einen der schicken, aber unbequemen Wartesessel fallen. Aus den Boxen sickert ölige Popmusik, an den Geräten toben sich topmotivierte Großstadt-Singles aus und hinten in der Ecke stemmen ein paar arabische Muskelprotze lässig Hanteln in die Höhe. Isabella ist nirgends zu sehen. Sicherlich steht sie schon unter der Dusche. Ich schaue Löcher in die Wand und kaue auf einem bitteren Wort herum, das in meinem Mund immer größer wird: unfruchtbar.

Dann kommt Isabella die Stufen aus der Umkleide herunter.

»Hallo Schatz.«

»Es gibt schlechte Nachrichten«, sage ich und umarme sie.

»Was ist denn los?«

»Meine Spermien sind hässlich, träge und verpeilt.«

»Oh«, sagt Isabella seelenruhig und zwinkert mir zu. »Na, dann lass uns mal schnell etwas essen gehen.«

Eine Viertelstunde später sitzen wir bei unserem Stamm-Italiener vor einem halben Liter Chianti.

»Wir schaffen das«, sagt Isabella, nachdem ich ihr von meinem Besuch bei der Urologin erzählt habe. »Egal wie.«

Wie – egal wie?

*

Betrifft Unfruchtbarkeit öfter Frauen oder Männer?

Während sich bei 15 bis 20 Prozent der Paare keine Ursache finden lässt (idiopathische Sterilität), liegt die Ursache für Unfruchtbarkeit Schätzungen zufolge zu 40 bis 50 Prozent bei der Frau, zu 30 bis 40 Prozent beim Mann und in rund 20 Prozent der Fälle bei beiden Partnern.

Welches sind typische körperliche Ursachen für Unfruchtbarkeit bei Frauen?

Zum einen kann es sich um eine Störung bei der Entstehung und Reifung der Eizellen handeln (zum Beispiel ein ausbleibender Eisprung). Eine solche Störung ist in aller Regel im Zusammenspiel hormonbildender Drüsen begründet. Die genaue Ursache lässt sich meist durch Hormonuntersuchungen herausfinden.

Zum anderen kann es Probleme beim Verschmelzen der Ei- mit einer Samenzelle geben. Dieser Vorgang wird häufig durch krankhafte Veränderungen im Eileiter blockiert, etwa durch verklebtes Gewebe als Folge von Entzündungen oder Verwachsungen zwischen Eileiter und Eierstock. Bei manchen Frauen enthält zudem das Sekret des Gebärmutterhalses Antikörper gegen Spermien, sodass diese absterben. Auch Fehlbildungen an Eierstöcken, Eileitern und der Gebärmutter können Unfruchtbarkeit nach sich ziehen. Dasselbe gilt für die Endometriose, bei der Gebärmutterschleimhaut außerhalb der Gebärmutter wächst, beispielsweise im Eierstock, im Eileiter oder in der Harnblase. In vielen Fällen besteht die Möglichkeit einer chirurgischen und/oder hormonellen Behandlung.

Funktionieren sowohl die Eizellproduktion als auch das Verschmelzen mit der Samenzelle, kann ein Embryo immer noch vor der Einnistung in die Schleimhaut der Gebärmutter absterben, zum Beispiel aufgrund ererbter oder spontaner Fehler in seiner Entwicklung. Es kann aber auch sein, dass die Schleimhaut nicht ausreichend auf die Einnistung vorbereitet ist oder das Immunsystem der Frau den Embryo abstößt.

Welche körperlichen Ursachen sind bei Männern für Unfruchtbarkeit verantwortlich?

Beim Mann ist entscheidend, ob Spermien in ausreichender Menge existieren. Darüber hinaus müssen sie in Form und Beweglichkeit bestimmte Bedingungen erfüllen. Ursachen für Abweichungen sind meist Hodenfehlfunktionen (beispielsweise als Folge einer Mumpserkrankung mit Hodenentzündung in der Jugend). Doch auch hormonelle Störungen oder eine Fehlanlage beziehungsweise ein Verschluss der Samenwege kommen infrage, außerdem eine bakteriell verunreinigte Samenflüssigkeit, Hodenhochstand oder eine Krampfader am Hoden sowie eine immunologische Sterilität (Antikörper gegen Samenzellen).

Sind Probleme mit der Fruchtbarkeit ererbt oder erworben?

Organische Ursachen können angeboren sein oder im Laufe des Lebens erworben werden, etwa durch eine Krankheit oder Operation. Heute weiß man, dass auch der Lebenswandel eine Rolle spielt und dass vor allem ein Mangel an Nährstoffen sowie der Konsum von Alkohol,

Nikotin und Drogen die Fruchtbarkeit negativ beeinflussen. In welchem Ausmaß dies der Fall ist, hängt von der Menge ab. Darüber hinaus können sich Phasen hoher psychischer Belastung negativ auswirken.

Welche Risikofaktoren sind bekannt?

Das Empfängnisvermögen vieler Frauen wird durch radikale Diäten und Untergewicht herabgesetzt – vor allem aber wirkt sich Übergewicht negativ aus. Dies gilt auch für eine künstliche Befruchtung: Frauen mit einem Body-Mass-Index (BMI = Körpergewicht in Kilogramm geteilt durch Körpergröße in Meter zum Quadrat) von über 30 haben eine um 50 Prozent geringere Chance auf ein Baby! Deshalb empfehlen manche Zentren Übergewichtigen, in den zwei bis drei Monaten vor einer Behandlung ihr Körpergewicht um circa 5 Prozent zu reduzieren.

Auch bei Männern kann Übergewicht negative Folgen für die Zeugungsfähigkeit haben. Als Risikofaktoren gelten außerdem Umweltgifte (zum Beispiel Schwermetalle) und Weichmacher (Phthalate), wie sie in Kunststoffverpackungen enthalten sind. Studien haben zudem gezeigt, dass hohe Temperaturen am Hodensack Zahl und Qualität der Spermien vermindern. Das betrifft tendenziell Männer, die bei großer Hitze oder im Sitzen arbeiten, beim Autofahren immer die Sitzheizung einschalten oder oft mit dem Laptop auf den Oberschenkeln dasitzen. Auch beheizte Wasserbetten und Heizdecken können kontraproduktiv sein – genauso wie Reibung am Sattel durch exzessives Radfahren. Wer angesichts dessen seinen Lebenswandel umstellen will, braucht etwas Geduld: Bis sich die Spermien einmal komplett erneuert haben, dauert es etwa 90 Tage!

*

SAMSTAG, 26. NOVEMBER 2005
Ich habe mich nach dem Erlebnis vom Mittwoch halbwegs gefangen, werde aber das Gefühl nicht los, jeder andere Mann würde sich krasser in seinem Selbstverständnis, seiner Männlichkeit ge-

troffen fühlen, würde leiden und in Gedanken unablässig seine Kreise um dieses Thema ziehen.

Nur ich wieder nicht. Ich bin so ungerührt. Was ist los mit mir? Bin ich Super-Chris, die coole Sau, oder Old Krischan, der Phlegmatische?

Um überhaupt etwas zu tun, googele ich »Männlichkeit«. Was ist das eigentlich? Bin ich vielleicht innerlich total auf dem Holzweg? Voilà: Männlichkeit umfasst laut Wikipedia im engeren Sinn körperliche Merkmale des Mannes, die auch unter dem Begriff »Virilität« rangieren. Im Einzelnen gehören männliche Stärke und eine männlich-erotische Ausstrahlung dazu, »oft auch Zeugungsfähigkeit (Manneskraft)«. Aha. Oft.

Doch Männlichkeit ist mehr. Sie umfasst, wie der Autor ausführt, »kulturell dem Mann zugeschriebene Eigenschaften«. Diese unterliegen einem Wandel. Andere Kultur, andere Eigenschaften. Ich lerne: Männlichkeit ist vor allem eine »soziale Konstruktion«.[10]

Neben den physischen Merkmalen gelten in unserem westlichen Kulturkreis aktuell folgende Charaktereigenschaften als männlich: Mut, Risikobereitschaft, eine zupackende Art, gleichzeitig aber auch Besonnenheit, Verlässlichkeit und Coolness. Schließlich werden »eher mentale Merkmale« aufgeführt: technische und organisatorische Fähigkeiten, Rationalität, Zielstrebigkeit und Eigensinn.

Allen diesen Begriffen wohne die Gefahr inne, als Stereotyp gebraucht zu werden. Der Autor verweist auf Ergebnisse der Genderforschung, die von einer »faktischen anthropologischen

---

10 Dazu passt der zweieinhalb Jahre später, am 29. Mai 2008, im »Tagesspiegel« erschienene Artikel »Kerle in der Krise« von Elke Kimmel. Darin schildert sie unter anderem, dass etwa zu Beginn des 19. Jahrhunderts vor allem zivilisierte, vergeistigte und gefühlsbetonte Männer für Männlichkeit standen, dass sich dieses Bild jedoch gegen Ende des Jahrhunderts in Richtung eines soldatischen Erscheinungsbildes wandelte, dem alles »Verweichlichte« und »Kränkliche« fremd war. Und heute? Sind die neuen Männer vielleicht jene unentschlossenen Gestalten, die mit Laptop im Café herumsitzen, ratlos durch ihre Nerd-Brille starren und sich vor Verbindlichkeiten drücken? Vorsicht, Stereotype!

Offenheit« des Menschen ausgehe. Die Festlegung auf vorgefertigte Muster verletze demnach die menschliche Würde – von Männern und Frauen.

Bin ich jetzt schlauer? Ich kann mich doch wohl schwerlich als einziger Mann weit und breit den geltenden Männlichkeits-Stereotypen verweigern? Und »anthropologisch offen« dürften Männer wohl nur im Moment ihrer Geburt sein – bevor ihre Eltern die große Prägemaschine in Gang setzen, die den kleinen Rackern vertraute Muster auf die Seele stempelt.

Ich klicke auf »Zeugungsfähigkeit« (lateinisch: Potentia generandi) und erfahre, dass diese zu unterscheiden ist von der Fähigkeit, den Beischlaf auszuüben (Potentia coeundi). Logisch: Männer mit Erektionsproblemen könnten zumeist problemlos Kinder in die Welt setzen, wenn sie denn – nun ja – »könnten«. Unfruchtbare Männer können dagegen die tollsten Liebhaber sein, aber keine Kinder zeugen.[11]

Was soll ich also antworten, wenn mich irgendwann jemand fragt, ob ich impotent bin? Etwa: »Kommt darauf an, welche Potenz du meinst«?

Vielleicht frage ich mich besser selbst, was ich »männlich« finde. Womit soll ich anfangen? Am einfachsten mit Äußerlichkeiten. Spontan fallen mir ein: Sylvester Stallones Bizeps, Rudi Assauers Zigarre und der Porsche 911 meines Kollegen Patrick Kränzle. Trophäen. Nicht besonders überzeugend.

Dann schon eher: breite Brust, Dreitagebart, tiefe Stimme. Gepflegte Urwüchsigkeit. Schon besser. Und die Schwanzlänge, das große Mysterium? Da in aller Regel nur für eine Handvoll Auserwählter zu begutachten, als Gradmesser ungeeignet. Zack! Was

---

11 Um es auf den Punkt zu bringen: Unfruchtbare Männer sind keine schlechteren Liebhaber. Sie können im Bett so temperamentvoll oder schlafmützig sein wie Typen mit Granatensperma. Apropos: Die Samenflüssigkeit unfruchtbarer Männer sieht auch nicht anders aus – und riecht und schmeckt auch nicht ranzig, schimmlig oder anderweitig verdorben.

mir auffällt: Irgendwie läuft man ständig Gefahr, vom Männlichen ins Animalische abzurutschen!

Level zwei: männliche Psyche. Männlich finde ich es, sich – körperlich oder geistig – mit anderen zu messen, um eine Rang- oder Hackordnung herzustellen. Und das Alphamännchen kriegt dann die Weiber, womit wir wieder im Tierreich wären.

Level drei: männliche Verhaltensweisen. Ich finde es männlich, einer Frau die Tür aufzuhalten, ihr aus dem Mantel zu helfen und einen Weg durchs Gedränge zu bahnen. Ihr ernsthaft zuzuhören. Nicht pausenlos von mir zu reden, mich mit meinen Fähigkeiten zu brüsten oder – noch schlimmer – mit Job oder Geld. Mich Problemen zu stellen und diese anzupacken. Mutig zu sein ohne Publikum.

Machen wir uns nichts vor: Das ist vielleicht männlich, aber nicht typisch.

Der Begriff »Männlichkeit« ist dagegen fast immer in negativen Kontexten besonders greifbar: wenn ein Mann das tut, was ihm die Natur, seine Gene oder eine innere Stimme angeblich vorgeben. Er ist besonders männlich, wenn er mal wieder nicht anders kann: wenn er sich weigert, sich um den Haushalt zu kümmern, sich beim Fußballgucken sinnlos betrinkt oder mit seiner Sekretärin in die Kiste springt.

Man kann sich scheinbar keine Gedanken machen, ohne selbst Stereotypen auf den Leim zu gehen. Das wäre es doch – sich diesen Klischees zu verweigern, die viele Männer benutzen, um ihre Faulheit zu bemänteln: Ich muss nicht kochen können oder die Kinder ins Bett bringen. Nein – ich brauche meine Kraft, damit ich im Job das große Rad drehen kann. Die Firma lenken, Millionen bewegen. Warum, zum Teufel, soll ich beim Sex auch noch an meine Frau denken?

Das bringt mich nicht wirklich weiter.

Ich glaube, zu allen Zeiten wurde vorausgesetzt, dass ein Mann zeugungsfähig ist, aber es gab auch schon immer unfruchtbare

Männer. Neu ist, dass deren Zahl in westlichen Industrieländern offenbar sprunghaft steigt.[12]

Wie tröstlich: Ich bin nicht allein. Aber wo seid ihr – ihr anderen?

SONNTAG, 4. DEZEMBER 2005, Frauenkirche, Dresden

Nachdem sich den ganzen Tag über vor unseren Augen Horden von Touristen in die vor fünf Wochen neu geweihte Frauenkirche gewälzt hatten, kam Isabella die rettende Idee: Wie an jedem Adventssonntag findet um 16 Uhr eine Andacht statt, bei der das Sightseeingpublikum ausgeschlossen ist. Wir fragen Heike und Peer, mit denen wir heute zum Bummeln in Dresden sind. Sie sind einverstanden und so reihen wir uns rechtzeitig in die Schlange ein. Nach einer Dreiviertelstunde sind wir drin, riechen das frisch versiegelte Holz des Gestühls, lassen den Blick hinauf in die Kuppel wandern und bewundern das Geschick der Baumeister, die zwischen die neuen Steine alte, verbrannte gesetzt haben, die schon Teile der alten Frauenkirche gewesen waren.

Vor 15 Jahren, als ich hier in Dresden bei der Zeitung Volontär war und ständig Straßenumfragen machen musste, war das noch derselbe Trümmerhaufen, der seit Februar 1945 auf dem Neumarkt gelegen hatte. Vier, fünf Jahre später wanderte ich als Tourist an langen Regalen voller nummerierter Steine vorbei. Irgendwann begann der Bau und wieder ein paar Jahre später nahm Isabella an einer Führung durch den Rohbau teil. Jetzt sitze ich in dieser riesigen neuen Kirche und kann es kaum fassen: Wo nichts war, ist etwas entstanden, weil Menschen es wollten.

---

12 Interessant, wenn auch schon etwas älter, ist der Bericht »Rückgang der Spermienqualität in Deutschland und Europa« von Heike Jacobi vom Institut für angewandte Toxikologie und Umwelthygiene (INTOX) der Universität Oldenburg, herausgegeben 1999 von der Umweltstiftung WWF Deutschland. Darin wird der Rückgang der Spermaqualität als »ernstzunehmender Trend« bezeichnet. In der Einleitung bezieht sich Jacobi unter anderem auf eine Untersuchung aus dem Jahr 1992, in der Daten aus 61 anderen Publikationen ausgewertet wurden und wonach die Spermiendichte bei einem weiteren linearen Rückgang im Jahr 2060 auf null sinken würde.

Was ist in diesen 15 Jahren aus mir geworden? Ein doppelt so alter, universitätsdiplomierter, verheirateter, kinderloser Mann auf der Suche nach einem Ziel im Leben.

*

Was können Paare angesichts der Diagnose Unfruchtbarkeit tun?

Es gilt in einer solchen Situation zunächst, eine grundlegende Entscheidung zu treffen: Hoffen wir auf den Zufall, arbeiten wir trotz der Diagnose weiter auf ein Kind hin oder begraben wir den Wunsch nach eigenen Kindern? Dieser Entschluss hat zu weitreichende Konsequenzen, um ruckartig gefasst zu werden. Paare sollten sich Zeit nehmen, um die für sie passende Variante zu finden. Es kann helfen, sich als Paar folgende Fragen zu stellen:

• Wie wichtig ist uns der Kinderwunsch?
• Halten wir es nervlich aus, die Entscheidung dem Zufall zu überlassen?
• Können wir uns ein Leben ohne eigene Kinder vorstellen?
• Was sind wir bereit, dafür zu tun, dass wir doch noch Kinder bekommen?
• Sind wir tatsächlich dafür geschaffen, einen Kampf zu führen, der körperlich und seelisch belastend ist, viel Geld kostet und trotzdem keine Garantie auf Erfolg bietet?

Wohin wendet man sich, wenn man medizinische Hilfe sucht?

Erster Ansprechpartner für die Frau ist ihr Gynäkologe, für den Mann ein Urologe oder Androloge[13]. Diese Ärzte können einleitende Unter-

---

13 Während sich ein Urologe mit Erkrankungen der harnbildenden und harnableitenden Organe (Niere, Harnblase, -leiter und -röhre) sowie der Geschlechtsorgane (Penis, Hoden, Samenleiter etc.) beschäftigt, ist ein Androloge Experte in Sachen Fortpflanzung, also das Gegenstück zum auf Reproduktionsmedizin spezialisierten Gynäkologen. Der Deutsche Ärztetag hat die Zusatzbezeichnung Androloge gegen Nachweis einer speziellen Ausbildung für Fachärzte der Dermatologie, Endokrinologie und Urologie erlaubt. Die Deutsche Gesellschaft für Andrologie (DGA) zählt fast 400 Mitglieder. Auf ihrer Website www.dgandrologie.de kann man unter anderem gezielt nach Andrologen suchen.

suchungen durchführen und entscheiden dann, ob sie Patienten an einen Experten für Reproduktionsmedizin und Endokrinologie überweisen. Dabei handelt es sich um einen Facharzt für Frauenheilkunde und Geburtshilfe, der sich zusätzlich spezialisiert hat. Dieser Experte kann weitergehende Fruchtbarkeitsuntersuchungen durchführen und ist auf dem neuesten Stand, was Diagnose- und Therapieverfahren betrifft. Er schlägt dem Paar geeignete Verfahren vor und informiert über die Kosten. Die meisten Reproduktionsmediziner arbeiten in einem Kinderwunsch- beziehungsweise Fertilitätszentrum – also entweder in einer größeren gynäkologischen Praxis oder einer Klinikabteilung.

*

SAMSTAG, 24. DEZEMBER 2005, Görlitz
Zum ersten Mal feiern Isabella und ich gemeinsam mit meinen Eltern Weihnachten. Vor unserer Hochzeit war jeder bei seinen Eltern, voriges Jahr hatte das Los für Straubing entschieden.

Wir gehen zur Christvesper in die Kirche, in der ich konfirmiert wurde. Ich warte, bis der Pfarrer an meiner Lieblingsstelle angelangt ist, und lasse dann die Gänsehaut den Rücken hochkriechen: »Denn uns ist ein Kind geboren, ein Sohn ist uns gegeben, und die Herrschaft ruht auf seiner Schulter; und er heißt Wunder-Rat, Gott-Held, Ewig-Vater, Friede-Fürst.«

Erstaunlich: Maria und Joseph haben das Kinderkriegen ganz ohne Geschlechtsverkehr hinbekommen. »Empfangen durch den Heiligen Geist«, wie es so schön heißt. Aber so eine Jungfrauengeburt gibt es halt leider nicht auf Bestellung. Mal ganz abgesehen davon, wie sich Joseph gefühlt haben muss.

SAMSTAG, 31. DEZEMBER 2005, Ballhaus Naunynstraße, Berlin-Kreuzberg
Völlerei bei den Eltern, Frieren auf der Feiermeile, Raclette bei Freunden – das bringt's nicht mehr. Etwas Neues ist dieses Jahr gefragt. Isabella hat einen Flyer aufgegabelt: Das EU-Jugendsin-

fonieorchester gibt ein Silvesterkonzert mit Neujahrswalzer und anschließender Jamsession.

Wolfgang und Andrea waren schnell überredet. Mein Freund Wolfi war in Studientagen mit meiner Mitbewohnerin Fränze verbandelt, danach jahrelang Single. Jetzt, mit Ende 30, ist er frisch verliebt und startet gerade voll durch.

Der Ballsaal ist etwas in die Jahre gekommen, verwahrlost auf eine charmante Art. Kaum sitzen wir, merke ich, dass etwas im Busch ist. Andrea trinkt nur Wasser, obwohl heute Silvester ist. Andererseits kennen wir sie noch nicht gut genug, um zu wissen, ob sie generell abstinent lebt. Aber nicht mal ein Glas Sekt? Also doch eher schwanger. Ich hoffe, sie erzählen es bald. Dann wäre es überstanden.

Doch erst kurz vor Mitternacht, als ich schon glaube, mich geirrt zu haben, schauen sich die beiden in die Augen und holen tief Luft. Die frohe Botschaft ist nahe.

»Ähem«, räuspert sich Wolfi. »Wir wollten euch da noch etwas erzählen.«

Die zwei verkünden die Neuigkeit, wir freuen uns mit, fragen höflich nach. Ging alles sehr schnell, eigentlich noch gar nicht damit gerechnet, aber jetzt alles prima. Und: Wolfi zieht zu Andrea nach Stuttgart.

Es ist nicht seine Schuld, dass mein Spermiogramm schlecht ist. Trotzdem kann ich mich – anders als Isabella – nur halbherzig mitfreuen. Ich schäme mich.

SONNTAG, 1. JANUAR 2006, Hotel Villa Romantica, Szklarska Poreba, Polen
Von unserem Hotelfenster aus sehen wir eine herrliche Winterlandschaft. Massen von Schnee! Hier, im früheren Schreiberhau, haben wir uns bis Donnerstag einquartiert, um dann nach Karpacz weiterzufahren, dem zweiten Luftkurort im Riesengebirge mit deutscher Geschichte. Ein Stück weiter den Berg hinauf hörten wir vorhin Glöckchengeklimper und sahen zwischen den Bäumen einen

Pferdeschlitten davor fahren. Da Isabella für derlei romantische Spritztouren empfänglich ist, musste ich ihr versprechen, dass auch wir bald einmal in einem solchen Schlitten herumfahren.

Leider ist mein Polnisch aus Schultagen nur noch in Ansätzen vorhanden, aber selbst das Wenige, das ich hervorstottere, lässt die Leute vor Freude übersprudeln. Die Frau an der Rezeption übergoss mich gleich mit einem Schwall an Informationen, die ich nicht verstand.

FREITAG, 6. JANUAR 2006, Karpacz, Polen

Weil heute Dreikönigstag ist, besuchen wir einen der vier Gottesdienste in der katholischen Kirche Maria Erscheinung im Stadtzentrum. Isabella erstaunt mich immer wieder, wie sie in allen Kirchen der Welt das Gesangbuch ergreift und die Lieder voller Inbrunst mitsingt, auch wenn sie von der Sprache gar keine Ahnung hat. Während der Organist alles aus seinem Instrument herausholt und die Gemeinde beseelt singt, frage ich mich, ob es Isabella gelingen wird, ihren katholischen Glauben mit unserem Kinderwunsch in Einklang zu bringen. Fest steht offenbar, dass wir nur Eltern werden können, wenn wir Gottes unergründlichen Entschluss missachten. Demnach ist unser Ast am Baum des Lebens dazu verdammt, dereinst zu verdorren.

Was wiegt schwerer: ein erfülltes Leben auf Erden oder ein reines Gewissen an dem Tag, an dem alle Menschen vor Gott Rechenschaft über ihr Tun ablegen? Ich weiß, dass Isabella mit sich ringt – und ich weiß auch, dass ich sie weder durch gute Worte noch durch beharrliches Drängen zu etwas werde überreden können. Diese Entscheidung muss sie allein treffen.

Wenn du das nicht willst, sage ich mir, hättest du keine Katholikin heiraten dürfen.

Künstliche Befruchtung, ist das unser Weg? Wird unser Kind aus dem Reagenzglas kommen, ein Retortenbaby sein? Was ist eigentlich eine Retorte?[14]

Dr. Knotte, die fiese Urologin, erwähnte etwas von einem neuen Verfahren, das für Männer mit schlechtem Sperma entwickelt wurde. Ich frage am besten noch mal nach, wenn ich Ende Februar das zweite Spermiogramm machen lasse.

*

Was versteht man unter künstlicher Befruchtung?

Unter diesem Begriff fasst man im weiteren Sinn alle medizinischen Verfahren zusammen, die das Ziel haben, eine Schwangerschaft herbeizuführen – also jede Art von Befruchtung, die nicht durch Geschlechtsverkehr erfolgt. Zuweilen wird noch zwischen Verfahren unterschieden, bei denen die Befruchtung außerhalb oder innerhalb des weiblichen Körpers erfolgt. Statt »künstlicher Befruchtung« wird auch der Begriff »assistierte Reproduktion« verwendet.

Welche Therapieverfahren gibt es und wie funktionieren sie?

- Zu den Verfahren der künstlichen Befruchtung wird die Insemination gezählt. Dabei wird das Sperma des Mannes zum Zeitpunkt des Eisprungs über einen Katheter in den Gebärmutterhals (intrazervikale Insemination), die Gebärmutter (intrauterine Insemination) oder die Eileiter (intratubale Insemination) der Frau gespült. Weil dadurch mehr Spermien an der Eizelle ankommen als auf natürlichem Weg, eignet sich die Insemination bei verminderter Samenqualität des Mannes.

---

14 Eine Retorte ist ein Destilliergefäß aus Glas, Metall oder Keramik. Sie besteht aus einem Kolben, der oben in ein abwärts geneigtes, sich verjüngendes Rohr mündet. Die Retorte war im Mittelalter ein wichtiges Utensil von Apothekern und Alchemisten. »Aus der Retorte« bezeichnet etwas künstlich Geschaffenes im Zusammenhang mit Dingen, die eigentlich auf natürlichem Weg entstehen.

- Ein weiteres Verfahren, das jedoch praktisch nicht mehr angewandt wird, heißt Gamete Intrafallopian Transfer (GIFT), zu Deutsch: *Intratubarer Gametentransfer*. Dabei werden der Frau Eizellen aus ihrem Eierstock entnommen und mit den ebenfalls gewonnenen Samenzellen des Mannes in den Eileiter gespült. Zuvor muss die Produktion von Eizellen in den Eierstöcken der Frau mithilfe von Hormonen stimuliert werden. Dieses Verfahren lässt sich nur anwenden, wenn mindestens ein Eileiter der Frau durchgängig und die Samenqualität des Mannes zufriedenstellend ist.
- Inbegriff der künstlichen Befruchtung ist die *In-vitro-Fertilisation (IVF)*. Der Begriff heißt übersetzt etwa »Befruchtung im Glas«. Der Frau werden dabei nach einer hormonellen Stimulation mehrere Eizellen entnommen, die dann außerhalb des Körpers mit den Samenzellen ihres Partners (oder denen eines anderen Mannes) zusammengebracht werden. In einer speziellen Nährlösung können die Samenzellen des Mannes die Eizellen der Frau befruchten. Nach zwei bis fünf Tagen werden eine oder mehrere befruchtete Eizellen beziehungsweise Embryonen in die Gebärmutter der Frau eingesetzt. Eine IVF kommt etwa dann in Betracht, wenn beide Eileiter der Frau nicht durchgängig sind.
- Ganz ähnlich funktioniert die *Intracytoplasmische Spermieninjektion (ICSI)*, auch Mikroinjektion genannt. Im Unterschied zur IVF wird bei der ICSI je eine ausgesuchte Samenzelle direkt in eine Eizelle injiziert. Zum Einsatz kommt dieses Verfahren, wenn Zahl und/oder Beweglichkeit der Spermien so stark eingeschränkt sind, dass eine Befruchtung im Körper oder Reagenzglas nicht möglich ist.
- Schließlich existiert bereits seit 1994 das Verfahren der *In-vitro-Maturation (IVM)*, das sich jedoch in der klinischen Routine bislang nicht durchgesetzt hat. Das Wachstum der weiblichen Eizellen wird dabei nicht hormonell von außen angeregt – oder nur für eine sehr kurze Dauer –, stattdessen werden die Eizellen im unreifen Zustand aus den Eierstöcken entnommen. Sie reifen im Reagenzglas durch

Zugabe von Hormonen ein bis zwei Tage lang, werden dann mit
männlichen Samenzellen befruchtet und der Frau eingesetzt.

*

MONTAG, 6. FEBRUAR 2006, Berlin-Friedrichshain
Heute Abend beginnt der Segelkurs. Freddie und ich sitzen in
einem Schulungsraum in einem hässlichen Bürogebäude. Zwei
ältere Herren, ein dicker und ein langer, stehen inmitten des Tisch-
karrees und erklären uns 15 Landratten umständlich, wie die Ausbildung ablaufen soll.

»Wann fängt die Praxis an?«, unterbricht Freddie den Rede-
schwall des Dicken.

»Wenn der Müggelsee eisfrei ist«, blafft der zurück. »Nicht vor
März oder April.«

»Und was steht für heute Abend noch auf dem Programm?«

»Knoten.«

»Knoten?«

»Knoten.«

Der Lange holt ein paar Bretter, von denen Schnüre baumeln,
und pfeffert sie vor uns auf den Tisch.

»Jeder nimmt sich ein Brett und zwei Seile.«

Ab jetzt muss ich Seemannsknoten lernen. Palstek, Schotstek –
das ganze Programm. Hatte ich mir nicht vorgenommen, nie
wieder etwas anzufangen, von dem ich null Ahnung habe?

Ich kenne keinen, der ein Boot hat, geschweige denn, dass ich
schon einmal gesegelt wäre. Mache ich das hier nur, um die Zeit
totzuschlagen? So wie sich manche Leute einen Hund kaufen oder
ein Cabrio? Doch Isabella hat mir gestern den Rücken gestärkt.
»Mach mal was, worauf du Lust hast. Wer weiß, ob du in ein paar
Jahren noch die Zeit dafür hast.«

In ein paar Jahren – wenn du dich um dein Kind kümmern
musst, vollendete ich ihren Satz in Gedanken. Auch wenn es

vielleicht anders gemeint war – ich wollte nur das eine heraushören: Auch Isabella ist optimistisch. Sie geht offenbar doch davon aus, eines Tages Kinder zu haben.

In Momenten wie diesem glaube ich, dass sie das wirklich tut – und fühle mich unbeschreiblich erleichtert. Würde ich sie fragen, wie sie den Satz gemeint hat, ich würde wahrscheinlich eine ganz andere Erklärung bekommen, irgendetwas mit der wachsenden Arbeitsbelastung oder so. Also frage ich gar nicht erst nach und verstehe weiterhin die Dinge, die ich verstehen will.

Vielleicht ist es auch gut, dass sie nicht aufs Kinderkriegen fixiert ist. Wer weiß, wie sich die Situation dann anfühlen würde? Ich mit schlechtem Gewissen, sie mit latentem Groll.

Ich hänge meinen Gedanken noch immer nach, als der Kurs längst vorbei ist, ich mit Freddie in der zugigen Bahnhofshalle ein Bier getrunken habe und wieder in der U-Bahn sitze. Erst als ein Kontrolleur vor mir steht, wird mir klar, was ich vergessen habe: den vor der Hinfahrt gekauften Fahrschein für die Rückfahrt abzustempeln. Dumm gelaufen: 40 Euro sind futsch. So wird das nie was mit dem eigenen Boot.

Ich krame das Lehrbuch heraus und fange an, Begriffe aus der Seglersprache zu lernen. Über etwas fachmännisch zu reden ist fast so wichtig, wie es zu tun, habe ich gelernt. Luv und Lee, Back- und Steuerbord, Wende und Halse – der Seewolf und Robinson Crusoe lassen grüßen. Seile werden nicht aufgewickelt, sondern aufgeschossen, Segel nicht straff gezogen, sondern dichtgeholt. Das Beste aber ist: Am schnellsten segelt man, wenn der Wind fast genau von vorn kommt.

»Nun, Kinderchen«, hätte mein alter Physiklehrer an dieser Stelle listig gefragt, »wer kann mir das erklären?«

DIENSTAG, 14. FEBRUAR 2006

»Willst du das eigentlich alles mit dir selbst ausmachen?«, fragt mich Isabella.

»Mit wem denn sonst?«, gebe ich patzig zurück.

»He, he, he, ganz ruhig. Ich wollte dir nicht auf den Schlips treten und es ist natürlich deine Entscheidung. Aber ich bin deine Frau und wir können hoffentlich über alles reden. Ich dachte nur, dass es dir vielleicht hilft, dein Herz mal jemand anderem auszuschütten. Zum Beispiel Peer?«

»Ich denk darüber nach«, sage ich, um Zeit zu gewinnen.

Isabella ist klug genug, nicht auf ihrem Vorschlag zu beharren. Er berührt einen wunden Punkt. Klar habe ich Bekannte und Kollegen, vielleicht sogar Freunde, aber irgendwie nicht das, was ich Vertraute nennen würde. Außerdem glaube ich, dass mir jetzt nur jemand helfen könnte, der in der gleichen Situation ist wie ich. Aber wie soll das aussehen? Zwei unfruchtbare Männer jammern sich die Ohren voll?

Wenn ich ehrlich bin, verspüre ich keinerlei Drang, mich mitzuteilen. Wahrscheinlich ist gerade das mein Problem. Ich will mich einfach ein bisschen in meinem Leid suhlen. Will gleichzeitig sofort etwas tun, um diesen Albtraum zu beenden.

Ich blicke da irgendwie selbst nicht richtig durch.

*

Wo gibt es psychologische Hilfe für unfruchtbare Männer?
In der Sprechstunde eines Psychotherapeuten. Natürlich zieht der Großteil der Betroffenen zunächst nicht in Erwägung, zu einem »Seelenklempner« zu rennen. Doch was ist die Alternative? Selbst auf dem Problem herumzukauen, bis man depressiv wird? Mit den Kumpels beim Bier darüber zu reden? Viel Spaß beim Outing! Der Partnerin mit schlechter Laune und Selbstmitleid auf den Keks gehen? Dann ist bald die Beziehungskrise da.

Wer merkt, dass er allein nicht klarkommt, und allein oder mit seiner Partnerin den Schritt zum Psychologen wagt, findet auf der Internetseite des Beratungsnetzwerkes Kinderwunsch Deutschland unter www.bkid.de eine umfangreiche Liste mit Adressen von spezialisierten Psychologen.

*

DONNERSTAG, 23. FEBRUAR 2006, Berlin

Die drei Monate sind um. Ich habe mir den Termin für die erneute Spermaabgabe in die Mittagspause gelegt, hetze von der Redaktion zur S-Bahn am Anhalter Bahnhof und zähle die Minuten. Die Zeit drängt. Frau Dr. Knotte ist umgezogen. Schon als ich dort aussteige, weiß ich, dass ich es nicht schaffen werde, innerhalb einer Stunde zurück in der Redaktion zu sein. Kommt man zu spät, zieht dies zwar keine direkten Sanktionen nach sich, fällt aber im Großraumbüro auf.

Ich spüre Stress in mir aufsteigen. Wenn sich der mal nicht negativ auf mein Sperma auswirkt. Aber große Hoffnungen habe ich ohnehin nicht.

Im Eiltempo laufe ich die Straße entlang, bis ich bei der genannten Hausnummer ankomme. Ich klingele. Frau Matschewski, die Sprechstundenhilfe mit der behaarten Oberlippe, empfängt mich an der Tür. Ihre Stimme hallt von den Wänden der Altbauwohnung wider, die ihre Chefin als Residenz auserkoren hat.

»Wir sind erst vor ein paar Tagen hier eingezogen«, sagt sie und hebt entschuldigend die Hände. »Die Möbel sind noch nicht da. Richtige Sprechstunden hält Frau Doktor auch noch nicht.«

Sie gibt mir einen Plastikbecher und öffnet eine Tür auf der anderen Seite des Gangs. Das Klo. Na Mahlzeit. Fünf Kabinen nebeneinander, dazwischen unten und oben Spalten. Nicht mal ein abschließbares Separee gibt es hier.

»Geht leider nicht anders«, sagt Frau Matschewski und macht wieder ihr bedrücktes Gesicht. »Wenn Sie fertig sind, klopfen Sie an der Tür gegenüber.«

Das hier ist eine Erfahrung der anderen Art. Beige Keramik statt Ledersessel, beißender Gestank nach Desinfektionsmittel statt dezentem Praxisduft, Straßenlärm statt gedämpfter Atmosphäre. Von Pornoheftchen keine Spur.

»Tut mir leid, Schatz, aber ich bin heute nicht in Stimmung«, sage ich leise und blicke traurig nach unten.

Doch von dort ist keine Hilfe zu erwarten. Also setze ich widerwillig meine Hand in Bewegung.

Als ich endlich fertig bin, ist niemand zu finden.

»Hallo«, rufe ich laut in den Flur. »Frau Matschi!«

So nennt die Knotte sie immer.

Nichts.

»Hallo!«

Meine Stimme wird lauter. Die Zeit läuft mir davon. Gleich fährt meine U-Bahn.

Eine Tür öffnet sich.

»Oh, Sie schon«, sagt die Sprechstundenhilfe kauend. »Ich bin gerade beim Mittagessen.«

»Entschuldigung, aber ich habe es eilig«, sage ich und drücke ihr den Becher in die Hand.

Mit spitzen Fingern nimmt sie ihn in Empfang und verzieht dabei leicht angewidert das Gesicht.

»Na dann. Ergebnis nächsten Donnerstag.«

*

Als ich eine Woche später das Ergebnis in den Händen hielt, war aus einer Oligoasthenozoospermie eine Asthenozoospermie geworden. Das Oligo- war verschwunden. Was lernte ich daraus? Nicht die Konzentration der Spermien war das größte Problem.

Womit es vor allem haperte, war deren Beweglichkeit. Es gab kaum oder keine »lebhaft progressiven«, dafür etliche »mäßig bewegliche« und jede Menge »ortsständige« und »immotile« Spermatozoen. Wie wenig zuverlässig ein einzelnes Spermiogramm ist, sollte ich noch merken: Nicht nur, dass bei weiteren Untersuchungen das Oligo- von Zeit zu Zeit zurückkehrte, auch die anderen Ergebnisse schwankten zum Teil erheblich – vom ph-Wert über die Gesamtmenge bis zur Beweglichkeit.

Da stand ich nun – mit zwei miesen Spermiogrammen und jeder Menge Frust. Auf natürlichem Weg würden wir es kaum schaffen, Eltern zu werden. Probieren wollten wir es natürlich trotzdem. Dennoch würden wir wahrscheinlich einen Plan B brauchen, denn eines war klar: Einmal aufgescheucht, konnten wir unmöglich einfach weitermachen wie bisher.

»Kannst du dir vorstellen, ein Kind zu adoptieren?«, fragte mich Isabella kurze Zeit später vor dem Einschlafen.

Ich dachte nach. Konnte ich das? Der Gedanke schien mir fremd, so fremd wie das Kind, das ich durch eine Adoption zu meinem machen würde. Doch fremd erschienen war mir schon vieles im Leben, vor allem Dinge, über die ich noch nie ernsthaft nachgedacht hatte: eine Putzfrau zu engagieren, statt samstags immer selbst herumzuschrubben, einem Freund mein Herz auszuschütten, statt immer alle Sorgen in mich reinzufressen, oder auch nach der Arbeit einen Tanzkurs zu besuchen, was sich Isabella schon seit Jahren wünschte.

Doch das hier war anders. Ein Kind zu adoptieren schien mir ganz und gar nicht dasselbe zu sein, wie ein leibliches Kind zu haben. Abgesehen davon, dass ich schon öfter gehört hatte, wie schwierig es sei, überhaupt ein Kind adoptieren zu können. Ich konnte mir – wenn überhaupt – nur vorstellen, ein Neugeborenes zu adoptieren. Doch selbst wenn wir die Chance hätten, eines zu bekommen – irgendwie würde eine Adoption mich immer an meine Niederlage erinnern. An die Unfähigkeit, eine eigene, leibliche Familie zu gründen. Zudem sah ich mich außerstande, für ein adoptiertes Kind dieselbe urwüchsige, reine Liebe zu empfinden wie für ein eigenes. Adoption war damals in meinen Augen eher eine Serviceleistung, die man gegenüber einem benachteiligten Kind erbrachte, die man aber auf keinen Fall missbrauchen durfte, um sich eigene Wünsche zu erfüllen.

»Nein«, sagte ich. »Im Moment kann ich mir eine Adoption nicht vorstellen. Lass uns Kontakt zu einem Arzt aufnehmen, der uns Möglichkeiten zeigt, wie du doch schwanger werden kannst.«

»Ein eigenes Kind ist dein größter Wunsch, oder?«

Größter Wunsch – das klang so absolut, so endgültig. Hatte ich mich am Ende nur in einen Gedanken verbissen und hielt blind daran fest? Wie ein Kind, das zu Weihnachten seinen größten Wunsch nicht erfüllt bekommt und nun mit einem Ersatz vorliebnehmen soll? Größter Wunsch – was sollte das denn heißen?

Ich hatte viele Wünsche, doch ich spürte in diesem Moment, dass Isabella einen Grund brauchte, um mich auf dem Weg zu begleiten, den ich im Begriff war einzuschlagen. Um sich möglicherweise auf eine Kinderwunschbehandlung einzulassen. Mit einem Mal begriff ich: Dieser Impuls musste von mir kommen und durfte nichts mit ihren eigenen Wünschen zu tun haben. Ich sollte ihr versichern, wie sehr ich ein Kind wollte – dann würde sie tun, was nötig war.

»Ja«, sagte ich deshalb. »Ein Kind ist mein allergrößter Wunsch.«

»Okay, dann suchen wir uns im Internet eine Praxis heraus, vereinbaren einen Termin und lassen uns beraten.«

Zeit seit der Diagnose: 92 Tage, Ausgaben: 0 Euro

IV.

ERSTE SCHRITTE

Frühjahr/Sommer 2006

Woher kommt dieser Wahn, auf ein Kind nicht verzichten zu können? Ich will es ja noch nicht einmal ernsthaft versuchen! Wie ein uralter steinerner Obelisk ragt etwas sperrig in meinem Inneren auf, zieht die Gedanken auf sich und widersetzt sich allen Versuchen, es zu verrücken.

Wahr ist: Ich habe nie darüber nachgedacht, ob es für mich eine Alternative zur traditionellen Mutter-Vater-Kind-Familie geben könnte. Erst recht nicht darüber, dass ich vielleicht keine Kinder haben könnte. Jetzt ist der GAU da und ich will ihn nicht wahrhaben. Adoption? Ist für mich nicht einmal die zweitbeste Lösung. Wozu aufgeben, wenn es medizinische Hilfe gibt?[15]

»Ich weiß, dass du einmal ein wunderbarer Vater sein wirst«, sagte Isabella früher oft. Dass sie das schon seit Längerem nicht mehr tut, liegt mir schwer auf der Seele.

*

---

15 Die Tatsache, dass immer mehr ungewollt kinderlose Paare ihr Leiden als Krankheit betrachten, die behandlungs*bedürftig* und behandel*bar* ist, hat die Sozialpädagogin Maxine Saborowski zu Kritik veranlasst (»Der ›ethische Wert‹ des ›eigenen Kindes‹. Eine Analyse der bioethischen Diskussion um ungewollte Kinderlosigkeit und Reproduktionsmedizin«, in: »Pflege & Gesellschaft« 4/2006, S. 306–321). Sie kritisiert, dass Betroffene aus der Diagnose Unfruchtbarkeit einen Anspruch auf künstliche Befruchtung ableiteten. Saborowski führt dies darauf zurück, dass die Reproduktionsmedizin es in jüngerer Vergangenheit verstanden habe, der IVF Akzeptanz zu verschaffen – nicht zuletzt zum eigenen Vorteil. Durch die Verknüpfung mit dem Thema Unfruchtbarkeit habe sie sich moralisch legitimiert, da sie jetzt nicht mehr zu eigenen Zwecken Menschen züchtete, sondern der Bevölkerung diene. Kinderwunschärzte präsentierten ihre Verfahren als Chance beziehungsweise Lösung, für die man sich »frei« entscheiden könne. Leidtragende seien vor allem die Frauen, die sich gesundheitlichen Gefahren aussetzten und auch noch die alleinige Verantwortung für ihr Tun zugewiesen bekämen. Die Ärzte seien fein raus, denn schließlich müssten sich die Frauen ja vorher über die Risiken beraten lassen. Man muss Saborowski nicht zustimmen, doch ich kann aus Erfahrung bestätigen, dass eine Art Automatismus um sich greift, wenn es um den Umgang mit Unfruchtbarkeit geht: Viele denken sofort an eine IVF, ohne eine Ahnung davon zu haben, mit welchen Belastungen diese verbunden ist! Natürlich ist man nachher immer schlauer, doch aus heutiger Sicht rate ich Paaren, sich vorher zu informieren, Misserfolge einzukalkulieren und sich rechtzeitig Gedanken über alternative Lebensmodelle zu machen.

Was kann der Mann tun, wenn es darum geht, die Entscheidung für oder gegen eine Kinderwunschbehandlung zu treffen?

Unfruchtbarkeit ist nie das Problem nur eines Partners. Deshalb ist es wichtig, Entscheidungen gemeinsam zu treffen. Auch der Mann sollte über seinen Kinderwunsch nachdenken und sich eine Meinung bilden. Dazu gehören – unabhängig davon, wer von beiden unfruchtbar ist – Antworten auf folgende Fragen:

- Will ich ein Kind oder ist das nur der Wunsch meiner Frau?
- Kann ich mir vorstellen, eine Fruchtbarkeitsbehandlung – auch meiner Frau zuliebe – mitzutragen?
- Könnte ich mit der Verantwortung leben, meiner Frau den Traum vom eigenen Kind zu zerstören?
- Würde mein Nein unsere Beziehung gefährden?
- Wie sähe ein Leben mit Kind für mich aus?
- Bin ich bereit, die damit verbundenen Anstrengungen auf mich zu nehmen?
- Bin ich über körperliche und seelische Belastungen einer Therapie informiert?
- Ist mir klar, dass die Behandlung unser Leben gravierend beeinflussen wird und auch die Partnerschaft darunter leiden kann?
- Gibt es für mich ethische, moralische oder religiöse Grenzen, was bestimmte Therapieverfahren betrifft?
- Bin ich bereit, meine Frau während der Behandlung praktisch und moralisch voll zu unterstützen?
- Will und kann ich meine Arbeitszeit so organisieren, dass ich wichtige Beratungs- und Behandlungstermine wahrnehmen kann?
- Bin ich bereit, für unseren Kinderwunsch Geld auszugeben und dafür auch eigene Konsumwünsche (Auto, Urlaub etc.) zurückzustellen?

Was tun, wenn Mann und Frau in wichtigen Punkten verschiedene Auffassungen haben?

Niemandem ist geholfen, wenn ein Partner von vornherein zurücksteckt. Genauso wenig hilft es, rigoros auf seinem Standpunkt zu beharren. Beide Partner sollten alle Wünsche, Erwartungen, aber auch Ängste »auf den Tisch legen«. Indem sie anschließend Ursachen und Beweggründe erforschen und neue Wege ausloten, lässt sich vieles lösen. Als Faustregel gilt: Eine ehrliche Konfrontation ist besser als ein fauler Kompromiss! Gelingt es trotz mehrmaliger Versuche nicht, eine gemeinsame Linie zu finden, ist ein Gespräch bei einem Familientherapeuten ratsam.

Sollte man Eltern und Freunde einweihen?

Ob und wie detailliert man Eltern, Verwandte oder Freunde informiert, sollte geklärt werden, bevor die ersten Nachfragen kommen. Moralische Unterstützung aus dem privaten Umfeld kann in schweren Zeiten eine große Hilfe sein – muss es aber nicht. Mütter, die angesichts einer Hormonbehandlung ihrer Tochter Panikattacken bekommen, oder befreundete Paare, die eine künstliche Befruchtung rundheraus ablehnen, sollte man nicht einweihen. Fatale Folgen kann es zudem haben, wenn einer der beiden andere Menschen im Alleingang informiert! Der Partner hat ein Recht darauf, vorher Bescheid zu wissen, und könnte so etwas als Vertrauensbruch werten.

*

FREITAG, 17. MÄRZ 2006

Laut einer Pressemitteilung des Statistischen Bundesamtes vom heutigen Tag hatte 2004 eine deutsche Frau im Schnitt 1,36 Kinder – und damit 0,01 Kind mehr als noch 2003. Geht es also aufwärts? Wohl kaum. Damit sich wenigstens die Elterngeneration reproduzieren könnte – von Bevölkerungswachstum gar nicht zu reden –, müsste die Kinderzahl je Frau 2,1 betragen. Ein solcher Wert wurde in Ost- wie Westdeutschland zuletzt Anfang der 1970er Jahre ermittelt.

Was die absolute Geburtenzahl betrifft, haben die Statistiker eine Schätzung für 2005 zu bieten: Im vorigen Jahr wurden demnach zwischen 680.000 und 690.000 Kinder »lebend geboren«. Zum Vergleich: 1965 kamen noch 1,325 Millionen Babys zur Welt! Doch dann ging es rapide bergab. Die absolute Geburtenzahl ist seit 1972 niedriger als die von 1946. Besonders fatal ist, dass es durch diesen Rückgang auch immer weniger potenzielle Mütter gibt. So sinkt zwangsläufig die Zahl der insgesamt geborenen Kinder. Selbst wenn heute jede Frau dazu verdonnert würde, zwei oder mehr Babys zur Welt zu bringen, würde die Bevölkerung erst einmal weiter schrumpfen![16]

So gesehen sind wir »Problempaare« ganz nebenbei auch ein demografischer Faktor. Staat und Gesellschaft müssten uns, die wir bereit sind, Geld und Mühen in unseren Kinderwunsch zu investieren, eigentlich die Füße küssen.[17]

---

16 An dieser Stelle drängt sich eine wichtige Frage auf: Warum schieben heute viele Frauen ihren Kinderwunsch so weit nach hinten? Wenn sie doch zwischen 25 und 32 am fruchtbarsten sind, warum wollen sie dann erst mit Mitte. Ende 30 schwanger werden und lassen es oft bei einem Kind bewenden – oder müssen der Natur sogar mittels einer IVF auf die Sprünge helfen? Ein wesentlicher Teil der Antwort lautet: Weil vor allem Akademikerinnen, die im Job etwas erreichen wollen, dies *vor* der Gründung einer Familie tun müssen! Weil es zwar in vielen Firmen Teilzeitangebote gibt, aber kaum flexible Arbeitszeitmodelle für Frauen, die nach Geburt und Elternzeit im Job nicht zurückstecken, sondern voll durchstarten wollen. Weil sich in Deutschland des Jahres 2012 Karriere und Familie noch immer weitgehend ausschließen.

17 Dieser Passus war durchaus ironisch gemeint, auch wenn niemand ernsthaft bestreiten kann, dass angesichts einer überalterten Bevölkerung die Bedeutung der künstlichen Befruchtung wächst. Maxine Saborowski (siehe Fußnote 15) kritisiert die Reproduktionsmedizin unter anderem dafür, dass sie auch »im Kontext der Bevölkerungspolitik« agiert – ihrer Ansicht nach, um dem Leiden ungewollt Kinderloser eine »besondere Brisanz« zu geben und an den Sozialstaat zu appellieren, die vollen Behandlungskosten zu tragen. Ich meine, man sollte das Hinwirken von Interessengruppen auf eine volle (und für sie lukrative) Kostenübernahme von der Lage vieler Betroffener trennen, die sich eine künstliche Befruchtung kaum oder gar nicht leisten können. Paaren, die neben körperlichen und seelischen auch noch finanzielle Kraftakte auf sich nehmen, gebührt zunächst einmal Respekt! Doch warum tun sie das alles? Sicherlich nicht, um einen Dienst an der Gesellschaft zu leisten, sondern weil sie sich trotz eines schwierigen Umfeldes von ihrem Kinderwunsch abbringen lassen. Der Antrieb von IVF-Patienten ist der unbedingte Wunsch, ein eigenes Kind zu bekommen! Dieser Wunsch mag ethisch-moralisch »wertvoller« sein als etwa der nach einer Brustvergrößerung, doch blicken wir der Wahrheit ins Auge: Kinderwunschpraxen sind letztlich eher mit Schönheitskliniken als mit öffentlichen Krankenhäusern vergleichbar – Patienten werden dort eben nicht von einem Leiden befreit, das im schlimmsten Fall zum Tod führt, sondern wollen etwas hinzugewinnen, was sie bislang entbehren mussten.

»Sag mal, wollen wir nicht irgendwann mal von hier wegziehen?«, fragt Isabella mich beim Frühstück. »Ich meine, als wir damals nach Neukölln kamen, sollte das nur für den Übergang sein, und jetzt wohnen wir fast schon fünf Jahre lang hier.«

»Von mir aus«, sage ich kauend. »Auch wenn ich unsere Flügeltüren und den Stuck an den Decken vermissen werde. Ich finde auch, wenn wir schon ausziehen, sollten wir überlegen, ob wir nicht eine Wohnung kaufen. Das Geld, das ich unserem Vermieter jeden Monat in den Rachen werfe, würde ich gern für etwas Eigenes verwenden.«

»Haben wir denn Geld dafür?«, wendet Isabella ein. »Dafür braucht man doch Eigenkapital?«

»Es geht auch ohne.« Sie hat den wunden Punkt getroffen, doch ich will nicht so schnell einknicken und setze eine Kennermiene auf. »Ein bisschen was haben wir ja: deinen Bausparvertrag, die vermögenswirksamen Leistungen und unser Sparkonto. Das sind bestimmt 25.000 Euro.«

Isabella schaut zweifelnd. »Ja, schon. Doch außerdem brauchen wir vielleicht Geld für die Kinderwunschbehandlung. Ich könnte gern weiter zur Miete wohnen, aber wenn du unbedingt was kaufen willst ...« Unbedingt, unbedingt – was soll das heißen? Ich merke, wie Wut in mir aufsteigt.

»Musst du denn immer alle meine Wünsche mit deiner Vernunft ausbremsen?«, fauche ich Isabella an.

»Lass deinen Frust bitte nicht an mir aus«, zischt sie zurück. »Ich habe nur gesagt, dass es im Moment schwer ist, die Zukunft zu planen.«

»Jetzt musst du nur noch sagen, dass es nicht an dir liegt, dass wir keine Kinder haben.« Ich merke, wie ich mich um Kopf und Kragen rede, kann aber nichts dagegen tun.

»Verschone mich bitte mit deinem Selbstmitleid, ja! Hier geht es nicht nur um dich, verstehst du?« Isabella ist jetzt ernsthaft sauer. »Ich will auch Kinder haben. Hast du dir mal überlegt, wie ich mich fühle?«

Ehrlich gesagt, habe ich das nicht.

»Wie fühlst du dich denn?«, frage ich deutlich freundlicher.

»Wie auf schwankendem Eis«, sagt Isabella leise. »Und wenn du mir jetzt auch noch das Gefühl gibst, dass hier jeder für sich kämpft, weiß ich nicht, wie ich weitermachen soll.«

Als ich Tränen in ihren Augen sehe, ist meine Wut auf einen Schlag verraucht. Ich stehe auf und nehme sie in den Arm.

»Sorry, das war blöd von mir.«

»Schon gut. Hauptsache, du bist jetzt wieder der Alte.« Sie schaut mich mit festem Blick an. »Weißt du, ich brauche dich als Fels in der Brandung.«

»Das bin ich ab jetzt wieder«, sage ich und hoffe, dass ich nichts zerstört habe.

Ich fühle mich wie an meinem zwölften Geburtstag, als ich morgens heimlich meinen Geschenketisch inspizierte und dabei von meiner Mutter überrascht wurde. Ich versprach ihr damals, das nie wieder zu tun – und wusste, dass ich es ihr erst frühestens ein Jahr später würde beweisen können.

Was ist nur in mich gefahren? Warum lasse ich meinen Frust an Isabella aus? Wir wissen weder, wo wir das Geld für eine Immobilie hernehmen sollen, noch, wie viele Kinderzimmer wir brauchen werden – und ob überhaupt. Kurz gesagt: Unsere Ausgangsposition ist schwierig, um nicht zu sagen: arschkartenverdächtig.

SONNTAG, 23. APRIL 2006

Wir haben uns geeinigt, trotz unklarer Zukunftsaussichten ab sofort jedes Wochenende die Immobilienteile der Zeitungen zu wälzen. Reglos zu verharren und mit dem Schicksal zu hadern ist auch keine Lösung. Gesagt, getan. Nach dem Aufstehen gehe ich in die Sonnenallee, kaufe im Backshop einen Stapel Zeitungen und bringe gleich Schrippen mit.

Am Frühstückstisch macht sich jeder von uns mit Textmarker über eine Zeitung her. Viele Besichtigungen sind sonntags, der Rest während der Woche zu Zeiten, bei denen man sich fragt, ob bevorzugt Arbeitslose die Zielgruppe bilden.

Heute Nachmittag sind zwei Besichtigungen, zu denen wir hingehen. Einfach, um mal zu üben, wie man mit Maklern so umgeht. Beide Wohnungen sind noch von den Vorbesitzern bewohnt. Umso besser: Isabella liebt es, anderen Menschen beim Wohnen zuzuschauen.

Erdgeschoss oder erster Stock kommen infrage, Altbau natürlich – mit großem Balkon oder Gartenanteil. Höchstens 300.000 Euro. Alles andere ist Geschmackssache.

»Steffi von meiner Arbeit hat für ihr neues Haus ihr Erbe vorzeitig ausgezahlt bekommen«, sagt Isabella auf der Fahrt zur ersten Wohnung. »Wir könnten ja bei Gelegenheit auch mal meine Eltern fragen, ob sie uns Geld für die Wohnung leihen oder schenken würden.«

»Warum denn?«

»Nicht, dass wir einen teuren Kredit aufnehmen und es nachher heißt: Hättet ihr euch mal rechtzeitig gemeldet!«

Mir ist es unangenehm, jemanden um Geld zu bitten. Ich sehe aber ein, dass wir den Wohnungskauf zumindest zum Thema machen sollten – auch bei meinen Eltern.

SAMSTAG, 29. APRIL 2006, Stockholm, Schweden

Wir sind für ein verlängertes Wochenende nach Stockholm geflogen. Isabella hat über eine Mitwohnzentrale ein Zimmer im Szeneviertel Södermalm gebucht. Die Wohnung gehört Britt-Marie, einer Lehrerin mit halbwüchsigem Sohn. Als sie uns gestern die Tür öffnete, huschte ein Blondschopf mit Out-of-Bed-Frisur, Baggy-Jeans und Chucks an den Füßen an uns vorbei auf die Straße.

»Hallo Schnuckel«, sagte Isabella.

»Hej«, antwortete der Junge und grinste schüchtern.

Heute Morgen schlichen wir aus unserem Zimmer ins Bad, danach zum Frühstücken in die Küche, die türlos ins Wohnzimmer übergeht. Dort schlief unsere Gastgeberin auf dem Sofa hinter einer spanischen Wand. Sie hatte uns gestern erklärt, wo das Geschirr steht, der Toaster, die Kaffeemaschine und der Kühlschrank. Obwohl wir das Ganze seltsam fanden, deckten wir schweigend den Tisch und aßen unsere Brote. Schließlich haben wir Übernachtung mit Frühstück gebucht.

Jetzt sind wir geschniegelt und gebügelt und machen uns auf den Weg. Auf der nahen Einkaufsmeile, der Götgatan, fällt mir ein Verkehrsschild auf: ein weißer Erwachsener mit Kind an der Hand auf blauem Grund, durchkreuzt von einer roten Linie. Was soll das bedeuten? Bummeln mit Kind verboten?

Bullshit! Das hier ist Schweden, wo vormittags in jedem Café mindestens drei junge Väter mit Kinderwagen sitzen.

SONNTAG, 30. APRIL 2006, Stockholm, Schweden

Wir stehen um 8.30 Uhr an der Bootsanlegestelle unterhalb des Rathauses. Von hier aus wollen wir mit einem Dampfer nach Drottningholm fahren, zu Schwedens besterhaltenem Königsschloss, im 17. Jahrhundert erbaut und heute Weltkulturerbe. Sozusagen als Krönung beherbergt das Schloss seit 1981 die Königsfamilie.

Die Fahrt über den Mälarsee soll etwa eine Stunde dauern – und wir haben Glück: Die Sonne strahlt vom Himmel, dass es nur so kracht. Leider ist es saukalt. Isabella hat sich ihren Schal um den Kopf gewickelt und schickt mich an den nahen Kiosk, um heißen Kaffee zu kaufen. Weil ich will, dass sie ihre gute Laune behält, bringe ich ihr ein paar Naschereien mit. Blutzucker hoch, Stimmung gut.

Um diese Zeit sind auf Stockholms Straßen erst wenige Menschen unterwegs, doch etwas lässt uns stutzig werden: An allen Bussen flattern kleine Wimpel in den Landesfarben. Als kurz darauf vier Düsenjäger in Formation direkt über unsere Köpfe hinwegdonnern, wird uns klar, dass heute entweder ein hoher Feiertag sein muss oder bei Königs etwas los ist.

Natürlich! Carl XVI. Gustaf wird heute 60! Das hatte ich zu Hause irgendwo gelesen, dann aber vergessen.

Endlich kommt die MS Drottningholm, nimmt uns an Bord und legt wieder ab. Am Schloss angekommen, sehen wir schon aus der Ferne, wie Arbeiter auf der Rückseite ein riesiges Zelt abbauen. Haben offenbar reingefeiert, die Monarchen.

Was hatte meine Exfreundin Ann-Sofie immer gesagt: »Carl Gustaf ist ein bisschen verklemmt – aber irgendwie mögen wir ihn trotzdem.«

Und er hat drei Kinder gezeugt, Respekt.

Nach unserer Rückkehr besuchen wir das Freilichtmuseum Skansen im Westteil der Halbinsel Djurgården. Die Anlage beherbergt circa 150 Häuser aus allen Regionen Schwedens – von Landarbeiterhütten bis zum Herrenhof –, eingebettet in die typische Flora der jeweiligen Provinz.

Als es dunkel wird, versammelt sich die Menge auf dem weiten Platz vor der Freilichtbühne um einen meterhohen Holzstapel und bald prasselt ein riesiges Walpurgisfeuer. Die bösen Geister werden vertrieben, Platz wird geschaffen für Neues.

Wir fassen uns bei den Händen. Jetzt sind wir schon fast zwei Jahre lang verheiratet. Am Dienstag werden wir in Berlin zu einer Kinderwunschärztin gehen, die uns hoffentlich einen Weg zeigen kann. Isabella hatte vor dem Urlaub angerufen und einen Termin vereinbart.

*

Wie findet man ein Kinderwunschzentrum?
Die derzeit etwa 125 deutschen Kinderwunschzentren sind in gynäkologischen Praxen, Universitätskliniken und Krankenhäusern be-

heimatet. Um einen Überblick zu bekommen, eignet sich das Deutsche IVF-Register (DIR), an das die Zentren regelmäßig ihre Daten melden. Unter www.deutsches-ivf-register.de/zentren.htm findet sich zudem eine brauchbare Auflistung nach Bundesländern. Alternativ kann man auch den Begriff »Kinderwunsch« und den Namen seines Wohnortes beziehungsweise der nächsten großen Stadt in eine Internetsuchmaschine eingeben.

Woher weiß man, welches Zentrum das richtige ist?

Indem man versucht, sich detaillierte Informationen über einzelne Zentren zu beschaffen. Beginnen sollte man mit leicht zu recherchierenden Fakten, etwa der Entfernung zum eigenen Wohnbeziehungsweise Arbeitsort. Da das nächstgelegene Zentrum nicht immer das beste ist, spielt auch die Anbindung an Autobahnen, Bahnhöfe und sogar Flughäfen eine Rolle. Das ist wichtig, denn im Verlauf einer Behandlung muss insbesondere die Frau das Zentrum etliche Male aufsuchen.

In einem zweiten Schritt lässt sich telefonisch oder per Onlinerecherche klären, welche Therapieverfahren das Zentrum anbietet, ob es eine Warteliste führt und wie lang diese ist.[18] Immer mehr Zentren gehen dazu über, regelmäßige Info-Abende zu veranstalten. Diese Möglichkeit sollten Paare wahrnehmen, denn so können sie sich ein Bild von den behandelnden Ärzten machen und beispielsweise erfahren, wie die Praxis eingerichtet ist, ob klinische Kühle oder eher heimelige Gemütlichkeit herrscht etc.

---

18 Orientierung bietet ein Fragenkatalog für Patienten, zusammengestellt von den IVF Zentren Prof. Zech (www.ivf.at), unter anderem mit folgenden Punkten: Ist das Praxisteam sieben Tage in der Woche erreichbar (unerlässlich beispielsweise für eine Blastozystenkultur)? Wie groß ist das Team (insbesondere die Anzahl der Ärzte und Biologen)? Wie viel Erfahrung haben die Mitarbeiter mit verschiedenen Reproduktionstechniken? Existiert ein Fortbildungsprogramm und wie intensiv werden neue Mitarbeiter eingelernt? Verfügt die Praxis über ein qualifiziertes Qualitätsmanagement? Kann sie eine IMSI (als Ergänzung zur ICSI) korrekt durchführen und setzt sie eine sichere Tiefgefrier-Technik ein?

Der Ehrlichkeit halber sei gesagt, dass es für Patienten so gut wie unmöglich ist, gesicherte Informationen zur Qualität der Therapie selbst sowie realistische Daten zu den Erfolgschancen herauszufinden. Da es in Deutschland keine von unabhängiger Seite geprüften Zahlen gibt und zudem jeder Fall individuell zu bewerten ist, bleibt Paaren – was die eigentliche Therapie betrifft – nur übrig, dem Kinderwunschzentrum beziehungsweise dem behandelnden Arzt zu vertrauen oder sich auf Empfehlungen anderer Betroffener zu verlassen. Auch in Sachen Kinderwunsch ist Mund-zu-Mund-Propaganda oft hilfreich.

*

DIENSTAG, 2. MAI 2006, Kinderwunschzentrum Nummer eins, Berlin
Wir sitzen allein im Wartezimmer. Es ist früh am Morgen. Nachdem wir ohne Mühe eine Parklücke gefunden hatten und ein paar Meter gegangen waren, steuerte Isabella ein glattes, unscheinbares Haus an.

»Hier ist es.«

Mit einem klapprigen Aufzug fuhren wir nach oben und traten durch die angelehnte Eingangstür zögernd in einen Gang.

»Bitte nehmen Sie noch einen Moment Platz«, sagte die Sprechstundenhilfe, nachdem wir uns vorgestellt hatten. »Frau Doktor hat gleich Zeit für Sie.«

Das Wartezimmer ist geräumig, die Jalousien auf Durchblick gestellt. Durch die Ritzen quetscht sich die Morgensonne. Auf dem Tisch am Fenster liegen Prospekte, Broschüren, in der Mitte steht ein Computerbildschirm. Neben der Tür summt ein Wasserspender, daneben steht ein Stapel Plastikbecher. Von unten tönt Straßenlärm herauf.

Uns gegenüber hängt eine Pinnwand. Daran, von ein paar bunten Nadeln gebändigt, dicke Schichten Briefe und Ansichtskarten – euphorische Danksagungen, garniert mit Baby-Fotos und kleinen Gedichten. Auf Papier gebanntes Elternglück. Wir stehen sprachlos davor. Ich wünsche mir, wir hätten alles, was noch kommt, bereits hinter uns und könnten uns ebenfalls ans Kartenschreiben machen.

Bringt ja doch nichts. Die hier haben es auch alle geschafft. Obwohl sie irgendwann genauso verzweifelt waren wie wir.

Ich habe das Gefühl, am richtigen Ort zu sein. Hier gibt es Hilfe. Dankeskarten lügen nicht. Dann fällt mir ein, dass es auch Paare geben muss, deren Traum vom Kind in diesen Räumen platzte. Von ihnen, den anderen, fehlt jede Spur.

Isabella nimmt meine Hand, als uns eine Stimme zurück in die Realität holt.

»Ehepaar Eigner, bitte!«

Wir folgen der Sprechstundenhilfe über den Gang.

Aus einem der Zimmer federt uns eine schlanke, perfekt frisierte Frau in weißem Kittel und hohen Pumps entgegen, schätzungsweise um die 50 Jahre alt. Sie mustert uns mit wachen Augen, drückt unsere Hände und lächelt.

»Dorothea Brandner. Nehmen Sie doch Platz.«

Wir setzen uns auf die Stühle vor ihrem Schreibtisch, Dr. Brandner nimmt auf dem Drehsessel dahinter Platz und streicht sich mit routinierter Handbewegung das blonde Haar aus der Stirn.

Mein Blick bleibt an einem riesigen Ölgemälde über ihrem Kopf hängen: Es zeigt eine glutrote Sonne, die über einer Art Ozean leuchtet, der in Rot und Gelb gehalten ist. Im Vordergrund schnellt gerade ein kaulquappenartiges Gebilde aus diesem Ozean und hin zur Sonne. In der Anordnung erkenne ich Eizelle und Spermium und deute das Gemälde als »Wunder der Befruchtung«. Ich finde das Bild ziemlich übertrieben und gebe mir Mühe, unauffällig wegzuschauen.

Schon bei der Begrüßung wird klar: Dr. Dorothea Brandner besitzt den Fahrplan zum Glück und sucht uns jetzt eine passende Verbindung heraus. Alles ist möglich, lautet ihre Botschaft. Tagesausflug, Kurztrip, Weltreise. All-inclusive. Bei Rückkehr jedenfalls Kind. Wir sind dankbar, erleichtert und verwirrt.

»Was sind Sie von Beruf?«, will unsere Reiseleiterin wissen.

»Beide Journalist«, sagt Isabella und wendet mir den Kopf zu.

»Oh«, macht Dr. Brandner überrascht, springt aus ihrem Sessel und eilt zu einem Wandschrank. »Das trifft sich gut. Ich bin auch oft in den Medien.« Sie zieht eine Mappe heraus und drückt sie Isabella in die Hand. Darin befindet sich ein Stapel aus Zeitungen und Illustrierten herausgetrennter Seiten: Ratgeber-Stücke, in denen sie offenbar als Expertin befragt wurde. Isabella blättert mechanisch in den Artikeln herum. Das meint sie doch jetzt nicht ernst, sagt ihr Blick, als sie mir die Mappe herüberreicht.

Dr. Brandner gebärdet sich, als ob sie über Leben und Tod zu entscheiden hätte. Alles ist Chance, alles ist Willen.

Kein Wort von Medikamenten, ethischen Bedenken oder gar Geld. Kein Platz für Kleingeister, kein Raum für Zweifel. Hier wird nicht gezaudert, hier wird gehandelt! Wie in einer Séance gleiten wir hinüber in eine Parallelwelt, in der Dr. Brandner als Schöpferin vor uns sitzt, als Fruchtbarkeitsgöttin in Weiß. Wird sie ihren Schöpferdaumen für uns heben oder senken?

Sie macht nicht den Eindruck, als hätte sie ein Helfersyndrom. Sie kommt mir eher vor wie jemand, der bedingungslos an die Wissenschaft glaubt, den es fasziniert, die launische Natur zu besiegen, Menschen zu reparieren, Leben zu erschaffen, wo es nicht von selbst entstehen will.

»Ihr Spermiogramm ist ziemlich eindeutig«, wendet sie sich mir zu und blickt zum ersten Mal sorgenvoll. »Da müssen wir nachhelfen. Eine IVF ist da zu wenig. Aber es gibt seit ein paar Jahren etwas Neues – die ICSI.«

»IXI?«, frage ich und sehe vor meinem inneren Auge wie eine Leuchtreklame zwei I und ein X aufragen. IXI – Ihre Versicherung für Familiengründung. Wie die AXA für Hausrat. Und die göttliche Doro kann sie uns verkaufen.

»Intrazytoplasmische Spermieninjektion«, lässt Dr. Brandner
meine Gedankenblase platzen. »Auch Mikroinjektion genannt.
Dabei spritzen wir eines Ihrer Spermien direkt in eine Eizelle Ihrer
Frau und setzen den Embryo nach ein paar Tagen in die Gebärmutter ein. Keine große Aktion. Damit hat sie eine gute Chance,
schwanger zu werden.«[19]

Doch bevor wir mit der Behandlung anfangen könnten, habe
ihr der Gesetzgeber ein paar Pflichten auferlegt. Sie greift in eine
Schublade und zieht einen Stapel Formulare hervor, in denen sie
hektisch zu wühlen beginnt. Dann reicht sie uns eines davon über
den Tisch. »Patientenaufklärung« steht darauf und darunter,
kleiner: »Toxoplasmose, Ringelröteln, Varizellen«.

Mir springt die Zahl ganz unten ins Auge. Hinter dem Wort
»Gesamtsumme« steht »268,96 Euro«.

Es geht los, denke ich. Kinderkriegen kostet.

»Hier geht es um ein paar Bluttests, denen wir Sie, Frau Eigner,
gleich zu Beginn unterziehen sollten«, erklärt Dr. Brandner. »Sonst
ist das Risiko zu groß, Sie weiter zu behandeln.«

*

Warum muss sich die Frau auf Toxoplasmose untersuchen lassen?
Der Parasit Toxoplasma gondii befällt primär Katzen und kann durch
Katzenkot (zum Beispiel in verunreinigter Gartenerde), ungenügend
gegartes Fleisch oder ungewaschenes Gemüse auf den Menschen
übertragen werden. Deshalb muss jedoch nicht jede Schwangere
gleich ihren Stubentiger ausquartieren. Die meisten Frauen, die schon
länger eine Katze haben, sind gegen Toxoplasmose immun. Frauen, die

---

19 Das klang einleuchtend und einfach. Doch nicht wenige Kritiker sind der Meinung, dass eine ICSI
   ein Angriff auf die Gesundheit der Frau ist. Obwohl diese in aller Regel gesund und in unserem Fall
   auch nicht unfruchtbar ist, muss sie sich einer anstrengenden (Hormon-)Behandlung unterziehen,
   die ernste Nebenwirkungen hervorrufen kann. Das hat in der Tat nur wenig mit einer klassischen
   Heilbehandlung zu tun und lässt sich nur durchziehen, wenn beide Partner die Unfruchtbarkeit des
   einen als gemeinsame Bürde verstehen, die sich zu zweit besser tragen lässt.

sich jedoch während der Schwangerschaft erstmals infizieren, können den Erreger an den Fötus weitergeben. Die Toxoplasmose kann in manchen Fällen eine Früh- oder Totgeburt auslösen sowie noch Jahre nach der Geburt beim Kind zu Erkrankungen der Augen sowie des Zentralnervensystems führen. Kinderwunschpatientinnen sollten in jedem Fall durch einen Bluttest klären lassen, ob sie bereits Antikörper gegen Toxoplasmose besitzen. Ist dies nicht der Fall, schützen sie sich während der Schwangerschaft vor einer Ansteckung, indem sie ihre Hauskatze nicht herumstreunen lassen, sie nicht mit rohem Fleisch füttern und niemals selbst das Katzenklo säubern. Auch die Katzenstreu sollte jemand anderer möglichst häufig erneuern.

Welche Gefahr geht von einer Infektion mit Parvoviren aus?
Die Infektionsrate mit Ringelröteln (Parvoviren) bei Frauen im fruchtbaren Alter liegt mit etwa 60 Prozent deutlich niedriger als die mit Röteln (85–90 Prozent). Da Frauen also vor der Schwangerschaft im Durchschnitt seltener Ringelröteln bekommen, ist das Risiko einer Erstinfektion während der Schwangerschaft entsprechend höher. Immerhin jeder dritte Fötus ist bei einer Infektion der Mutter ebenfalls betroffen. In etwa jedem zehnten Fall kommt es zu Komplikationen wie Fehlgeburten, schwere Anämien, Flüssigkeitsansammlung im Körper des Fötus (Hydrops fetalis) oder sogar dessen Tod. Durch Nachweis spezifischer IgG-Antikörper im Blut der Frau lassen sich eine frühere Infektion und die damit einhergehende Immunität gegen eine erneute Infektion belegen.

Was sollten Paare zum Thema Varizellen wissen?
Dabei geht es um Gefahren einer Infektion mit Wind- beziehungsweise Wasserpocken. Auf bis zu 10 Prozent schätzen Experten den Anteil der Frauen, die ohne Immunschutz gegen Varizellen in die Schwangerschaft gehen. Eine Infektion während der Schwangerschaft gefährdet Mutter und Fötus. Windpocken verlaufen bei Schwangeren häufig schwerer, Lungenentzündungen sind keine Seltenheit. Fängt sich die Schwangere das Virus in den ersten drei bis sechs Schwangerschafts-

monaten ein, kann auch der Fötus Windpocken und in der Folge Haut-schäden und Missbildungen bis hin zu Mehrfachorganschäden davon-tragen. Ereignet sich die Infektion kurz vor der Entbindung, kann die Krankheit beim Neugeborenen sehr schwer, oft sogar tödlich verlaufen.

*

Isabella und ich schauen uns kurz an, nicken uns dann zu. Isabella unterschreibt, Dr. Brandner macht eine Kopie für uns.

Dann greift sie wieder in ihre Mappe und zieht den nächsten Bogen heraus: »Kostenplan Hepatitis B und C und HIV-Unter-suchung«. Zum genauen Lesen bleibt bei diesem Tempo keine Zeit, doch ich erhasche immerhin die Information, dass der Gemeinsame Bundesausschuss für beide Partner einen negativen HIV-Test sowie für die Frau einen ausreichenden Schutz gegen Röteln vorschreibt. Dagegen ist die Untersuchung auf Hepatitis B und C freiwillig[20] – und immerhin zahlt die Kasse 50 Prozent des Hepatitis-B-Tests.

*

Was verbirgt sich hinter der Hepatitis-Untersuchung?
Gegen die Ansteckung mit dem Hepatitis-C-Virus ist, anders als bei den Typen A und B, keine Vorsorgeimpfung möglich. Heute ist allerdings

---

20   Seitdem hat sich die Rechtslage leider geändert. Laut Richtlinie 2004/23/EG des Europäischen Parlaments, der sogenannten Geweberichtlinie, müssen sich Patienten vor jeder Behandlung auf eine Infektion mit Hepatitis-B/C- sowie HI-Viren untersuchen lassen. Der Volltext der Richtlinie lässt sich unter eur-lex.europa.eu nachschlagen, indem man bei der Suchfunktion »Suche nach CELEX-Nummer« die Nummer 32004L0023 eingibt. Am 20. Juli 2007 wurde die EU-Gewebe-richtlinie vom Bundestag in Form des Gesetzes über Qualität und Sicherheit von menschlichen Geweben und Zellen (Gewebegesetz) in deutsches Recht umgesetzt. Am 5. April 2008 erließ das Bundesgesundheitsministerium dazu eine Verordnung. Diese verpflichtet Ärzte unter anderem dazu, IVF-Patienten nicht nur zu Beginn einer Behandlung auf HIV sowie Hepatitis B und C zu testen, sondern zusätzlich zum Zeitpunkt der Gewebeentnahme – also frühestens sieben Tage vor der Follikelpunktion beziehungsweise Samengewinnung. Die Kosten für diesen zweiten Test (pro Person ab etwa 60 Euro) müssen gesetzlich Versicherte aus eigener Tasche zahlen. Sie sollten die Rechnung dennoch ihrer Kasse vorlegen, um wenigstens die Hälfte der Kosten erstattet zu bekommen. Ein Anspruch darauf besteht jedoch nicht.

bekannt, dass die Ansteckung nur durch direkten Blutkontakt möglich ist. Seriöse Quellen sprechen von einem Ansteckungsrisiko von 2 Prozent bei sexuellen Kontakten. Anstecken kann man sich jedoch auch beim Tätowieren, Piercen oder Ohrlochstechen. Ebenso sollte man nicht die Nassrasierer oder Zahnbürsten anderer Menschen benutzen, da sich auf ihnen Blutreste befinden können.

Auch das Hepatitis-B-Virus wird auf dem Blutweg beziehungsweise durch Sexualkontakt übertragen. Gefährdet sind vor allem Personen mit häufig wechselnden Sexualpartnern, Drogenabhängige, Menschen, die ihre Immunreaktionen mit Medikamenten unterdrücken, beispielsweise eine Leber- oder Nierentransplantation hinter sich haben, oder in Risikoberufen (etwa als Arzt oder Pfleger) arbeiten.

Kinder, die während der Schwangerschaft oder Geburt mit Hepatitis-B-Viren angesteckt werden, weisen in der Regel später keine Krankheitssymptome auf, leiden jedoch in seltenen Fällen unter chronischer Hepatitis, die zu Leberzirrhose oder Leberkrebs führen kann und zuweilen tödlich endet.

Fazit: Wird eine Hepatitis-B- oder -C-Infektion entdeckt, sollte diese dringend vor einer Kinderwunschbehandlung von einem internistischen Leberspezialisten (Hepatologen) abgeklärt und behandelt werden, da eine durch Viren verursachte Leberentzündung auf den Partner und/oder das Kind übertragen werden kann.

*

Wieder geht mein Blick auf die Zahl unter dem Strich: Die Untersuchung auf Hepatitis B und C kostet 94,70 Euro, auf HIV 20,11 Euro, insgesamt also 114,81 Euro. Pro Nase, versteht sich. Wieder ein Blick zu Isabella, Nicken. Alles klar, das machen wir. Was sollen wir auch tun?

»Nachher nehmen wir Ihnen beiden Blut ab und geben die anderen Tests in Auftrag«, drückt Dr. Brandner aufs Tempo. »Dann können wir nächstes Mal schon über konkrete Schritte nachdenken.«

Wir stimmen zu. Irgendwie lassen wir uns von dem Gefühl anstecken, dass die Zeit drängt. Okay, wo ist der nächste Bogen? Ein Griff, schon liegt er vor uns.

»Aufklärungsbogen Echovist« steht ganz oben. In der Mitte sind Eileiter abgebildet, in die ein Schlauch eingeführt wird. Jetzt geht's los. Ich atme tief durch. Solange kein Blut zu sehen ist, schaffe ich das schon.

»Wir überprüfen bei allen Patientinnen mit unerfülltem Kinderwunsch routinemäßig per Ultraschall, ob ihre Eileiter durchlässig sind.«

Wenn ich Dr. Brandner richtig verstehe, wird dabei über einen Kunststoffschlauch ein Kontrastmittel in die Gebärmutterhöhle geleitet, das – bei durchlässigen Eileitern – einfach in die Bauchhöhle abfließt.[21]

»Dafür kommen Sie einfach in ein paar Tagen vorbei, Frau Eigner. Tut auch nicht weh.«

Isabella zückt ihren Kalender und sucht schon mal einen freien Tag, doch viel Zeit bleibt ihr nicht. Schon geht es weiter. Die »Richtlinien künstliche Befruchtung«, die uns die göttliche Doro lässig über den Schreibtisch wirft, sollen wir einfach nur in die Tasche stecken.

»Das lesen Sie sich am besten zu Hause durch. Bringen Sie den Bogen nächstes Mal unterschrieben mit«, sagt sie.

Wir kommen uns vor, als ob wir schon mittendrin steckten in der Behandlung. Für Dr. Brandner sind das nur Formalitäten, zeitraubender Verwaltungskram. Doch wir fühlen uns von ihrem Tempo überfordert. Immerhin bekommen wir die Chance, uns zu Hause alles durchzulesen, bevor wir unterschreiben.

---

21 Im Januar 2011 stellte der Pharmakonzern Bayer Produktion und Vertrieb der Präparate Echovist 200 und 300 aus betriebswirtschaftlichen Gründen ein. Da es in Deutschland keine alternativen Kontrastmittel für eine Hysterosalpingo-Kontrastsonografie gab, riet Bayer damals betroffenen Patientinnen, stattdessen künftig eine Röntgenuntersuchung, Bauchspiegelung (Laparoskopie) oder ein MRT durchführen zu lassen – also Untersuchungen, die mit ungleich höherem Aufwand und zum Teil auch höheren Risiken verbunden sind.

Isabella brennt aber etwas ganz anderes unter den Nägeln: »Ich hatte schon mal eine Zyste am Eierstock, die 1993 entfernt wurde. Als mir 2004 die Gallenblase herausgenommen wurde, hat der Arzt Verwachsungen im Bauchraum festgestellt. Können die verhindern, dass ich schwanger werde?«

»Das muss ich mir genauer anschauen«, sagt Dr. Brandner und bittet Isabella zu einer Nische, in der sich ein gynäkologischer Stuhl befindet. Isabella zieht sich aus und legt sich auf den Stuhl.

»Kommen Sie ruhig mit dazu«, fordert mich die Ärztin mit einer Handbewegung auf. Dann untersucht sie Isabellas Unterleib mit einer Ultraschallsonde, zeigt dabei ständig auf den Bildschirm und redet unablässig auf sie ein. Isabella ist das Unwohlsein deutlich anzumerken. Ich verlasse die Nische und setze mich wieder hin.

»Sieht gut aus. Sie können sich jetzt wieder anziehen«, höre ich Dr. Brandner kurz darauf sagen. Dann erscheinen sie und Isabella wieder im Zimmer.

Die göttliche Doro hält uns jetzt einen Vortrag über die Produktion weiblicher Eizellen, ihre Befruchtung, Einnistung – und Störungen dieses wunderbar eingerichteten Vorgangs. Irgendwann lässt sie beiläufig das Wort »Endometriose« fallen und erwähnt, dass auch sie unserem Kinderwunsch im Weg stehen könnte. Keine Ahnung, wie sie das aus den alten OP-Berichten herauslesen kann, die Isabella mitgebracht und ihr gezeigt hat. Beim Wort »Endometriose« verschlägt es Isabella jedoch kurzzeitig die Sprache. Als sie sich kurz darauf wieder gesammelt hat, sehe ich, wie sie gern einhaken würde, um noch einmal auf das Thema zurückzukommen.[22]

Doch die göttliche Doro ist längst bei ihrer Conclusio angelangt, den vielfältigen Segnungen künstlicher Befruchtung. Sie fasst ihre

---

[22] Dieser Punkt und die möglichen Konsequenzen für Isabellas Fruchtbarkeit bereiteten uns in der Folge einiges Kopfzerbrechen, doch immer, wenn wir das Thema ansprachen, hieß es, dass der Bauchraum eigentlich gut aussehe.

Ausführungen in einem Satz zusammen: »Machen Sie sich keine Sorgen – wir kriegen Sie schon schwanger.«

Dann folgt eine Kunstpause.

Wenn sie wüsste, wie gut das tut. Wahrscheinlich weiß sie es. Und wir? Wir wollen ihr glauben und wenn wir ihr als Dank für ein Kind unsere Seele verkaufen müssten – wir würden zumindest darüber nachdenken.

Dr. Brandner will sofort anfangen. Sie lässt sich die Daten von Isabellas aktuellem Zyklus geben und hätte am liebsten, dass wir gleich eine Insemination ins Auge fassen. Doch der Zyklustag passt nicht. Wir bekommen einen neuen Termin und den lapidaren Hinweis, ab sofort so oft wie möglich miteinander zu schlafen.

Wir wanken atemlos aus dem Zimmer, lassen uns Blut für die Tests abzapfen und fahren mit dem Lift nach unten. Ich fühle mich ausgelaugt wie nach zehn Kilometern Jogging – doch eine Pause ist nicht vorgesehen. Auf uns beide wartet ein Arbeitstag.

»Lass uns heute Abend über alles reden«, sagt Isabella, als wir uns verabschieden.

*

Warum können Frauen nur an bestimmten Tagen schwanger werden?
Im Körper einer Frau finden periodische Veränderungen statt mit dem Ziel, immer wieder optimale Bedingungen für eine Schwangerschaft herzustellen. Dies gilt vor allem für die Beschaffenheit der Gebärmutterschleimhaut (Endometrium), in die sich eine befruchtete Eizelle einnisten soll.

Nun wäre es am einfachsten, wenn dieser optimale Zustand dauerhaft herrschte. Die Frau hätte pausenlos ihre fruchtbaren Tage, könnte jederzeit schwanger werden. Doch in der Natur läuft es nun mal anders. So wie alles Organische heranwächst und wieder verfällt, kann auch der weibliche Körper die Bedingungen für eine Schwangerschaft nur

für eine begrenzte Zeitspanne herstellen und muss danach wieder neu
»Anlauf nehmen«. Dieser etwa einen Monat dauernde Kreislauf wird als
Menstruationszyklus bezeichnet.

Was ist das Prinzip des weiblichen Zyklus?

Im paarig angelegten Eierstock (Ovarien) reift unter fünf bis 15
Kandidaten ein dominantes Eibläschen (Follikel) heran, das bis zu 25
Millimeter groß werden kann und eine Eizelle enthält. Gleichzeitig baut
sich die Gebärmutterschleimhaut so auf, dass die Eizelle sich nach
einer Befruchtung darin einnisten kann. Erfolgt keine Befruchtung, wird
die oberste Schicht der Schleimhaut (Funktionalis) abgestoßen.

Dieser Zyklus wiederholt sich circa 30 Jahre lang – von der
ersten Regelblutung bis zu den Wechseljahren. Er dauert von Frau
zu Frau unterschiedlich lang, meist aber zwischen 25 und 35 Tagen.
Auch bei ein und derselben Frau kann die Länge des Zyklus erheblich schwanken. Rechnerisch beginnt der Zyklus am ersten Tag einer
Monatsblutung und endet am Tag vor Beginn der nächsten Monatsblutung. Man teilt ihn in verschiedene Phasen ein, die sich am Zustand
der Gebärmutterschleimhaut orientieren.

Welche Phasen werden während des weiblichen Zyklus unterschieden?

In der *Menstruations- oder Blutungsphase* (Tag 1 bis 4) löst sich die
oberste Schicht der Gebärmutterschleimhaut (Funktionalis) ab.
Die Muskulatur der Gebärmutter unterstützt diesen Vorgang durch
Kontraktionen. Die abgelösten Teile der Funktionalis mischen sich mit
Blut und werden durch die Scheide abtransportiert.

Etwa zwischen Tag 5 und 14 folgt die *Aufbauphase*. In dieser Zeit
bildet sich die Funktionalis neu. Der Gebärmutterhals (Zervix) öffnet
sich einige Millimeter und sondert einen Schleim ab, der das Eindringen
der Spermien erleichtert. Diese Prozesse werden durch Östrogene gesteuert, die das Eibläschen im Eierstock ausschüttet und die über die
Blutbahn an den Ort ihrer Bestimmung gelangen. Um den Tag 14 erreicht der Östrogenspiegel im Blut einen Wert, aufgrund dessen die

Hirnanhangdrüse (Hypophyse) die Ausschüttung des luteinisierenden Hormons (LH) ankurbelt.

Der deutliche Anstieg des LH-Spiegels (LH-Peak) löst etwa in der Mitte des Zyklus den Eisprung (Ovulation) aus. Der dominante Follikel wandert zur Oberfläche des Eierstocks, wo er von außen als Wölbung erkennbar ist. Schließlich platzt die Follikelhülle und mit ihrem wässrigen Inhalt ergießt sich die Eizelle in den Tubentrichter eines der Eileiter. Dieser hat sich kurz zuvor wie ein Saugnapf auf die gewölbte Stelle des Eierstocks gestülpt. Die dritte Phase – die *Sekretions- oder Gelbkörperphase* – beginnt. Sie dauert etwa von Tag 15 bis 28. Aus den Resten des im Eierstock zurückbleibenden Follikels entsteht der Gelbkörper. Dieser gibt das Hormon Progesteron ab, das die Gebärmutterschleimhaut auf die bevorstehende Einnistung eines Embryos vorbereitet und für den späteren Erhalt der Schwangerschaft verantwortlich ist.

Kommt es nicht zu einer Befruchtung, bildet sich der Gelbkörper zurück und produziert kein Progesteron mehr. Daraufhin ziehen sich die Arterien der Gebärmutterschleimhaut zusammen. Die Durchblutung der obersten Schicht nimmt stark ab, es kommt zu einem örtlichen Sauerstoffmangel (Ischämie). Dieser führt innerhalb kurzer Zeit zum Absterben der Funktionalis und der Zyklus beginnt von vorn. Folgerichtig wird diese vierte Phase des weiblichen Zyklus auch *Ischämiephase oder Phase des Sauerstoffmangels* genannt.

*

DONNERSTAG, 4. MAI 2006

»Meine Eierstöcke sind durchlässig.«

Isabella ist am Telefon. Heute Morgen war sie zur Untersuchung bei Dr. Brandner.

»Super, und wie geht es jetzt weiter?«

»Sie will, dass wir in diesem Zyklus Sex auf Kommando haben.«

»Wie stellt sie sich das vor? Ruft sie uns an und sagt, dass wir sofort miteinander schlafen müssen?«

»Quatschkopf! Mein Eisprung wird mit einem Medikament ausgelöst und dann haben wir zwei, drei Tage lang gute Chancen.«

SONNTAG, 7. MAI 2006

Wieder schauen wir uns zwei Wohnungen an. Mittlerweile kennen wir ein paar der Leute, die offenbar eine ähnliche Wohnung suchen. Langsam werden uns zudem ein paar Dinge klar. Ein Aufzug im Haus macht höher gelegene Wohnungen mit Dachterrasse gut und gern um 30.000 Euro teurer. Eine der Wohnungen liegt im fünften Stock, also eigentlich zu weit oben. Wir schauen sie uns trotzdem an, da sie einen ausladenden Balkon hat und das Haus einen Aufzug. Der Balkon ist grandios, auch wenn der Blick an der Verladerampe eines Supermarktes hängen bleibt.

»Schau mal, wie niedrig hier die Brüstung ist, genau wie bei den Fenstern drinnen. Das ist mit Kind doch viel zu gefährlich«, sagt Isabella.

»Aber wir haben doch noch gar kein Kind.«

»Aber wir wollen doch eins.«

Hätte, wenn und aber. Wenn wir jetzt eine Wohnung kaufen würden, die völlig ungeeignet für Kinder ist, müsste Isabella nach Murphys Gesetz eigentlich sofort schwanger werden.

MONTAG, 15. MAI 2006

Auf Anraten von Frau Dr. Brandner haben wir vor ein paar Tagen einen Versuch der »Zyklusoptimierung« gestartet. Dabei wird der natürliche Zyklus der Frau ärztlich überwacht – zum einen mittels Ultraschall, zum anderen durch Checks der Hormonwerte. Steuert die Frau auf den Eisprung zu, wird dieser mit dem Hormon hCG künstlich ausgelöst. Da der Eisprung etwa 36 Stunden nach der Spritze erfolgt, weiß man genau, wann die Chance auf eine Befruchtung am höchsten ist.

Schließlich bekam Isabella heute Vormittag ein hCG-Mittel namens Choragon 5000 gespritzt. Mit der Empfehlung, ab sofort möglichst oft miteinander zu schlafen, wurden wir anschließend nach Hause geschickt. In Doros Sprache heißt das »zeitoptimierter Geschlechtsverkehr«. Wenigstens muss Isabella sich nicht mehr jeden zweiten Tag unter einem Vorwand aus der Redaktion loseisen und zum Arzt gehen.

Wir haben das Gefühl, unser Problem endlich anzupacken.

*

Was bringt es, den Eisprung hormonell auszulösen?

Bei einer Kinderwunschbehandlung ist es wichtig, den Zeitpunkt des Eisprungs (Ovulation) der Frau exakt zu kennen. Deshalb wird er künstlich ausgelöst. Was sonst das natürliche Hormon LH erledigt, geschieht nun dadurch, dass der Arzt der Frau das Hormon humanes Choriongonadotropin (hCG) injiziert, das unter anderem die Präparate Choragon und Predalon enthalten. Ohne hCG ließe sich der Zeitpunkt des Eisprungs, und damit die Zeitspanne einer möglichen Befruchtung, nicht ausreichend eingrenzen.

Bei einer IVF oder ICSI – also der Befruchtung außerhalb des Körpers – ist das Auslösen des Eisprungs wichtig, um die Eizellen zum richtigen Zeitpunkt mit einer Kanüle aus den Follikelbläschen herausholen zu können (Follikelpunktion). Die Eizellen haben sich zu diesem Zeitpunkt durch die hCG-Gabe von der Follikelwand gelöst, schwimmen lose in der Flüssigkeit und würden als Nächstes aus ihrer Hülle herausspringen – wenn sie nicht rechtzeitig abpunktiert würden.

*

MITTWOCH, 17. MAI 2006

Wie jeden Morgen kommt Isabella aus dem Bad zurück ins Schlafzimmer, während ich gerade aufwache. Wie jeden Morgen legt sie sich, frisch nach Duschbad und Deo duftend, zu mir. Wie eine zähe Flüssigkeit sickert die Realität in meine Hirnwindungen und verscheucht die Träume. Ein Gedanke drängt an die Oberfläche. Heute war doch was. Dann fällt es mir ein: Wir haben eine Aufgabe zu erledigen.

Wir schauen uns verlegen an: Miteinander schlafen auf Bestellung – wie soll das gehen? Wer fängt an – und womit?

»Wir machen das doch sonst auch gern, oder?«, fragt Isabella mich sanft.

»Ja, klar«, antworte ich schlaftrunken.

»Dann soll es jetzt nicht zum Problem werden«, flüstert sie und lässt ihre Hand unter die Decke gleiten.

Wir blenden den Hintergrund dieser Aktion aus, so gut es geht, auch wenn ein professioneller Touch bleibt. Wie viel Vertrauen zueinander man doch braucht, um so etwas veranstalten zu können. Es ist ja nicht so, dass einem der Arzt nur grünes Licht für etwas gibt, was man ohnehin die ganze Zeit tut. Man muss »es« eben nicht irgendwann machen, sondern zu einer bestimmten Uhrzeit erledigen – wie einen Auftrag. Sex nach der Uhr. Gestern Abend, heute Morgen, heute Abend wieder.

Würden wir uns nicht schon seit neun Jahren kennen – an dieser Stelle wäre unsere Mission vom Scheitern bedroht. So aber spüre ich kaum einen Unterschied zu sonst.

Ich hoffe sehr, dass meine Spermien einen guten Tag erwischt haben.

*

Unter welchen Bedingungen ist eine Befruchtung möglich?
Zunächst muss beim vaginalen Geschlechtsverkehr Sperma in die Scheide gelangen. Im Sperma müssen sich Spermien befinden, von denen sich zudem ausreichend viele vorwärtsbewegen können. Im weiblichen Genitaltrakt müssen die Spermien außerdem von ihrem Überzug aus Glykoproteinen befreit und Eiweiße in ihrem Inneren aktiviert werden (Kapazitation). Dieser biochemische Umbau wird

durch das Sekret des Gebärmutterhalses begünstigt. Erst durch die Kapazitation wird ein Spermium in die Lage versetzt, in die Eizelle einzudringen. Zudem müssen ausreichend viele Spermien einen der beiden Eileiter erreichen, denn in der Scheide herrscht ein derart saures Milieu, dass der größte Teil zugrunde geht. Schließlich muss sich in einem der Eileiter eine befruchtungsfähige Eizelle befinden. Dies ist dann der Fall, wenn die Frau in den zurückliegenden 24 Stunden einen Eisprung hatte. Falls nicht, können die Spermien bis zu vier Tage lang »warten«. Kommt in dieser Zeit eine Eizelle in ihre Nähe, »wittern« sie diese und steuern zielgerichtet auf sie zu.[23]

Wie funktioniert die Befruchtung selbst?

Die Spermien, die es bis zur Eizelle geschafft haben, müssen dort mehrere Hürden überwinden. Die Eizelle ist von einer lockeren Wolke aus Zellen umgeben, die noch aus dem Follikel stammen (Corona radiata, Kumulushülle). Diese Wolke stellt kein Hindernis für Spermien dar – manche Forscher sprechen sogar davon, dass sie aufgrund ihrer Struktur Spermien einfängt. Ein anderes Kaliber ist die darunterliegende Glashaut der Eizelle (Zona pellucida). Sie besteht aus Glykoproteinen,

---

23 Noch ist nicht restlos geklärt, wie dieses »Wittern« funktioniert. Ging man früher davon aus, dass die aktiven Spermien sich auf den Weg zur passiven Eizelle machen, weiß man heute, dass es sich nicht um einen »Dornröscheneffekt« (mutiger Prinz schlägt sich ganz allein durch und küsst Königstochter wach) handelt, sondern dass Kontraktionen der Gebärmutter eine entscheidende Rolle spielen – zumindest für den ersten Teil des Weges. Erst zum Ende hin bewegen sich die Spermien aktiv auf die Eizelle zu. Doch woher wissen sie, wohin sie schwimmen müssen? Die Rede ist oft von den Einflüssen vor. Temperaturunterschieden, vom pH-Wert sowie von bestimmten Lockstoffen. So glaubt der Bochumer Forscher Hanns Hatt, dass es speziell der Duftstoff Bourgeonal – Maiglöckchenduft – sei, den Spermien quasi »riechen« könnten (Hanns Hatt, Regine Dee: »Das Maiglöckchen-Phänomen«. Alles über das Riechen und wie es unser Leben bestimmt«, Piper 2008). Dieser Darstellung traten Mitarbeiter des Bonner Forschungszentrums caesar im Jahr 2011 mit eigenen Untersuchungsergebnissen entgegen: Spermien könnten demnach mitnichten riechen. Vielmehr nutzten sie ein molekulares Navigationsgerät in Gestalt des weiblichen Sexualhormons Progesteron. Dieses werde von den Kumuluszellen, die die Eizelle umgeben, freigesetzt und lege eine Fährte. Vor allem aber habe Progesteron die Fähigkeit, am Schwanzstück der Spermien befindliche Ionenkanäle zu öffnen und durch diese Kalzium in deren Inneres abzugeben. Das wiederum veranlasse die Spermien, schneller zu schwimmen. Außerdem würde das Progesteron in unmittelbarer Nähe der Eizelle in den Spermien einen »Turbo« zünden, sodass sie letzte Kraftreserven mobilisierten (Timo Strünker et. al.: »The CatSper channel mediates progesterone-induced Ca2+ influx in human sperm«, in: »Nature« 471 (17.03.2011), S. 382–386).

die es einem einzigen auftreffenden Spermium ermöglichen, mithilfe von Enzymen, die sich in seiner Kappe (Akrosom) befinden, die Glashaut punktuell aufzulösen und seine Plasmamembran mit der der Eizelle zu verschmelzen. Eine solche Akrosomreaktion dauert rund 20 Minuten. Ist sie abgeschlossen, gibt dieses eine Spermium seine Erbinformationen in das Innere der Eizelle ab. Schon während des Andockens hat die Eizelle den Zugang für andere Spermien dichtgemacht, indem sie unter anderem ihre elektrische Ladung von negativ nach positiv geändert und eine Kalziumhülle gebildet hat. So verhindert die Eizelle das Eindringen mehrerer Spermien (Polyspermie), in dessen Folge sie sich abnormal entwickeln würde.

In der Eizelle sind nach 16 bis 20 Stunden ein männlicher und ein weiblicher Vorkern nachweisbar, die sich anschließend zu einem vollständigen Chromosomensatz vereinigen. Damit hat sich eine befruchtete Zelle (Zygote) gebildet, die das Erbgut beider Elternteile in sich trägt und sich zu einem Embryo weiterentwickeln kann.

*

DONNERSTAG, 18. MAI 2006

Isabella war heute Morgen vor der Arbeit allein bei Frau Dr. Brandner. Für den Fall, dass unsere Sportstunden zu einer Schwangerschaft geführt haben, heißt es nun, die Einnistung des Embryos zu unterstützen. Die Ärztin gab ihr ein Rezept für ein Hormonpräparat, das genau dies bewirken soll. Vielleicht sind wir ja zu Beginn der Fußball-WM schon schwanger? Dann, liebe Leute, werde ich vier Wochen lang durchfeiern, jedes Spiel anschauen, die Arbeit schwänzen und mich nie wieder über irgendetwas beschweren!

FREITAG, 19. MAI 2006

Ab sofort muss sich Isabella jeden Tag ein Scheidengel verabreichen. Das darin enthaltene Sexualhormon Progesteron soll das

Einnisten der befruchteten Eizelle in der Gebärmutterschleimhaut unterstützen.

Ich glaube einfach nicht, dass es so schnell geklappt hat. Aber Hoffen muss erlaubt sein.

SAMSTAG, 20. MAI 2006, Marbach am Neckar

Mein Studienfreund Wolfi heiratet seine hochschwangere Andrea – die Feier steigt in einem hübschen Landgasthof am Neckar. Heute Morgen rasten wir mit dem Auto von Berlin nach Stuttgart, wo um 14 Uhr die Trauung stattfand. Wir waren zu früh an der Kirche und blieben erst einmal am Straßenrand im Auto sitzen – gerade in dem Moment, als weiter vorn Lena und Maik aus Hannover aus einem riesigen Familienvan stiegen und ihre drei Kinder aus den Sitzen befreiten.

Drei Kinder! Das war völlig an mir vorbeigegangen, kommt aber davon, wenn man alte Bekannte aus den Augen verliert. Lena und Maik sind alte Freunde meiner ehemaligen Mitbewohnerin Fränze und waren früher oft in unserer WG zu Besuch, in der auch Wolfi verkehrte. Als Fränze und Wolfi sich irgendwann trennten und sich auch der gemeinsame Freundeskreis wieder entflocht, schafften es Lena und Maik, beiden die Treue zu halten.

Ich saß wie festgenagelt im Auto. Da merkt man erst, wie die Jahre vergehen. Was habe ich in dieser Zeit gemacht? Jedenfalls keine Kinder. Drei Kinder werde ich nie haben. Vielleicht nicht mal zwei. Wahrscheinlich gar keins. Wenn ich Freunde mit Kindern sehe, fühlt sich das an wie ein Abschied. Ein Abschied von Wünschen, Träumen, die noch vor Kurzem erfüllbar schienen. Ein Abschied von einem Leben, wie es die anderen führen.

SAMSTAG, 3. JUNI 2006, Berlin

Isabella hat ihre Periode bekommen. Unser erster Versuch war also ein Fehlschlag, doch die Enttäuschung hält sich in Grenzen. Sie ist kaum spürbar angesichts der größeren, alles beherrschenden

Angst davor, dass alle unsere Versuche zum Scheitern verurteilt sein könnten. Wie ein kleines Feuer, das mitten in einem großen Feuer entzündet wird. Das große Feuer frisst das kleine Feuer einfach auf und brennt weiter, als ob nichts wäre.

Wir fliegen übermorgen für eine Woche in die Toskana: abschalten, Atem holen.

FREITAG, 9. JUNI 2006, Piazza Boccaccio, Certaldo, Italien
Es ist kurz vor 18 Uhr. Seit fast einer Stunde sitzen wir am Rande des Marktplatzes auf Gartenstühlen aus Plastik und starren auf die Fassade der Pizzeria Boccaccio. Davor steht ein riesiger LCD-Fernseher, den sich der findige Besitzer bei einem Bekannten im Nachbarort ausgeliehen hat.

»Public Viewing« heißt das Stichwort. So nennen die Amerikaner das öffentliche Aufbahren eines Toten vor der Beerdigung. Ab sofort ist »Public Viewing« deutsch und bedeutet: gemeinsam zuschauen, wie wir Weltmeister werden.

Erst waren wir die einzigen Gäste, dann kamen ein paar Jungs hinzu und jetzt, kurz vor dem Anpfiff, herrscht dichtes Gedränge. Ungefähr 50 Leute reden durcheinander und gestikulieren wild, obwohl das Spiel noch gar nicht angefangen hat.

Die Hymnen sind verklungen. Die Fußball-WM geht los: Deutschland gegen Costa Rica. Kaum sind fünf Minuten vorbei, knallt Lahm von halb links den Ball in den rechten Winkel. Weltniveau! 1:0 für Deutschland. Der Padrone steht, Schürze vorm Bauch, zufrieden vor seinem Laden und verkauft Stangen aus Pizzateig und Gläser mit Chianti für 1,50 Euro.

Als ich wieder auf den Bildschirm schaue, schleicht sich ein Costa Ricaner hinter die deutsche Abwehr, bekommt den Ball und schiebt ihn an Lehmann vorbei ins Tor – 1:1.

»Costa Rica soll ein schönes Land sein«, sagt Isabella neben mir.
»Hm.«
»Tolle Natur und viele Tierarten.«

»Hm.«

»Okay, ich halt schon meinen Mund.«

Zum Glück trifft Klose. Zur Halbzeit steht es 2:1.

In der Pause lichten sich die Zuschauerreihen auf der Piazza. Die Nacht senkt sich herab. In der zweiten Halbzeit erhöht Klose auf 3:1, doch dann startet Costa Ricas gerissener Schleicher seinen zweiten Spaziergang durch die deutschen Reihen und verkürzt auf 3:2. Kurz vor Schluss stellt Frings mit einem Fernschuss den alten Abstand wieder her. Deutschland hat gewonnen – 4:2. Wir brechen auf.

Wieder in unserer Unterkunft, der Casa Chianti, will ich mir in aller Ruhe das Spiel unserer Gruppengegner Polen und Ecuador anschauen, doch der Fernseher kann weder Rai 1 noch Sky Sports empfangen. Porca miseria!

Was gäbe ich dafür, in meinem Wohnzimmer zu sitzen!

MONTAG, 12. JUNI 2006, Berlin

Seit zwei Tagen sind wir zurück in Berlin. Heute Morgen haben wir einen Termin bei Dr. Brandner. Wir erhalten jede Menge weiterer Aufklärungsbögen. Der erste trägt den Titel »Genetische und psychosoziale Beratung bei IVF und ICSI«. Darin geht es um das Risiko von Fehlbildungen (zum Beispiel von Herz, Geschlechtsorganen, zentralem Nervensystem, Augen) oder Anomalien der Erbträger bei Kindern, die außerhalb des weiblichen Körpers gezeugt wurden. Fazit: Eine eindeutige Aussage im Vergleich zu im Mutterleib gezeugten Kindern lässt sich nicht treffen, da die Anzahl der ICSI-Kinder insgesamt noch zu gering ist.[24]

---

24 Ob Kinder, die per ICSI gezeugt wurden, ein erhöhtes Fehlbildungsrisiko aufweisen, lässt sich auch nach heutigem Kenntnisstand nicht eindeutig beurteilen. Schwierig ist vor allem der Nachweis, dass eine Fehlbildung tatsächlich auf die ICSI zurückgeht und nicht etwa in der Fertilitätsstörung des Vaters begründet liegt. Es gibt Studien, die von einem erhöhten Risiko ausgehen – größer scheint mir allerdings die Zahl der Erhebungen, die keinen Zusammenhang zwischen ICSI und Fehlbildungsrisiko erkannten. Im Zweifelsfall kommt man wohl nicht umhin, sich Aufbau und Datenbasis jeder Studie genauer anzuschauen, um Schlüsse ziehen zu können.

Es folgt der Rat, vor einer ICSI die Familiengeschichte beider Partner zu checken – möglichst über drei Generationen: »Es sollte insbesondere nach Fehlgeburten, Totgeburten, Verwandten mit körperlichen oder geistigen Behinderungen und nach Familienmitgliedern mit Fruchtbarkeitsstörungen gefragt werden.«

Sei dies in einer der Familien vorgekommen, seien eine genetische Beratung und geeignete diagnostische Maßnahmen ratsam, da das Fehlbildungsrisiko für das Kind erhöht sein könne. Außerdem sei eine Chromosomenanalyse beim Mann sinnvoll, wenn eine Störung der Samenzellen bestehe – insbesondere dann, wenn deren Zahl massiv vermindert sei. Zur Erklärung heißt es, dass bei etwa 5 Prozent der Männer mit Störungen der Samenreifung eine Chromosomenveränderung diagnostiziert werde, die zu Fehlgeburten und Fehlbildungen führen könne.

Sollte die Chromosomenanalyse Veränderungen ans Licht bringen, sei im nächsten Schritt eine genetische Beratung erforderlich. Darin würde über Konsequenzen für eine Schwangerschaft informiert sowie Möglichkeiten der vorgeburtlichen Diagnostik erläutert.[25]

Auch Männer, bei denen für eine ICSI Samen aus Hoden oder Nebenhoden entnommen werden müsse, sollten demnach eine genetische Beratung in Anspruch nehmen und insbesondere die Erbanlage für eine zystische Fibrose (Mukoviszidose) untersuchen lassen. Außerdem könne man so Informationen darüber erhalten, ob man im Fall eines männlichen Nachkommen damit rechnen müsse, dass auch bei diesem die samenableitenden Wege beeinträchtigt sind oder sogar fehlen.

Anschließend wird uns mitgeteilt, dass Dr. Brandners Praxis diese Horrorszenarien nicht aus freien Stücken entwerfe, sondern dass dies der Gemeinsame Bundesausschuss in Punkt 16 seiner

---

25 Gemeint ist die Präimplantationsdiagnostik (PID), die bei künstlich gezeugten Embryonen seit 2011 auch in Deutschland in Grenzen erlaubt ist. Damit eine vorgeburtliche Diagnostik zulässig ist, muss bei mindestens einem Elternteil ein genetischer Defekt vorliegen.

»Richtlinien über künstliche Befruchtung« vom 1. Juli 2002 so vorschreibe. Demnach sei man verpflichtet, »auf das erhebliche Risiko von Fehlbildungen bei Kindern« hinzuweisen.[26]

Erhebliches Risiko? Wieso denn plötzlich doch?

Der Aufklärungsbogen bleibt die Antwort schuldig, teilt lediglich mit, dass man laut »(Muster-)Richtlinie zur Durchführung der assistierten Reproduktion« dazu verpflichtet sei, Paaren eine behandlungsunabhängige ärztliche Beratung zu empfehlen und auf die Möglichkeit einer psychosozialen Beratung hinzuweisen.[27]

Dann sollen wir ankreuzen, welche Beratungen und Untersuchungen wir wollen und welche nicht. Isabella lässt eine Chromosomenuntersuchung machen und bekommt dafür gleich Blut abgenommen. Der Rest muss erst mal warten.

Ich bin verloren zwischen »spezieller humangenetischer«, zusätzlicher »behandlungsunabhängiger ärztlicher« und »psychosozialer Beratung«. Deren Inhalte und Relevanz zu begreifen wird Zeit kosten.

Außerdem kann ich unmöglich drei Generationen checken. Das Problem fängt damit an, dass meine Eltern in den Nachkriegswirren zur Welt kamen und zu beiden Großvätern der Kontakt abbrach. Meine Großmütter sind inzwischen verstorben.

Fruchtbarkeitsstörungen? Ja, natürlich! Das war unser Lieblingsthema am sonntäglichen Kaffeetisch!

Drei Generationen checken. Sehr gut. Der Witz des Jahres!

Hätten wenigstens meine Eltern Geschwister! Dann wäre die Wahrscheinlichkeit größer, dass ich jemanden finde, der ebenfalls ungewollt kinderlos geblieben ist.

---

26 Die Richtlinien des Bundesausschusses der Ärzte und Krankenkassen für ärztliche Maßnahmen zur künstlichen Befruchtung (»Richtlinien über künstliche Befruchtung«) lassen sich von der Website des Gemeinsamen Bundesausschusses, www.g-ba.de, herunterladen (Suchbegriff »künstliche Befruchtung«).

27 Die »(Muster-)Richtlinie zur Durchführung der assistierten Reproduktion« steht in voller Länge auf der Website der Bundesärztekammer, www.bundesaerztekammer.de, unter »Richtlinien, Leitlinien, Empfehlungen«.

Wie hoch ist die Erfolgschance bei einer IVF?

Die Frage aller Fragen. Zunächst so viel: Wer denkt, dass man sich einfach so ein Kind »machen« lassen kann und es immer klappt, irrt gewaltig. Das Dilemma beginnt schon mit der Definition von »Erfolg«. Ziel des Reproduktionsmediziners ist es, Frauen zu einer Schwangerschaft zu verhelfen – nicht in erster Linie zu einem gesunden Baby.

Ist der Schwangerschaftstest nach einem Behandlungszyklus positiv oder nicht? Auf dieser Datenbasis geben viele IVF-Zentren ihre Erfolgsquote an – oft sogar, ohne Daten zum Verlauf der Schwangerschaft zu erheben. Nicht blenden lassen: Zentren mit hoher Quote arbeiten nicht unbedingt besser, sondern haben vielleicht nur besonders viele jüngere Frauen behandelt![28]

Laut Jahresbericht des Deutschen IVF-Registers (DIR) führten 2010 28,7 Prozent der Embryonentransfers – ungeachtet der Zahl jeweils transferierter Embryonen – zu einer klinischen Schwangerschaft[29]. Unterteilt nach Verfahren heißt das: 30 Prozent aller IVF-Transfers,

---

28 Oft ist in Statistiken von der »kumulativen Schwangerschaftsrate« die Rede. Sie gibt die Wahrscheinlichkeit an, nach mehreren Versuchen schwanger zu sein. Nun ist es leider nicht so, dass ein Paar mit einer Chance von – rechnen wir konservativ – 20 Prozent nach fünf IVF-Versuchen auf jeden Fall Erfolg hat (5 x 20 Prozent = 100 Prozent), denn gerechnet wird so: Von 100 Paaren mit 20-Prozent-Chance werden 20 beim ersten Versuch schwanger. Von den verbleibenden 80 Paaren schaffen es 20 Prozent – also 16 – beim zweiten Versuch. Bleiben 64 Paare, von denen – aufgerundet – 13 beim dritten Versuch Glück haben. Nach drei Versuchen sind damit 49 Paare schwanger (20 + 16 + 13), nach dem vierten Versuch – abgerundet – weitere 10, nach dem fünften noch einmal 8. Insgesamt sind also 67 Frauen schwanger. Die »kumulative Schwangerschaftsrate« nach fünf Versuchen liegt damit bei 67 Prozent. Das heißt nicht, dass nach vier Fehlversuchen die Chance beim fünften Versuch automatisch bei 67 Prozent liegt, sondern lediglich, dass laut Statistik nach fünf Versuchen 67 Prozent der Paare mit 20-Prozent-Chance wirklich schwanger sind.

29 Laut Definition der Weltgesundheitsorganisation (WHO) und des International Committee Monitoring Assisted Reproductive Technologies (ICMART) liegt eine klinische Schwangerschaft vor, wenn in der Gebärmutterschleimhaut ein Gestationssack (Fruchthülle) nachweisbar ist. Da es sich dabei jedoch auch um einen Pseudo-Gestationssack ohne Inhalt handeln kann, ist es nach Meinung vieler Experten sicherer, bis zum Nachweis der positiven Herzaktion, also des Herzschlags des Ungeborenen, zu warten. Denn erst daraus ließe sich schlussfolgern, dass es sich um eine intakte Schwangerschaft handelt. Diese Untersuchung erfolgt frühestens zu Beginn der siebten Schwangerschaftswoche per Ultraschall. Im Gegensatz zur klinischen ist eine biochemische Schwangerschaft bereits früher – aber weniger sicher – mittels eines Tests nachweisbar, der auf das Hormon hCG im Blut oder Urin anspricht.

29 Prozent der ICSI-Transfers, 26,5 Prozent aller Transfers nach einer Spermiengewinnung per TESE oder Kryo-TESE sowie 19 Prozent der Kryotransfers führten zu einer klinischen Schwangerschaft.[30]

Zum Vergleich: Die Chance, auf normale Weise durch ungeschützten Sex schwanger zu werden, liegt pro Zyklus bei 20 bis 25 Prozent – also in einer vergleichbaren Größenordnung. Nur dass man diese Chance automatisch jeden Monat aufs Neue hat und der Spaß nichts kostet.

In wie vielen Fällen führt die künstliche Befruchtung tatsächlich zur Geburt eines Kindes?

Für Paare ist die »Mission Kinderwunsch« natürlich noch nicht beendet, wenn der Schwangerschaftstest der Frau positiv ist. Sie wollen am Ende der Schwangerschaft ein gesundes Baby in ihren Armen halten. Deshalb hat die Reproduktionsmedizin den bizarren Begriff der Baby-Take-Home-Rate (BTHR) geprägt. Dieser Wert gibt an, wie oft sich der Kinderwunsch von Behandelten tatsächlich erfüllt.

Seit 1996 verzeichnete das Deutsche IVF-Register in Deutschland insgesamt 160.099 Geburten nach künstlicher Befruchtung. Vorangegangen waren insgesamt 1.006.226 Behandlungszyklen (Quelle: Jahresbericht 2010, S. 9). Dies entspricht einer Geburtenrate von 15,9 Prozent. Für das Jahr 2009 lag die Baby-Take-Home-Rate – also die Anzahl der Geburten pro Anzahl insgesamt durchgeführter Behandlungen – je nach Therapieverfahren bei 17 Prozent (IVF), 17,2 Prozent (ICSI), 21,3 Prozent (IVF/ICSI) sowie 10,8 Prozent (Kryotransfer), wobei dem IVF-Register für einen erheblichen Teil der Schwangerschaften zum Stichtag (noch) nicht gemeldet worden war, ob diese erfolgreich verlaufen waren. Folgt man dem DIR und legt für diese un-

---

30 Diese Informationen sind zu finden auf Seite 21 des Jahresberichts 2010 des Deutschen IVF-Registers, der unter www.deutsches-ivf-register.de heruntergeladen werden kann. Das DIR wird getragen von der Deutschen Gesellschaft für Gynäkologische Endokrinologie und Fortpflanzungsmedizin (DGGEF), dem Bundesverband Reproduktionsmedizinischer Zentren Deutschlands (BRZ) sowie der Deutschen Gesellschaft für Reproduktionsmedizin (DGRM).

klaren Fälle die wahrscheinliche Geburtenrate zugrunde, ergeben sich unterm Strich sogar Raten von 19,8 Prozent (IVF), 20 Prozent (ICSI), 23,6 Prozent (IVF/ICSI) sowie 12,4 Prozent (Kryotransfer).

Wovon hängt der Erfolg einer künstlichen Befruchtung ab?
Zum einen davon, ob sich Eizellen befruchten lassen und in der Nährlösung gut entwickeln. Zum anderen müssen sich ein oder mehrere so entstandene Embryonen in der Gebärmutter einnisten und bis zur Geburt weiterwachsen. Die Chance auf eine Schwangerschaft ist umso größer, je früher sich ein Paar mit unerfülltem Kinderwunsch untersuchen und mit der geeigneten Methode behandeln lässt. Patientinnen ab dem 38. Lebensjahr haben oft das Problem, dass ihre »ovarielle Reserve« nicht mehr ausreicht. In ihren Eierstöcken sind nicht mehr genügend oder keine hochwertigen Primordialfollikel mehr vorhanden, aus denen sich befruchtungsfähige Eizellen entwickeln können. Zudem steigt das Risiko einer Fehlgeburt ab diesem Alter rapide an – selbst dann, wenn die Frau noch viele Eizellen produziert.

*

DIENSTAG, 13. JUNI 2006
Heute blättere ich die restlichen Bögen durch, die uns Dr. Brandner gestern mitgegeben hat. Ich habe keinen Schimmer mehr warum. Der »Kostenplan Assisted Hatching Laser Selbstzahler«, der »Kostenplan Blastozystenkultur«, der »Kryo-Vertrag 2-PN-Stadien«, der »Kostenplan Kryozyklus Selbstzahler 1,5«, der »Kostenplan Spindleview Selbstzahler« und der »Kostenplan für die Polkörperdiagnostik (PKD)« haben es in sich.

Langsam kommt die Erinnerung. Soweit ich es verstanden habe, handelt es sich um Zusatzleistungen, die man bei einer künstlichen Befruchtung in Anspruch nehmen kann, aber nicht muss. Die gesetzlichen Kassen zahlen jedenfalls nichts. In der Reihenfolge der obigen Aufzählung würde uns der Spaß 276,86 Euro,

242,08 Euro, 489,74 Euro, 787,80 Euro, mindestens 199,60 Euro sowie mindestens 1109,15 Euro kosten.

Außerdem gab uns Frau Dr. Brandner gestern einen Behandlungsplan für drei ICSIs mit, den wir bei unseren Krankenkassen einreichen könnten. Moment mal! Wir sind weit davon entfernt, eine ICSI machen zu lassen. Trotzdem schauen wir uns den Plan an. In der Anlage findet sich wie immer eine Aufstellung der Kosten: Gesamtsumme Frau je Behandlungszyklus: 3320,11 Euro, Gesamtsumme Mann je Zyklus: 27,60 Euro.

Wie niedlich! Eine ICSI kostet für den Mann so viel wie zwei mittelpreisige CDs im Elektronikmarkt. Mit anderen Worten: Isabellas Anteil an der Behandlung ist rund 120-mal so groß wie meiner!

Allerdings übernimmt bei gesetzlich Versicherten jede Kasse nur die Behandlungskosten, die auf ihr Mitglied entfallen. Irgendwo habe ich gelesen, dass im Gegensatz dazu bei privat Krankenversicherten das »Verursacherprinzip« gilt. Da ich der »Verursacher« unserer Kinderlosigkeit bin, müsste in diesem Fall meine Kasse alles bezahlen. Andererseits habe ich noch nie gehört, dass eine Krankenkasse für Behandlungen zahlt, die an einer anderen Person vorgenommen werden. Das muss ich mir ein anderes Mal näher anschauen.[31]

Außerdem kann ich nicht glauben, dass es das »Verursacherprinzip« wirklich geben soll. Bei Scheidungen wird doch heute auch nicht mehr danach gefragt, wer schuld ist.

---

[31] An dieser Stelle nur so viel: Laut Bundesgerichtshof (BGH) muss bei privat versicherten Männern die Kasse auch die Behandlung der Frau bezahlen – sofern der Mann der »Verursacher« ist. Anders, so die Begründung, sei er nicht zu »heilen«. Die Rechtsprechung geht an dieser Stelle also auch davon aus, dass Unfruchtbarkeit eine Krankheit ist. Mehr dazu findet sich auf S. 154 f.

Was genau beinhalten die ergänzenden Verfahren im Rahmen einer künstlichen Befruchtung?

- Beim *Assisted Hatching* wird das Schlüpfen (Hatching) des Embryos aus der Eihülle künstlich unterstützt.

- Bei einer *Blastozystenkultur*[32] wird die Entwicklung der befruchteten Eizellen länger als üblich außerhalb des Körpers beobachtet, bevor sie der Frau eingesetzt werden.

- Mit der Unterschrift unter einen Kryo-Vertrag willigt man ein, dass nicht benötigte befruchtete Eizellen im Anfangsstadium (sogenannte 2-PN-Stadien) für etwaige künftige Behandlungen eingefroren (kryokonserviert) werden. Bei einem späteren *Kryotransfer* kann die Frau sich dann ein oder mehrere 2-PN-Stadien einsetzen lassen, die zu diesem Zweck vorher aufgetaut werden.

- Beim *Spindle View* kann die Meiosespindel in der Eizelle mithilfe computergestützter Mikroskopie und einer hochauflösenden Digitalkamera dargestellt werden. Die Spindel ist verantwortlich für die fehlerfreie Verteilung der Chromosomen während der Zellteilung.

- Die *Polkörperdiagnostik* ermöglicht eine genetische Untersuchung entnommener Eizellen noch vor Abschluss der Befruchtung.

*

MITTWOCH, 14. JUNI 2006, Berlin-Prenzlauer Berg

Wir machen in diesem Zyklus den nächsten Schritt. Die Behandlungsmethode nennt sich intrauterine Insemination. Dabei wird Isabella mein aufbereitetes Sperma am Tag des Eisprungs in die Gebärmutter gespült. Die Behandlung müssen wir selbst bezahlen,

---

32 Nicht zu verwechseln ist die Blastozysten*kultur* mit der Blastozysten*selektion*, die in anderen Ländern zugelassen ist. Letztere erlaubt eine Auslese am Tag fünf oder sechs sowie das Einsetzen des oder der besten Embryonen. In Deutschland dürfen Embryonen zwar außerhalb des Körpers der Frau bis zum Blastozystenstadium kultiviert werden – der Reproduktionsmediziner beziehungsweise Biologe darf zu diesem Zeitpunkt jedoch nicht mehr auf unterschiedliche Entwicklungen der maximal drei kultivierten Embryonen reagieren.

da wir noch nicht alle Bedingungen erfüllen, die die Krankenkasse an eine 50-prozentige Kostenübernahme knüpft.

Um den Eisprung auszulösen, bekommt Isabella heute Abend zwei Ampullen Choragon gespritzt, also 10.000 Internationale Einheiten (IE) des Hormons hCG. Nach der Arbeit muss sie deshalb noch zu Frau Dr. Brandner gehen, damit wir am Freitag die Insemination machen lassen können.

Außerdem spielt am Abend Deutschland gegen Polen. Wir sind bei Hans und Annette in Prenzlauer Berg zum gemeinsamen Fußballschauen eingeladen. Isabella will nach ihrem Arzttermin so schnell es geht mit der U-Bahn hinkommen.

Es herrscht eine schwere, duftende Sommerwärme. Nachdem ich endlich einen Parkplatz gefunden und mich an feiernden Fanhorden auf dem Gehweg vorbeigedrängelt habe, stehe ich im Garten und beäuge den neuen LCD-Fernseher, den mein alter Studienfreund und ehemaliger WG-Genosse Hans ins offene Wohnzimmerfenster gestellt hat.

Vor dem Spiel wird gegrillt. Nach und nach trudeln weitere Gäste ein. Die beiden Söhne der Gastgeber wuseln aufgeregt zwischen unseren Beinen herum. Der Große, vier Jahre alt, freut sich über den reichlichen Nachschub an Panini-Bildchen. Der Kleine ist vor wenigen Tagen zwei geworden und brabbelt fröhlich vor sich hin.

Kurz vor Spielbeginn kommt Isabella an. Sie sieht abgehetzt aus, ist aber auch erleichtert, dass sie den Tag jetzt fast überstanden hat.

»Alles klar, hab die Spritze bekommen«, flüstert sie in mein Ohr, als wir uns zur Begrüßung umarmen. Dann macht sie sich über kalte Steaks und den Rest des Nudelsalates her.

Deutschland drückt, die Polen mauern. Ich halte mich am Bier fest und versuche, Hans in den Spielpausen über den Verlauf der vergangenen Monate upzudaten. Wie ein Stürmer, der an der Grenze zur Abseitsfalle lauert, versuche ich dabei, eine bestimmte Linie nicht zu überschreiten. Prompt quält mich das schlechte Gewissen.

Halbzeitpause: Der Kleine muss ins Bett, was er mit Geschrei quittiert. Der Große darf das ganze Spiel sehen und schaut seinem Bruder würdevoll hinterher, als Annette ihn in die Wohnung zieht. Nach dem Wiederanpfiff dasselbe Bild: Deutschland rennt an. Die Zeit wird knapp. 90 Minuten sind vorbei, die Nachspielzeit läuft, da schickt Schneider auf rechts mit einem Steilpass Odonkor die Linie hinunter. Der rennt seinem Gegenspieler davon und flankt vors Tor, wo Neuville den Ball ins Netz stochert. Endlich: 1:0! Die Erlösung!

Seltsam ist nur: Bereits ein, zwei Sekunden vorher war in den umliegenden Wohnzimmern der Jubel ausgebrochen.

»DVB-T ist halt langsamer als analoges Kabel«, erklärt einer der Gäste mit wichtiger Miene.

Ich tue ihm nicht den Gefallen, wie ein Schüler nachzufragen.

»Warum das denn?«, fragt stattdessen ein anderer Gast.

Während des folgenden Monologs seilen wir uns ab. Langer Heimweg und so.

Vor den Cafés und Kneipen wird noch laut gefeiert. Mittendrin Kinder in Deutschland-Trikots, die das Spiel mit ihren Papas anschauen durften.

»Gut, dass wir nicht hier wohnen«, sagt Isabella. »Prenzlauer Berg hat die höchste Kinderdichte Europas. Ohne Kind wirst du hier wahrscheinlich verrückt.«[33]

DONNERSTAG, 15. JUNI 2006, Redaktion, Berlin

Mittagspause im Freien. Das schöne Wetter will ich zum ungestörten Lesen nutzen. Isabella hat's gut: Bei ihr gibt es noch den schönen Brauch des Betriebsausfluges. Heute sind sie an den Müggelsee gefahren.

---

33 Die Mütter in Prenzlauer Berg bringen nicht überdurchschnittlich viele Kinder zur Welt. Der Kinderreichtum des früheren Szene-Stadtbezirks liegt darin begründet, dass nach der Wende sehr viele junge Leute dorthin zogen und es nun ungewöhnlich viele Paare im Alter zwischen 25 und 45 Jahren gibt.

Gestern Abend nach dem Spiel hat mir Isabella zu Hause noch die Standpunkte der Kirchen zur künstlichen Befruchtung ausgedruckt. Sie will, dass ich sie mir zu Gemüte führe. Ich habe überhaupt keine Lust dazu, weil Isabella das Ganze schon vor ein paar Tagen am Bildschirm gelesen hatte und danach lange ratlos dasaß.

Andererseits bezeichnen wir uns beide als gläubige Menschen. Da liegt es nahe, in seiner Bedrängnis auch bei Gott Zuspruch zu suchen – oder eben bei der Kirche. Mir ist trotzdem nicht wohl dabei: Am Ende blasen wir noch das ganze Unternehmen ab, weil die Kirche was dagegen hat!

Es hilft nichts. Isabella will das Gefühl haben, dass ich mich ernsthaft an der Meinungsbildung beteilige und nicht nur warte, bis sie damit fertig ist.

Erst die Katholiken. Das ist wahrscheinlich ziemlich heftig.

Am 15. März 2002 gab der amtierende Oberhirte Karl Kardinal Lehmann im Rahmen der »Woche für das Leben«, einer gemeinsamen Initiative der Deutschen Bischofskonferenz und des Rates der Evangelischen Kirche, ein Statement ab mit dem Titel »Um Gottes Willen für den Menschen! Von Anfang an das Leben wählen statt auswählen«. Darin wettert er gegen Präimplantationsdiagnostik (PID) und embryonale Stammzellforschung. Erstmals in der Geschichte scheine es möglich, »dass der Mensch sich wie sein eigener Schöpfer aufführt und gebärdet«. Künstliche Befruchtungen, so Lehmann, würden derzeit zwar noch ausschließlich an Paaren mit unerfülltem Kinderwunsch vorgenommen. Doch der Kardinal wittert Böses. Die Pränataldiagnostik lässt er gerade noch durchgehen, da sie therapeutischen Zwecken diene. Dagegen sei die PID allein auf die Selektion menschlichen Lebens ausgerichtet. Kein Wort zum Schicksal Kinderlosigkeit oder zur IVF selbst. Sie scheint ihm nur eine Art Etappe auf dem Weg ins Verderben zu sein.

Isabella hat das anscheinend auch nicht gereicht. Aus dem Innersten der katholischen Dogmatik, der Kongregation für die

Glaubenslehre im Vatikan, stammt ein weiteres Dokument, die »Instruktion über die Achtung vor dem beginnenden menschlichen Leben und die Würde der Fortpflanzung« von 1987. Unterzeichner: Joseph Kardinal Ratzinger, Präfekt.

Zunächst begründet der Kardinal seine ablehnende Haltung mit folgenden Worten: »Diese Eingriffe [in die Fortpflanzung] sind nicht etwa deshalb abzulehnen, weil sie künstlich sind. Insofern zeigen sie die Möglichkeiten ärztlicher Kunst auf, aber man muss sie aus moralischer Sicht bewerten, indem man sie auf die Würde der menschlichen Person bezieht, die gerufen ist, die göttliche Berufung zum Geschenk der Liebe und zum Geschenk des Lebens zu verwirklichen.«

In meinen eigenen Worten: Künstliche Befruchtung ist nicht schlimm, weil sie künstlich ist, sondern weil sie aus moralischen Gründen abzulehnen ist. Das sehe ich völlig anders, aber weiter im Text.

Als grundlegenden Wert nennt Ratzinger »das Leben des menschlichen Wesens, das ins Dasein gerufen wird, und die Einzigartigkeit seiner Weitergabe in der Ehe«. Vom Augenblick der Empfängnis an müsse jedes menschliche Wesen »in absoluter Weise« geachtet werden, da es das Abbild des Schöpfers trage und seine Entstehung der Schöpfermacht Gottes bedürfe. »Niemand darf sich, unter keinen Umständen, das Recht anmaßen, ein unschuldiges menschliches Wesen direkt zu zerstören.« Es entspräche daher auch nicht der Moral, in vitro gezeugte, aber nicht in den Mutterleib übertragene und folglich überzählige Embryonen bewusst dem Tod auszusetzen. Das Einfrieren dieser Embryonen stelle demnach »eine Beleidigung der dem menschlichen Wesen geschuldeten Achtung dar«, selbst wenn es der Lebenserhaltung der Embryonen diene.

Mit Begriffen wie »Schöpfermacht« und »Beleidigung« kann ich wenig anfangen, doch ich nehme mir vor, bei Gelegenheit über das Einfrieren von Embryonen nachzudenken. Im Moment fasziniert mich die technische Möglichkeit mehr, als dass mich die moralischen Implikationen abschrecken würden. Schließlich kann ja gerade das Einfrieren dazu beitragen, dass weniger Embryonen weggeworfen werden.

Andererseits schafft die Kryokonservierung Raum für verzwickte Konstellationen: Würde etwa einer Frau ein Embryo eingesetzt, der vor vielen Jahren eingefroren wurde, könnte das daraus entstehende Kind, gemessen am Datum seiner Zeugung, älter sein als seine inzwischen geborenen Geschwister – obwohl die längst in die Schule gehen oder sogar selbst Kinder haben.[34]

Unterdessen nähert sich Ratzinger der konkreten Bewertung verschiedener In-vitro-Verfahren. Es ist nicht schwer zu erraten, was kommt: Mit der Praxis einer »gesteigerten Eizellbildung« und der Folge, überzählige Embryonen zu vernichten oder einzufrieren, mache sich der Mensch zum Herrn über Leben und Tod. Gänzlich »unannehmbar« seien »heterologe« Praktiken, an denen nicht nur ein Ehepaar beteiligt sei, sondern auch Eizell- oder Samenspender oder gar Ersatzmütter.

Mir ist nicht klar, ob dies für ihn einen Unterschied in seiner Bewertung der »homologen« künstlichen Befruchtung macht, an der ausschließlich die Ehepartner beteiligt sind. Implizit lehnt er diese ebenso ab: Die von Gott bestimmte Verbindung von liebender Vereinigung und Fortpflanzung dürfe der Mensch nicht eigenmächtig auflösen. Beide Aspekte wohnten nur dem »ehelichen Akt« inne und »die Fortpflanzung ist aus moralischer Sicht ihrer eigenen Vollkommenheit beraubt, wenn sie nicht als Frucht des ehelichen Aktes [...] angestrebt wird«.

---

34 Dies ist in der Praxis zwar die Ausnahme, aber durchaus nicht unmöglich. So gebar im Mai 2010 eine 42-jährige US-Amerikanerin einen Sohn, der aus einem fast 20 Jahre lang eingefrorenen Embryo herangewachsen war. Nur am Rande: Die Frau war mit dem Embryo nicht einmal genetisch verwandt, denn er war seinerzeit von einem anderen Paar nach dessen eigener Behandlung mit vier weiteren Embryonen gespendet worden. Zwei von diesen fünf hatten das Auftauen überlebt und waren der 42-Jährigen daraufhin eingesetzt worden.

Der Ursprung einer menschlichen Person sei das Ergebnis einer Schenkung durch Gott. Ein Retortenbaby sei dagegen nicht die Frucht der Liebe seiner Eltern, sondern werde zum »Objekt einer wissenschaftlichen Technologie« erniedrigt.

Das würde ja bedeuten, dass sich Kinderwunschpaare zwangsläufig zu Werkzeugen der Reproduktionsmedizin machten. Warum sollen IVF-Kinder nicht ebenfalls die Frucht der Liebe ihrer Eltern sein? Vielleicht sind sie das 1 000-mal mehr, als es viele ungeplante Kinder je sind! Man muss die IVF nicht befürworten – diffamieren sollte man sie aber auch nicht.

Für die Kirche jedenfalls ist die IVF als Eingriff in die Schöpfung unmoralisch und als Art der Fortpflanzung unvollkommen. Immerhin, erfahre ich zum Abschluss, solle man jedes IVF-Kind, das auf die Welt kommt, »als lebendiges Geschenk der göttlichen Güte annehmen und mit Liebe aufziehen«.

Mal schauen, was die Protestanten so sagen.

Bereits von der Berliner EKD-Synode 1987 stammt »Zur Achtung vor dem Leben – Maßstäbe für Gentechnik und Fortpflanzungsmedizin«. Gleich zu Beginn stoße ich auf Begriffe wie »Eigendynamik«, »Machbarkeitsglaube« und »kommerzielle Interessen«, die ahnen lassen, dass auch hier wenig Verständnis zu erwarten ist. Als ob wir die »Würde des Menschen« bewusst mit Füßen treten wollten! Klar richtet sich der Text an Entscheider, an Politiker und Wirtschaftsbosse – er appelliert aber auch an alle Christen, Ethik nicht auf dem Altar von Fortschrittsglaube und Kommerz zu opfern.

»Niemand hat über Wert oder Unwert eines anderen Menschenlebens zu befinden. Dies gilt auch für das ungeborene menschliche Leben von seinem frühesten Entwicklungsstadium an. [...] Im werdenden menschlichen Leben ist mit der Vereinigung von Eizelle und Samenzelle eine künftige Person angelegt.«

Kann man das alles einleuchtend und richtig finden und trotzdem für künstliche Befruchtung sein?

Schließlich findet sich folgender Passus: »Gewichtige Gründe sprechen gegen die extrakorporale Befruchtung. Aber die Not der ungewollten Kinderlosigkeit darf nicht gering geschätzt werden. Der Wunsch nach einem Kind rechtfertigt jedoch noch nicht jede medizinische Maßnahme. Darum rät die Synode vom Verfahren der extrakorporalen Befruchtung ab.«

Überflüssig zu erwähnen, dass auch genetische Beratung und Diagnostik abgelehnt werden.

Ins gleiche Horn stößt die Denkschrift »Extrakorporale Befruchtung, Fremdschwangerschaft und genetische Beratung« von 1985, die Isabella ebenfalls auf der Website der EKD ausgegraben hat. Einer der dort genannten Grundsätze lautet: »Kinderlosigkeit ist für viele ein hartes Schicksal, aber auch eine Chance für ein anders erfülltes und sinnvolles Leben. Es gibt keinen Anspruch auf Kinder.«[35]

Ein anderer: »Die Erfüllung eines individuellen Kinderwunsches durch eine extrakorporale Befruchtung bindet in den medizinischen Einrichtungen erhebliche finanzielle Mittel. Diese Mittel stehen zur Behebung von anderer Not nicht mehr zur Verfügung.«

Jetzt machen sie einem auch noch ein schlechtes Gewissen, weil man seinen kleinen, egoistischen Kinderwunsch auf Kosten anderer durchsetzen will, denen es »wirklich« schlecht geht und denen jetzt unseretwegen nicht geholfen werden kann![36]

---

35 Diese Stelle fand ich damals unzumutbar, denke aber heute anders darüber. Der Begriff »Anspruch« impliziert für mich eine Art Bringschuld eines Dritten (Staat, Gesellschaft etc.). Insofern stimme ich zu: Ein Anspruch auf ein eigenes Kind ist nicht schlüssig zu begründen, sofern er sich an andere richtet. Ich würde dagegen sehr wohl von einem moralisch-ethischen Recht jedes Einzelnen auf eigene Kinder sprechen, das nicht einklagbar ist, sondern darauf abzielt, sich einen fundamentalen Wunsch zu erfüllen. Ist dafür ärztliche Hilfe nötig, dann sollte man sie ohne Gewissensbisse in Anspruch nehmen können.

36 Hier sind wir wieder bei der Frage, ob und inwieweit die Kosten für künstliche Befruchtungen der Versichertengemeinschaft aufgebürdet werden dürfen. Egal, wie die Antwort lautet – solange die Kassen nur die Hälfte der Kosten übernehmen, hängt es vom Geldbeutel der Patienten ab, ob sie sich ihren Kinderwunsch erfüllen können. Paare, die sich den Eigenanteil nicht leisten können, sind von einer Behandlung praktisch ausgeschlossen. Und auch diejenigen, die die Behandlung bezahlen können, sind benachteiligt, weil sie sich – was die Methoden betrifft – mit einer »1b-Versorgung« begnügen müssen. Profiteure dieser Praxis sind die Kinderwunschzentren (selbst wenn viele Reproduktionsmediziner die herrschenden Zustände beklagen) und die Pharmaindustrie, da beide auch bei erfolglosen Versuchen kassieren. Anders sähe es aus, dürften Ärzte Methoden anbieten,

Dann wieder eine allgemeine Verlautbarung: »Schon der Embryo ist zum unverwechselbaren Individuum bestimmt. Auch im Stadium der ersten Zellteilung besitzt er schon die gleiche ethische Qualität wie ein Fetus in der vorgerückten Schwangerschaft.«

Das kann man so sehen – muss man aber nicht.

Als ich glaube, es endlich geschafft zu haben, ist plötzlich von psychischen Ursachen für Unfruchtbarkeit in einem »erheblichen Teil der Fälle« die Rede, die durch künstliche Befruchtung nur »technisch überspielt« würden. Ich kann nicht begreifen, dass sich die Kirche Behauptungen zu eigen macht, die durch nichts zu beweisen sind! Was soll denn das heißen – psychische Ursachen? Psychose, Neurose, Zwang – oder einfach eine widernatürliche Fixierung aufs Kinderkriegen?[37]

Und zu guter Letzt: »Die Vernichtung überzähliger Embryonen [...] steht in unauflöslichem Widerspruch zu dem Schutz des werdenden menschlichen Lebens. So entsteht bei extrakorporalen Befruchtungen ein ethischer Konflikt, dessen Austrag hohes Verantwortungsbewusstsein erfordert.«

Ja, verdammt – genau deshalb zerbrechen wir uns ja die ganze Zeit den Kopf! Aber wir brauchen Hilfe und keine Belehrungen!

Auf den Punkt gebracht: Beide Kirchen lehnen die künstliche Befruchtung ab.[38]

---

die dem neuesten Stand der Forschung entsprechen und mit deren Hilfe sie Patienten schneller zu einem Kind verhelfen könnten. Dann würde die Anzahl der Fehlversuche sinken – und damit auch die Kosten für die Kassen.

37 Selbst wenn sich belegen ließe, dass psychische Probleme zu Unfruchtbarkeit führen: Dies halte ich für eine Bagatellisierung der Sorgen und Nöte ungewollt Kinderloser. Im Umkehrschluss müssten unfruchtbare Männer und Frauen nur ihr Seelenleben in Ordnung bringen und alles wäre wieder gut. Das kann im Einzelfall sicherlich klappen, sollte jedoch nicht verallgemeinert werden.

38 Dies gilt zumindest für die Quellen, die ich konsultiert habe. Leider habe ich keinen Grund, von einer zwischenzeitlichen Kehrtwende auszugehen. Im Gegenteil: »Dignitas personae« (»Die Würde der Person«) lautet der Titel einer neueren Enzyklika der vatikanischen Glaubenskongregation vom 8. September 2008. Zwar klingt darin Verständnis für die seelische Not ungewollt kinderloser Paare an, doch die katholische Glaubenslehre sieht nach wie vor nur die Lösung vor, sein Schicksal zu akzeptieren – was ja zweifellos eine Alternative sein kann. Die ganze Enzyklika lässt sich unter www.vatican.va nachlesen, indem man dort nach »Dignitas personae« sucht und in der erweiterten Suchfunktion »Deutsch« als Sprache auswählt.

Zum Glück muss man wenigstens vor der Taufe nicht angeben, auf welchem Weg ein Kind gezeugt wurde. Das Problem ist letztlich aber gar nicht die Kirche, das Problem ist Gott selbst. Der weiß alles – und wird, glaubt vor allem Isabella, irgendwann Rechenschaft fordern. Wie viele Jahre Fegefeuer drohen für eine Insemination, IVF oder ICSI?

In Gedanken sehe ich mich hoch oben im Dom zu Florenz stehen, im Wandelgang unterhalb der Kuppel, auf deren Innenseite Himmel, Hölle und Jüngstes Gericht samt aller nur vorstellbaren Qualen in drastischen Szenen dargestellt sind. Dort werden arme Sünder von grimmigen Teufeln mit Messern aufgeschlitzt und bekommen glühende Lanzen in den Hintern geschoben, bis sie – je nach Schwere ihrer Verfehlungen – für eine halbe Ewigkeit im Fegefeuer schmoren müssen.

FREITAG, 16. JUNI 2006
Gestern Abend war ich zum Spiel Schweden gegen Paraguay im Olympiastadion. Die Schweden hatten Charlottenburg in den Tagen davor zu einer fröhlichen Fanmeile gemacht: Der Ernst-Reuter-Platz war von blau-gelben Horden besetzt, die Seitenstraßen gnadenlos von Wohnmobilen zugeparkt, auf denen blau-gelbe Tre-Kronor-Aufkleber prangten. Ich glaube, sie freuten sich vor allem, dass sie mal richtig zechen konnten, ohne horrende Summen investieren zu müssen.

Das Spiel war todlangweilig, die Schweden überlegen. Henke Larsson bemüht, Zlatan lustlos und zur Pause raus. Kurz vor Schluss, als alles nach einem 0:0 aussah, köpfelte Unterwäsche-Model Freddie Ljungberg doch noch den Siegtreffer. Party im blau-gelben Block und anschließend Besäufnis auf den Straßen.

Seit heute Nachmittag sind Henriette und Alex aus Hannover bei uns zu Besuch. Henny war vor sieben Jahren meine Kollegin, arbeitet heute als freie Journalistin und ist – wie sollte es anders sein – seit Kurzem schwanger. Alex hat Jura studiert und schlägt sich jetzt in einer Anwaltskanzlei durch. Zwischen zwei Fußballspielen gehen wir zu unserem »Italiener«, der in Wirklichkeit Albaner ist, auf eine Pizza. Auf dem Heimweg sehen wir aus der Ferne Getümmel vor unserem Haus. Zwei Gruppen Migrantenkids stehen sich laut pöbelnd auf der Straße gegenüber und sind im Begriff, mit Messern aufeinander loszugehen. Wir sind zwar noch 100 Meter entfernt, ziehen uns aber trotzdem in einen Hauseingang zurück. Isabella ruft über ihr Handy den Notruf an, keine zwei Minuten später biegt ein Streifenwagen um die Ecke. Mittlerweile stehen die Kampfhähne vor der Rütli-Schule und giften sich weiter an. Als einer die Polizei sieht, sind sie plötzlich still und zerstreuen sich in alle Winde. Henny und Alex sind bleich. Uns ist der Vorfall peinlich.

Dass wir heute früh bei Dr. Brandner zur Insemination waren, kommt uns jetzt, am späten Abend, vor, als sei es vor einem Jahr gewesen. Zuerst gab ich in der Praxis routiniert mein Sperma ab, das anschließend in der Zentrifuge veredelt wurde. Als zwei Stunden später Isabella ihren Termin hatte, saß ich längst am Schreibtisch in der Redaktion. Auf dem gynäkologischen Stuhl wurden ihr meine besten Spermien in die Gebärmutter gespült.

Ab sofort muss sich Isabella jeden Tag ein Gel namens Crinone in die Scheide schmieren. Nächste Woche muss sie am Montag und Freitag zum Bluttest – ist alles in Ordnung, soll sie sich danach zu Hause jeweils eine Ampulle Choragon spritzen. Auch das fördert laut Dr. Brandner die Einnistung der Eizelle.

Wenn sich nicht vorher die Natur meldet, dürfen wir am 30. Juni einen Schwangerschaftstest machen. Schwangerschaftstest – wie sich das anhört.

*

Wie wird das Sperma für eine künstliche Befruchtung aufbereitet?
Der Mann masturbiert zunächst in ein steriles Gefäß, meist in einen Plastikbecher. Um zu verhindern, dass im Ejakulat enthaltene un-

erwünschte Substanzen eine Befruchtung verhindern, müssen die Spermien im Labor zunächst von der Samenflüssigkeit (Seminalplasma) getrennt werden. Dies geschieht mithilfe einer Zentrifuge. Nach dem »Waschen« bleiben nur die Spermien in einer Kulturlösung übrig. Ziel ist jedoch eine möglichst hohe Konzentration der beweglichsten Spermien. Die gebräuchlichste Methode ist der sogenannte Swim-up (englisch für »hochschwimmen«), der ebenfalls auf dem Zentrifugieren der Lösung beruht. Die beweglichsten Spermien schwimmen dabei nach oben und lassen sich mit einer Kanüle absaugen.

Was passiert, wenn das Sperma keine Spermien enthält?
Bei manchen Männern gelangen die Spermien bei der Ejakulation nicht nach draußen, sondern landen in der Harnblase (retrograde Ejakulation). Mithilfe der beschriebenen Aufbereitungsmethoden lassen sich die Spermien in solchen Fällen auch aus dem Urin gewinnen. In anderen Fällen müssen sie direkt aus den Nebenhoden, also den Samenwegen außerhalb des Hodens, entnommen werden. Dies geschieht unter örtlicher Narkose unter dem Mikroskop mit einer feinen Kanüle. Die Methode nennt sich mikrochirurgische epididymale Spermienaspiration (MESA). Sind auch in den Nebenhoden keine Spermien zu finden, besteht die Möglichkeit, Gewebe aus dem Hoden zu entnehmen und mit speziellen Substanzen so zu behandeln, dass sich Spermien isolieren lassen. Dieses Verfahren heißt testikuläre Spermienextraktion (TESE). Auf MESA und TESE folgt zwingend eine ICSI (am besten in Verbindung mit einer IMSI), da die Spermien entweder nicht zahlreich oder noch unreif sind.

*

SAMSTAG, 17. JUNI 2006, Berlin-Tiergarten
Henny und Alex haben für jeweils drei Euro Karten für die Adidas-Arena vor dem Reichstag besorgt und uns zum Vorrundenspiel USA gegen Italien eingeladen. Ich komme abgehetzt vom Segel-

kurs und schaffe es gerade noch, mir eine Portion Risotto rein-
zuschaufeln.

Kurz vor dem Mini-Stadion müssen wir Schlange stehen. Die
Damen werden von den Herren getrennt und dürfen in einer Ex-
press-Schlange schneller vorrücken. Alex und ich stehen dicht an
dicht mit kleinen, grimmig dreinschauenden Italienern und langen,
singenden Amerikanern. Alle versuchen, sich durch permanentes
Auf-der-Stelle-Drehen mit ihren Rucksäcken eine Komfortzone
zu schaffen. Die Hitze ist unerträglich, aber irgendwann sind wir
durch. Während die Frauen uns erleichtert zuwinken, fliegt Isabella
plötzlich ein scharf geschossener Ball von einem der umliegenden
Bolzplätze an den Kopf. Wo sie doch Fußball ohnehin nicht aus-
stehen kann. Wo sie doch jetzt lieber zu Hause wäre und ein Buch
lesen würde. Wo sich doch in der Schleimhaut ihrer Gebärmutter
ein Zellhaufen einnisten soll. Erst nachdem wir die Arena betreten
und uns gegenüber der Videowand hingesetzt haben, beruhigt sie
sich langsam.

Das Spiel endet 1:1. Alle buhen die Italiener aus, weil sie nach
dem 1:0 schon in der ersten Halbzeit Zeit schindeten und de Rossi
einem Gegner den Ellbogen an den Kopf knallte, wofür er post-
wendend vom Platz flog.

Der Spruch des Tages kommt von TV-Kommentator Marcel
Reif, als der Schiedsrichter einen Italiener nötigt, sich nach einem
Foul zu entschuldigen: »Wenn dich Gattuso streichelt, weißt du:
Da kommt noch was!«

MITTWOCH, 21. JUNI 2006

Geschafft. Schwer erkältet, aber guter Dinge kletterte ich heute
Morgen am Ostbahnhof in den ICE nach Essen, kurz darauf kam
Peer und jetzt – vier Stunden später – sitzen wir mit einem Haufen
Mexikaner im Regionalexpress nach Gelsenkirchen. Sie trinken
Bier aus einem mitgebrachten Fass und brüllen im Chor: »Lu-kas
Po-dols-ki!« Um 16 Uhr ist Spielbeginn. Auf dem Weg zur Arena

kommen uns Menschen mit Schildern entgegen: »Tickets needed!«
Wahnsinn – es geht doch um gar nichts mehr. Aber wenn du extra
aus Mexiko oder Portugal hergefahren bist ...

200, 300, 400 Euro bekommen wir geboten. Doch selbst für
500 würde ich mich nicht von meiner Eintrittskarte trennen.
Wobei, denke ich kurz – dann könnten Isabella und ich uns noch
ein paar Inseminationen leisten.

MONTAG, 26. JUNI 2006
Im ZDFinfokanal habe ich heute Mittag eine Dokumentation
über künstliche Befruchtung mit dem Titel »Ein Kind um jeden
Preis« aufgezeichnet und am Abend angeschaut. Darin ging es
um Behandlungsverfahren in Deutschland und die Möglichkeit,
sich seinen Kinderwunsch im Ausland zu erfüllen. Dort sind die
Gesetze nicht so streng.

DONNERSTAG, 29. JUNI 2006, Segelschule Rahnsdorf
Nach der Arbeit raste ich mit dem Auto zum Müggelsee. Heute
haben wir praktische Ausbildung auf dem Motorboot: ablegen,
losfahren, anhalten, umdrehen, anlegen. Isabella ist mitgekommen,
sitzt am Ufer auf einer Bank und lässt sich mit geschlossenen
Augen die Abendsonne ins Gesicht scheinen.

Übermorgen soll ich schon die Prüfung machen. Freddie hat
nach der Theorie das Handtuch geworfen. Keine Zeit.

Als ich mit dem Boot anlege, geht die Sonne unter und färbt
Horizont und Wasserfläche tiefrot. Alles wirkt so friedlich.

Vielleicht hat es dieses Mal geklappt. Vielleicht ist Isabella endlich schwanger. Morgen Abend sind wir schlauer.

FREITAG, 30. JUNI 2006, Berlin
Gerade habe ich Deutschland gegen Argentinien live im Olympiastadion gesehen! Das Spiel, die Verlängerung, das Elfmeter-
schießen! Ein Riesending – auch wenn ich die Faszination eines

Stadionbesuches nie verstehen, nie in der Masse aufgehen und mein Leben lang nur widerwillig zu La Ola aufstehen werde. Schon bei meinem ersten Stadionbesuch mit sechs Jahren brüllte ich nach dem ersten Tor für Dynamo Dresden begeistert meinem Vater ins Ohr: »Und jetzt noch mal in Zeitlupe!«

Auf dem Heimweg tauschen in der U-Bahn unter dem Beifall der anderen Fahrgäste ein fetter Argentinier und ein langer Deutscher ihre nass geschwitzten Trikots und geben sich die Hand. Widerlich, aber wenigstens prügeln sie sich nicht.

Deutschland steht im Halbfinale!

Als ich weit nach Mitternacht heimkomme, finde ich einen Brief an Isabella auf dem Küchentisch.

»46,XX«, springt mich groß und fett eine Zahl in einem Kästchen an. Was soll denn das heißen? Dann lese ich in der Zeile darüber: »Mit der durchgeführten zytogenetischen Untersuchung aus Lymphozyten ließ sich ein unauffälliger weiblicher Karyotyp nachweisen.« Ganz oben auf der Seite steht: »Zytogenetisches Gutachten (Lymphozyten)«, im Kleingedruckten ganz unten kommt das Wort »Chromosomenanalyse« vor.

Offensichtlich ist »46,XX« ein positiver Befund. Oder auch: alles normal.

Ich schleiche ins Schlafzimmer. Isabella ist noch wach. Sie sieht verweint aus. Ich weiß Bescheid. Heute Nachmittag war sie zum Schwangerschaftstest bei Dr. Brandner. Wieder ein Fehlschlag. Irgendeine Laune des Schicksals könnte unser Leben langsam wieder in den grünen Bereich hieven. Und wenn es nur wäre, um uns für den ganzen Aufwand zu belohnen.

Funktioniert so das Leben? Nein.

SAMSTAG, 1. JULI 2006, Ruderclub e. V., Rüdersdorf
Heute ist meine Segelprüfung. Die Theorie ist kein Problem, das war klar. Das Problem wird die Segelpraxis sein. Ich hatte immer Flaute, wenn ich üben sollte.

Kurz nach 15 Uhr ist es so weit. Wie gewöhnlich ist der Wind eingeschlafen. Segeln ohne Wind, grandios. Ich steige mit einem Mitprüfling ins Motorboot, das uns vom Ufer zur Jolle bringt, und schnappe mir gleich die Ruderpinne.

Wenden und halsen geht noch, doch dann kommt vom Motorboot aus das Kommando »Mann über Bord«. Der Mitprüfling wirft den Rettungsring ins Wasser. Das ist mein Ertrinkender, den es zu retten gilt.

Okay, in der Theorie ging es doch auch: vorsichtig wenden, annähern und das Boot gegen den Wind austrudeln lassen, bis es stehen bleibt. Doch der Kahn verhungert einen Meter vor dem Rettungsring.

»Zweiter Versuch!«, kommt es vom Motorboot.

Der zweite von zwei möglichen. Das schaffe ich nie. Ich nehme neuen Anlauf. Wenden, annähern – na bitte, geht doch. Aber plötzlich frischt der Wind auf, sodass das Boot zu schnell wird und am Rettungsring vorbeitreibt.

»Ruderwechsel«, bellt der Prüfer.

Durchgefallen. Wie ein geprügelter Hund sitze ich danach am Ufer. Zurück im Club bekommen alle ihren Segelschein überreicht. Fast alle.

»Ciao, mach's gut.«

Die große Blonde mit der Modelfigur, die sich bei unseren gemeinsamen Übungsstunden die ganze Zeit neben mir im Boot in der Sonne rekelte, hat natürlich bestanden. Sie steckt mir lächelnd ihre Visitenkarte zu.

»Ruf doch mal an, wenn du Lust hast. Dann können wir zusammen segeln gehen.«

Ich stelle mir schwitzende Leiber auf dem blank geschrubbten Deck einer schmucken Jacht vor, weit draußen auf dem See.

»Vielleicht – wenn ich das hier jemals bestehe«, sage ich.

Ich bin heute und morgen dienstlich in Hamburg und höre mir Vorträge an. Jetzt, am Abend eines heißen Tages, sitze ich mit anderen Journalisten auf der Binnenalster in einer Art schwimmender, mehrstöckiger Freiluftbar.

Deutschland soll Italien im Halbfinale der Fußball-WM schlagen und ins Endspiel einziehen. Überall auf dem Ponton sitzen Männer in bunten T-Shirts und Polohemden mit Schweißflecken unter den Achseln und schütten sich Begrüßungscocktails in die Kehlen. Ich habe einen Platz an einem Tisch neben der Theke ergattert und verfolge gerade den Anstoß, als neben mir eine Bedienung ihr volles Tablett verliert. Es kracht ungebremst auf den Boden, Erdbeer-Shake spritzt in alle Richtungen. Mein über der Lehne hängendes helles Leinensakko verhindert das Schlimmste – für die Klamotten der anderen.

Das geht ja gut los, denke ich und drängele mich durch die Massen zurück in Richtung Toilette. Die roten Flecken lassen sich einigermaßen abwaschen, doch als ich zurückkomme, ist mein Platz weg. Gnädig werde ich an einem Stehtisch aufgenommen. Von hier aus kann ich kaum einen Fernseher sehen. Außerdem kommt die Bedienung nicht durch.

Das kann nicht gut gehen. Es kommt, wie es kommen muss: Eine Minute vor Ende der Verlängerung haut Grosso das erste Tor rein und als die Deutschen in der Nachspielzeit alles nach vorn werfen, Del Piero das zweite. Das ist der reinste Hohn. Egal, 2:0 für Italien – das Ende eines Traums.

Mein Tischnachbar, der bei einem Online-Provider arbeitet, ist ein lustiger Typ, interessiert sich nicht für Fußball und schafft es so, mich aufzuheitern. Fußball ist nicht alles. Als wir ins Hotel zurücktrotten, bin ich kurz davor, ihm mein Herz in Sachen Kinderwunsch auszuschütten. Ich kriege gerade noch die Kurve.

Frau Dr. Brandner drückt uns einen Behandlungs- und einen Kostenplan für die »Insemination nach hormoneller Stimulation« in die Hand. Das wäre die nächste Stufe unserer Kinderwunschkarriere. Mit dem Formular können wir bei unseren Krankenkassen beantragen, dass diese uns drei Versuche jeweils zur Hälfte bezahlen. Die Gesamtkosten auf Seiten der Frau würden demnach »pro Zyklusfall« geschätzt 973,69 Euro betragen – deutlich mehr also als eine Insemination im »Spontanzyklus«, da allein die Medikamente für die Stimulation der Eierstöcke mit 750 Euro zu Buche schlagen. Hinter »Gesamtsumme Mann« tauchen erneut die 27,60 Euro auf, die das Aufbereiten meines Samens kostet. Auf uns kämen also pro Zyklus rund 500 Euro Kostenbeteiligung zu.

»Da der Behandlungsplan jedoch bei Ihren Kassen noch eingereicht werden muss und Sie zudem die psychosoziale Beratung noch gar nicht haben, kommt das für diesen Zyklus ohnehin nicht infrage«, sagt Dr. Brandner. »Aber das macht nichts.«

»Sie meinen, wir könnten jetzt noch mal eine Insemination machen, müssten das dann aber wieder selbst zahlen?«

Isabella hat die Lage wieder einmal erkannt. Ohne abrechenbares Ergebnis lässt die Brandner uns nicht gehen.

»Genau«, sagt sie. »Außerdem reicht die Zeit jetzt auch zum Stimulieren nicht mehr. Infrage kommt also nur eine weitere Insemination im Spontanzyklus.«

Dr. Brandner schaut erwartungsvoll und wir nicken.

»Gut. Dann verraten Sie mir doch mal, wann Ihr Zyklus begonnen hat, und vereinbaren Sie beim Rausgehen einen Ultraschalltermin für Anfang nächster Woche. Alles Weitere sehen wir dann.«

»Langsam müssen wir auch mal mit den Krankenkassen in die Gänge kommen«, sage ich zu Isabella, als wir die Praxis verlassen. »Wir können ja nicht ewig alles selbst bezahlen.«

»Mir ist das im Moment ganz recht so«, antwortet sie zu meiner Überraschung. »Ich weiß noch gar nicht, ob ich gleich so tief in die Behandlungen einsteigen will. Und wenn erst einmal drei Inseminationen oder ICSIs genehmigt sind, wer weiß, ob ich mich dann noch traue, die Notbremse zu ziehen?«

»Die Notbremse?«

»Ja. Irgendwie fühle ich mich hier nicht wohl. Kann aber auch an Frau Brandner liegen.«

Um dennoch Klarheit zu gewinnen, schauen wir uns am Abend die »Richtlinien Künstliche Befruchtung« näher an – einen Infobogen, den uns die Brandner bei unserem ersten Besuch mitgegeben hatte. Darin steht, was wir tun müssen, damit sich unsere gesetzlichen Krankenkassen an den Kosten beteiligen.

*

Wie viel zahlen die gesetzlichen Kassen zu einer künstlichen Befruchtung dazu?

Sind alle Voraussetzungen erfüllt, übernimmt die Kasse bei drei Versuchen einer IVF beziehungsweise ICSI 50 Prozent der Kosten für Medikamente und Behandlung. Seit 1. Januar 2004 verpflichtet das Gesundheitssystemmodernisierungsgesetz Patienten dazu, die andere Hälfte selbst zu übernehmen, was zunächst zu einem drastischen Rückgang an Behandlungszyklen führte. Mittlerweile haben zumindest die Bundesländer Sachsen und Sachsen-Anhalt[39] eine Regelung eingeführt, wonach sie zusätzlich bis zu 75 Prozent des Eigenanteils tragen. Presseberichten zufolge gibt es auch im Bundesfamilienministerium immer wieder Überlegungen, den Kassenanteil zu erhöhen – möglicherweise auch die Zahl der unterstützten Versuche.

---

39 Beide Länder zahlen gesetzlich versicherten Paaren für den zweiten und dritten Versuch bis zu 800 (IVF) beziehungsweise 900 Euro (ICSI) des Eigenanteils, für die vierte Behandlung sogar bis zu 1.600 beziehungsweise 1.800 Euro.

Welche Voraussetzungen müssen Paare erfüllen, damit sich die Krankenkassen an den Kosten beteiligen?

Sogenannte Leistungsvoraussetzungen hat der Gemeinsame Bundesausschuss der Ärzte und Krankenkassen (G-BA) unter Punkt 1 bis 9 seiner Richtlinien über künstliche Befruchtung festgelegt. Daraus geht hervor, dass ein Kostenanteil von 50 Prozent nur dann übernommen wird, wenn andere Maßnahmen zur Erhöhung der Empfängnisfähigkeit (zum Beispiel eine OP oder die alleinige hormonelle Stimulation der Frau) keine hinreichende Erfolgsaussicht bieten, nicht durchführbar oder nicht zumutbar sind. Eine künstliche Befruchtung muss folglich notwendig sein.[40]

Darüber hinaus gilt: Die Partner müssen miteinander verheiratet sein und es dürfen nur ihre eigenen Ei- und Samenzellen verwendet werden. Natürlich können sich auch nicht verheiratete Paare behandeln lassen – sie müssen allerdings alles selbst zahlen. Eine künstliche Befruchtung darf außerdem nur von einem dazu berechtigten Arzt – nach Möglichkeit ambulant – durchgeführt oder von ihm beaufsichtigt werden. Obendrein müssen beide Partner HIV-negativ sein; die Frau muss zusätzlich einen ausreichenden Schutz gegen eine Röteln-Infektion nachweisen. Ferner müssen sich die Ehegatten vor einer Behandlung über medizinische, psychische und soziale Aspekte der Behandlung beraten lassen – von einem anderen als dem behandelnden Arzt.[41] Die Behandlung muss zudem eine hinreichende Aussicht auf Erfolg haben.[42] Die Frau muss mindestens 25 Jahre, darf aber noch

---

40 Welche Indikationen im Einzelnen zu einer Kostenübernahme führen, hat der G-BA unter Punkt 11 seiner Richtlinien festgelegt. So sind unter 11.5 Werte aufgeführt, die zwei im Abstand von mindestens zwölf Wochen angefertigte Spermiogramme unterschreiten müssen, damit die Kasse sich an den Kosten einer ICSI beteiligt. Dort findet sich auch der schöne Satz: »Die Beurteilung des Spermas hat nach den gültigen WHO-Vorgaben zu erfolgen.« Was er bedeutet, hatte ich ja bereits ab Seite 31 f. ausführlich erläutert.

41 In der Regel wenden sich Betroffene dafür an den Gynäkologen der Frau.

42 Mit dem Kriterium der hinreichenden Erfolgsaussicht begründen die Kassen, weshalb sie sich nur an einer bestimmten Anzahl von Versuchen beteiligen. Führen diese nicht zu einer klinisch nachgewiesenen Schwangerschaft, ist nach Meinung der Kassen keine hinreichende Aussicht auf Erfolg gegeben. Wichtig: Die Kasse übernimmt nicht die Hälfte der Kosten von drei IVF- und drei ICSI-Behandlungen, sondern zahlt nur für *insgesamt* drei Versuche!

keine 40 Jahre alt sein. Der Mann muss zwischen 25 und 49 Jahre alt sein.[43] Schließlich muss jeder Partner vor Beginn der Behandlung einen Behandlungsplan bei seiner Kasse einreichen und genehmigen lassen.

Wozu braucht man einen Behandlungsplan?

Mit dem Behandlungsplan beantragen Mann und Frau bei ihrer gesetzlichen Krankenkasse die Übernahme eines Teils der Kosten. Mit dem Formular wird – je nach medizinisch sinnvollem Verfahren – die maximale Anzahl an Versuchen beantragt, an denen sich die Kasse beteiligt: acht Inseminationen im nicht stimulierten, drei Inseminationen im stimulierten Zustand beziehungsweise drei IVF- oder ICSI-Zyklen.

*

SAMSTAG, 8. JULI 2006, Bamberg

Gestern Abend sind wir noch nach Bamberg zum Altstadtfest gefahren. Dort treffen wir sonst immer ein paar alte Bekannte. Doch gestern kannte nicht einmal Isabella, die früher im Dunstkreis der Uni keine drei Meter gehen konnte, ohne aufgehalten zu werden, eine Menschenseele.

Aber dann hatte ich eine SMS auf meinem Handy: »Viele Grüße aus Bamberg vom Altstadtfest.« Was für ein Zufall! Zehn Minuten und einen Anruf später saßen wir neben unserer ehemaligen Kommilitonin Christina, genannt Tini, auf einer Bierbank und vernahmen, dass sie verheiratet und Mutter ist.

Tini? Dieselbe Tini, die immer so fröhlich und ein bisschen unbedarft wirkte? Offensichtlich. Aber warum soll man nicht fröhlich und unbedarft sein und trotzdem Kinder bekommen? Nur weil ich es als deprimierend und komplex empfinde?

---

43 Als Stichtag gilt in Spontanzyklen der erste Zyklustag, in stimulierten Zyklen der erste Stimulationstag und bei IVF beziehungsweise ICSI der erste Tag der Downregulation.

Heute Abend steigt zwischen Deutschland und Portugal das Spiel um Platz drei der Fußball-WM. »Stuttgart ist viel schöner als Berlin«, singen viele der schwarz-rot-goldenen Fans, die sich nach der WM wahrscheinlich nie wieder in ein Fußball-Stadion verlaufen werden.

Ich kann mir das nur als kognitive Strategie erklären, um nach dem Ausscheiden wieder mit sich selbst ins Reine zu kommen.

Das Spiel plätschert bis zur Pause dahin. Dann schießt Bastian Schweinsteiger drei fast identische Tore, wovon ihm seltsamerweise nur zwei gutgeschrieben werden. Beim dritten Tor fälscht ein Portugiese den Ball ab. Seit wann gilt so etwas als Eigentor? Das war ein lupenreiner Hattrick!

Kurz vor Schluss schafft Nuno Gomez den Ehrentreffer für die Portugiesen.

Etwas in der Art würde mir schon reichen: im Angesicht der Niederlage die allgemeine Verwirrung nutzen. Kurz vor Torschluss ein Kind zustande bringen, während die anderen ihre drei schon in der Schule haben. Aber nicht einmal auf Ehrentreffer gibt es einen Anspruch.

MITTWOCH, 12. JULI 2006, Berlin

Heute war eine Zahlungserinnerung von Frau Dr. Brandner im Briefkasten. Da habe ich doch glatt vergessen, im Mai eine Rechnung fürs Blutabnehmen (Test auf Hepatitis B und C sowie HIV) zu bezahlen, eine IGeL-Leistung[44], Betrag: 4,19 Euro. Man kriegt halt nichts geschenkt im Leben.

---

44 IGeL steht für »individuelle Gesundheitsleistungen«. Darunter versteht man Leistungen der Vorsorge- und Servicemedizin, die Patienten gesondert angeboten und von diesen aus eigener Tasche bezahlt werden. Die erste IGeL-Liste wurde 1998 von der Kassenärztlichen Bundesvereinigung und freien ärztlichen Berufsverbänden herausgegeben, die aktuelle Liste findet man unter www.e-bis. de, indem man in der rechten Spalte auf »IGeL online« klickt.

DONNERSTAG, 13. JULI 2006, Berlin-Tiergarten

Heute ist unser Termin für die »medizinische und psychosoziale Beratung« – die einzige noch unerfüllte Bedingung, damit die Kassen einen Teil der Kosten übernehmen. Wir treffen uns vor der Praxis von Isabellas Frauenärztin.

Nach kurzer Wartezeit werden wir zu Frau Dr. Schweitzer vorgelassen. Sie ist freundlich, macht aber keinen Hehl daraus, dass sie als Katholikin der künstlichen Befruchtung kritisch gegenübersteht. Stattdessen versucht sie, uns zu ermuntern, über ein Leben ohne Kinder nachzudenken. Pflichtgemäß informiert sie uns dann jedoch über Möglichkeiten und Risiken der verschiedenen Behandlungsmethoden.

Isabella ist auch Katholikin – doch soll sie jetzt deshalb die Flinte ins Korn werfen? Sie hat schon genügend Gewissensbisse aufgrund ihrer Religion. Wir können schließlich nicht jedes Mal »Mein Gott – Dein Gott« spielen. Das ist eine Art ritualisierter Dialog über den Rachedurst Gottes, der sich zuweilen zwischen uns entspinnt und bei dem ich Isabella vor Kurzem in einem flammenden Monolog erklärte, dass »mein« Protestanten-Gott sie nicht verurteilen werde, wenn wir einer künstlichen Befruchtung zustimmen.

Wir hören Frau Dr. Schweitzer zu, nicken und begreifen, dass dieses Gespräch uns nichts Neues bringt, sondern letztlich dazu dient, einen Stempel und eine Unterschrift zu bekommen unter den Satz: »Das oben genannte Ehepaar habe ich heute über die Maßnahmen zur künstlichen Befruchtung (Inseminationen, IVF und/oder ICSI) beraten. Dabei wurden eingehend die medizinischen, psychischen und sozialen Aspekte erörtert.«

So, das hätten wir.

MONTAG, 17. JULI 2006, Kinderwunschzentrum Nummer eins, Berlin

Vor mir liegt der »Kostenplan Insemination Selbstzahler«, den wir gleich unterschreiben werden. Die zweite Insemination aus dem Spontanzyklus steht auf dem Programm. Laut Plan sind das wieder

159,57 Euro, die wir aus eigener Tasche zahlen – 81,29 Euro entfallen auf Isabella, 78,28 Euro auf mich.

Übermorgen geht es los.

DIENSTAG, 18. JULI 2006
Mit Choragon wurde heute Morgen Isabellas Eisprung ausgelöst, sodass man verlässlich mit ihm rechnen und die Behandlung darauf ausrichten kann. In etwa 36 Stunden springt die Eizelle aus ihrer Hülle. Dann warten da schon meine »Jungs«, gedopt und handverlesen, auf ihre Chance.

Go for gold, guys!

MITTWOCH, 19. JULI 2006, Kinderwunschzentrum Nummer eins, Berlin
Ich gebe am Morgen meinen Samen ab, Isabella kommt mittags zur Insemination. Alles wie gehabt. Routine.

DONNERSTAG, 20. JULI 2006, Kinderwunschzentrum Nummer eins, Berlin
Heute wurde Isabella »nachinseminiert« – nach dem Motto »Doppelt hält besser«. Auch was die Kosten angeht. Um die Chance der Einnistung zu erhöhen, muss sie sich zudem wieder Crinone-Gel in die Scheide schmieren.

DIENSTAG, 25. JULI 2006
Die Rechnung für die Insemination ist da: Dank des Doppelbeschusses kostet der Spaß jetzt 301,72 Euro.

SAMSTAG, 29. JULI 2006, Ruderclub e. V., Rüdersdorf
Geschafft! Ich schoss mit der Jolle in den Wind und brachte sie souverän neben dem Rettungsring zum Stehen. Den ganzen Tag lang musste ich auf meinen Einsatz warten, denn die anderen Prüfungsteile hatte ich ja schon vor vier Wochen bestanden.

Kurz vor der praktischen Prüfung standen wir alle am Ufer wie die Leichtmatrosen und hielten die Finger in den Wind. Doch der tat uns nicht den Gefallen, stabil aus einer Richtung zu wehen, sondern drehte pausenlos. Ich kam gar nicht mehr hinterher mit dem Ausrechnen, welcher nun der Am-Wind-Kurs wäre und in welche Richtung ich das Ruder drehen müsste, um zum Stehen zu kommen.

Um uns den Rest zu geben, ließ sich der bärtige Admiral von der Prüfungskommission in Reichweite bringen. Er stand in seinen lächerlichen kurzen Hosen im Motorboot und schnarrte abwechselnd die Kommandos »Wende!«, »Halse!« und »Mann über Bord!«. Und dann endlich: »Ruderwechsel!«

*

Wie sich kurz darauf herausstellte, hatte auch die zweite Insemination nicht das gewünschte Ergebnis gebracht. Wir waren wie beim ersten Mal traurig und bedient, auch wenn wir nicht wirklich mit einem Erfolg gerechnet hatten. Dennoch hatten wir irgendwie auf einen Glückstreffer spekuliert, zumal der Aufwand erheblich gewesen war: psychisch, körperlich – und natürlich auch finanziell gesehen. Wir kamen uns vor wie in einer Sackgasse. Die Inseminationen hätten, so empfand ich es, ewig so weitergehen können, ohne dass sich jemals etwas getan hätte.

Abends lag ich oft wach im Bett und hatte das Gefühl, paranoid zu werden. Je mehr Zeit ins Land ging, desto überzeugter war ich, dass ich nie Kinder haben würde. Es war einfach unvorstellbar, dass auf all diese Mühen, diese Traurigkeit und Verzagtheit irgendwann ein Glücksgefühl folgen könnte. Ich glaube, ich hatte eine Depression, denn es gab keinen Anhaltspunkt dafür, dass meine körperliche Verfassung eine andere war als zu Beginn der Behandlungen.

Wir beide hatten nach diesen ersten Fehlschlägen das Gefühl, uns erst einmal neu sortieren zu müssen. Als uns Frau Dr. Brandner bei unserem nächsten Besuch auch noch ohne langes

Federlesen in die erste ICSI schicken wollte, zogen wir die Reiß-
leine. Das ging entschieden zu schnell. Vor allem Isabella fühlte
sich nicht bereit für den nächsten Schritt. Außerdem spielten wir
mit dem Gedanken, die Kinderwunschpraxis zu wechseln. Vor
allem Dr. Brandners unmotiviertes Endometriose-Gedöns hatte
Isabella erschreckt.

Ich fragte mich damals oft: Was sind das für Paare, die ein derart rasantes Tempo mitgehen können, vielleicht sogar einfordern?
Erfolgsverwöhnte Zeitgenossen, die sich selbst heftig unter Druck
setzen? Schüchterne Landeier, die sich nicht trauen, den Mund
aufzumachen? Verzweifelte Frauen über 40, die keine Zeit mehr
zu verlieren haben?

Zum Glück spielte das Alter bei uns nicht die entscheidende
Rolle – weder aus medizinischer Sicht noch nach den Richtlinien
für die Finanzierung: Isabella war 32, ich 35. Damit galten wir als
jung und mussten nicht damit rechnen, dass sich Isabellas Fruchtbarkeit rapide verschlechtern würde.

Nichts tun, dachte ich dann, was soll das bringen? Wieder alles
auf null setzen, nachdem wir den Behandlungsrhythmus gerade
erst aufgenommen und unser Leben darauf ausgerichtet hatten?

Heute ist mir klar: Isabellas Einwände waren berechtigt. Wir
wussten inzwischen, wie ein Kinderwunschzentrum funktioniert,
mit welchem Aufwand Behandlungen verbunden sind und wie
schnell man sich von einer Therapie in die nächste stürzen kann.
Bei alldem bestand aber auch die Gefahr, den Boden unter den
Füßen und den Kontostand aus den Augen zu verlieren. Auch wenn
ich ein Kind von ganzem Herzen wollte – mein Verstand sagte mir,
dass es richtig war, immer auch an die andere Variante zu denken:
ein Leben ohne Kinder. Ich wollte es zumindest versuchen. Mich
und Isabella mit Haut und Haaren der Reproduktionsmedizin aus-
zuliefern, davor wollte ich uns dagegen bewahren.

So richtete ich meine Aufmerksamkeit auf vermeintlich
praktische Dinge: Nach kurzer Suche im Internet entdeckte ich,

dass es gar nicht so weit weg von Dr. Brandners Praxis ein anderes Fertilitätszentrum mit augenscheinlich sehr gutem Ruf gab. Wie praktisch es doch war, in Berlin zu leben. Hier gab es nicht nur eine einzige Kinderwunschpraxis, sondern sechs oder acht – mit einer Häufung in der City West. Würden wir uns dort eine Praxis suchen, überlegte ich, müsste ich zwar von der Redaktion aus in den Bus, die U-Bahn oder das Auto steigen, um sie zu erreichen. Isabella dagegen würde von ihrer Arbeitsstelle aus vielleicht sogar hinlaufen können.

Zeit seit der Diagnose: 248 Tage, Ausgaben: 1826,24 Euro[45]

---

45 Für Leser, die schon den Stift zum Nachrechnen gezückt haben: Dieser Wert lässt sich hier wie auch in den folgenden Kapiteln nicht einfach aus den im Text angegebenen Beträgen ermitteln. In ihm sind jeweils weitere Ausgaben enthalten, die hier unter anderem wegen ihrer Geringfügigkeit unerwähnt blieben.

V.

ZEIT DER BESINNUNG

Spätsommer/Herbst 2006

Wie beginnt man eine Zeit des Nachdenkens und Abwägens? Vielleicht, indem man seinen Plänen ein theoretisches Fundament verpasst.

Ich lade das Gesetz zum Schutz von Embryonen herunter. Seine 13 Paragrafen tragen gruselige Titel wie »Verbotene Geschlechtswahl«, »Klonen« und »Chimären- und Hybridbildung«. Ich denke an Frankenstein und Homunkulus, die Armee der Klonkrieger aus »Star Wars« und Designerbabys aus dem Katalog. Genau um solche Ausgeburten der Fantasie geht es offenbar – nur dass heutzutage manche »Ausgeburten« das Zeug dazu haben, höchst real zu werden. Wie ein Faden durchzieht die Sorge den Text, menschliche Embryonen könnten zu einem anderen Zweck »hergestellt« werden als dem der Fortpflanzung. Was geht mich das an? Ich will nur Vater werden. Doch das Gesetz heißt nun mal nicht »Gesetz zum Schutz der Belange ungewollt kinderloser Paare«, sondern befasst sich ausdrücklich mit dem Schicksal künstlich erzeugter Embryonen.

Und obwohl ich es eigentlich wusste, begreife ich erst in diesem Moment, dass eine In-vitro-Fertilisation nicht nur dazu da ist, Paaren wie uns ihren Kinderwunsch zu erfüllen. Das Befruchten und Kultivieren von Eizellen außerhalb des Körpers ist viel mehr, aber irgendwie auch viel weniger als ein gefühlsbeladenes Wünsch-dir-was. Es ist eine Technologie, die sich zur Massenproduktion von Embryonen nutzen lässt, um aus ihnen Stammzellen zu gewinnen und aus diesen wiederum menschliche Ersatzteile heranzuzüchten. An nichts wird dabei weniger gedacht als an ein winziges, süßes, schreiendes Baby.[45]

---

46 Auch aus diesem Grund wird in Fachkreisen und der Politik seit Langem über ein Gesetz diskutiert, das sich ausschließlich mit den unterschiedlichen Ansätzen der Reproduktionsmedizin befasst. Schon zu rot-grünen Zeiten hatte die damalige Bundesgesundheitsministerin Andrea Fischer Eckpunkte für ein solches Fortpflanzungsmedizingesetz erarbeiten lassen. Im Herbst 2010 legte das Büro für Technikfolgenabschätzung beim Deutschen Bundestag (TAB) eine Studie zum aktuellen Stand der Reproduktionsmedizin in Deutschland vor (vgl. Bericht des Ausschusses für Bildung, Forschung und Technikfolgenabschätzung des Deutschen Bundestages, Drucksache 17/3759). Da-

Weil derlei Technologien in vielen Fällen beträchtliches ökonomisches Potenzial bergen, treten ethische Bedenken schon mal in den Hintergrund. Es sei denn, der Gesetzgeber schreitet ein, schiebt etwaigen Gelüsten einen Riegel vor und stellt Missbrauch unter Strafe. Doch was genau ist das – Missbrauch? Wer bestimmt das? Und was ist mit der IVF?

Es ist ja nicht so, dass das Gesetz zum Schutz von Embryonen keine Regelungen dazu enthielte. Gleich in Paragraf 1, Absatz 1, Nummer 3 werden wir informiert, dass »mit Freiheitsstrafe bis zu drei Jahren oder mit Geldstrafe« zu rechnen hat, »wer es unternimmt«, innerhalb eines Zyklus »mehr als drei Embryonen auf eine Frau zu übertragen«.[47] Verstehe: Drillinge sind gerade noch erlaubt, doch dann hört der Spaß auf. Kurz darauf, in Absatz 1, Nummer 5, wird es richtig interessant, denn die gleiche Strafe hat zu erwarten, wer in einem Zyklus mehr weibliche Eizellen befruchtet, als der Frau innerhalb dieses Zyklus eingesetzt werden sollen.[48]

rin ist immerhin von »Unklarheiten« und »Bestimmtheitsmängeln« im Embryonenschutzgesetz die Rede, einer daraus resultierenden »Rechtsunsicherheit bezüglich verschiedener neuer Techniken« sowie nicht zweifelsfrei nachvollziehbaren Widersprüchen, die zu beseitigen seien. Der Bericht versteht sich laut Vorwort als Informationsgrundlage für eine »parlamentarische Befassung mit diesem gesundheits-, forschungs- und gesellschaftspolitisch bedeutenden Themenfeld«. Die Gutachter ziehen unter anderem folgendes Fazit: »Zumindest scheinen eine genauere Begründung der geltenden Rechtspraxis sinnvoll und womöglich auch die Zusammenführung der in zahlreichen Rechtsbereichen und Spezialgesetzen verstreuten Bestimmungen in ein umfassendes ›Fortpflanzungsmedizingesetz‹ bedenkenswert.«

47 Diese Vorschrift ist in Fachkreisen als »Dreierregel« bekannt. Sie verbietet außerdem eine Auslese künstlich gezeugter Embryonen. Wäre dies erlaubt, könnte der Arzt einer Frau im Rahmen einer IVF nur den oder die Embryo(nen) mit den besten Entwicklungschancen einsetzen. Dadurch würde die Chance auf eine Schwangerschaft steigen und Mehrlingsschwangerschaften verhindert. Auch deshalb ist die »Dreierregel« unter Reproduktionsmedizinern heftig umstritten. Weitere wichtige Kritikpunkte an der geltenden Rechtslage fasst der Beitrag »Embryonenschutzgesetz: Brauchen wir eine Änderung?« von Klaus Diedrich in der Zeitschrift »Der Gynäkologe« 7/2010, S. 612–614, zusammen.

48 Sinn dieser Vorschrift ist es, das Entstehen von Embryonen zu verhindern, die der Frau nicht transferiert werden dürfen. Sie stellt das Anlegen eines Vorrates unter Strafe – und den Embryologen im Labor vor die Aufgabe, aus oft mehreren Vorkernstadien die auswählen zu müssen, die sich am besten entwickeln werden. Nach Aussage vieler Reproduktionsmediziner existiert derzeit kein Verfahren, das eine sichere Beurteilung zu diesem frühen Zeitpunkt der Embryonalentwicklung zuließe. Eine solche Einschätzung wäre idealerweise am Tag fünf oder sechs möglich, wenn der Embryo das Stadium einer Blastozyste erreicht hat, und müsste dann sinnvollerweise eine Auslese der Embryonen nach sich ziehen.

Wenn ich das richtig verstehe, legen Arzt und Patientin vor der Behandlung fest, wie viele Embryonen die Frau später eingesetzt bekommt: einen, zwei oder drei. Folglich werden auch nur ein, zwei oder drei Eizellen befruchtet.[49] Doch darf man einfach frei bestimmen, wie viele man eingesetzt haben will?[50] Und was ist, wenn sich Eizellen nicht befruchten lassen oder kurz nach der Befruchtung absterben? Auf diese Fragen gibt das Gesetz natürlich keine Antworten.[51]

*

Wie ist die künstliche Befruchtung in Deutschland darüber hinaus rechtlich geregelt?
Neben dem Embryonenschutzgesetz spielt das Fünfte Buch des Sozialgesetzbuches (SGB V), Gesetzliche Krankenversicherung, eine wichtige Rolle – und darin vor allem der Paragraf 27a mit dem Titel »Künstliche Befruchtung«. Erhebliche Bedeutung für die Behandlungspraxis haben zudem die Richtlinien über künstliche Befruchtung des Gemeinsamen Bundesausschusses (G-BA) sowie die (Muster-)Richt-

---

49 Als »befruchtet« im Sinne des Gesetzes gilt eine Eizelle erst dann, wenn sie mit der Samenzelle »verschmolzen« ist. Streng genommen existiert aus biologischer Sicht kein solcher definierbarer Zeitpunkt. Daher gilt das »Vorkernstadium« als letzte Stufe, bis zu der eine Auswahl getroffen werden darf. Danach gilt die Eizelle rechtlich als »befruchtet«

50 In Absprache mit dem behandelnden Arzt darf man das. Außerdem empfiehlt die Bundesärztekammer unter Punkt 5.1 ihrer (Muster-)Richtlinie zur Durchführung der assistierten Reproduktion, dass Ärzte Patientinnen unter 38 Jahren beim ersten und zweiten Versuch einer IVF oder ICSI maximal zwei Embryonen transferieren. Will das Paar drei Embryonen übertragen haben, soll der Arzt es ausführlich über die Risiken von Mehrlingsschwangerschaften aufklären.

51 Auch wenn alle Antworten im Internet stehen – sie müssen dort auch gefunden werden. Nicht jede Seite wartet mit seriösen Informationen auf. Zudem seien insbesondere Anfänger vor Online-Foren gewarnt. Dort tummeln sich in der Regel Frauen, die schon eine Menge durchgemacht haben und Beistand suchen. Foren sind somit nur eingeschränkt zu empfehlen, wenn man auf der Suche nach gesicherten Fakten ist und Optimismus für eine Behandlung tanken will. Informativ und seriös sind Portale wie www.wunschkinder.net, www.klein-putz.de und www.urbia.de. Eine weitere Möglichkeit, an Informationen zu gelangen, bietet das Beratungsnetzwerk Kinderwunsch Deutschland (BKiD) – Deutsche Gesellschaft für Kinderwunschberatung e.V. (www.bkid.de), ein Zusammenschluss psychosozialer Berater, die sich gezielt kontaktieren lassen. Auch die Organisation pro familia (www.profamilia.de) bietet Informationen an, unter anderem die Broschüre »Unerfüllter Kinderwunsch« zum kostenlosen Download, sowie Kontaktmöglichkeiten zu Beratungsstellen in ganz Deutschland.

linie zur Durchführung der assistierten Reproduktion der Bundesärztekammer. Alle Dokumente sind im Internet kostenlos verfügbar (siehe
dazu unter anderem die Fußnoten 26 und 27).

*

SAMSTAG, 5. AUGUST 2006

In wenigen Wochen heiraten Peer und Heike. Laut einer von mir
vor meiner eigenen Hochzeit aufgestellten eisernen Regel darf der
Bräutigam beim Kauf von Anzug, Hemd und Schuhen auf keinen
Fall allein gelassen werden, sondern muss sich von Freunden beraten lassen und diese anschließend zum Imbiss mit Currywurst
und Weißbier einladen.

Da Wolfi jetzt in Stuttgart lebt, wurde ich von Peer exklusiv
als Berater gebucht, und so starten wir auf der Tauentzienstraße
unseren Shopping-Bummel. Nach zwei Stunden ist alles eingetütet
und Peer ist sich kurz darauf wie immer sicher, sich beim Kauf
komplett vertan zu haben. Erst ab dem zweiten Bier legt sich die
Anspannung.

SAMSTAG, 12. AUGUST 2006, Straubing

Isabella bekam am Dienstag eine SMS: Ihr Exfreund Daniel ist
übers Wochenende mit seinen beiden Töchtern in Straubing. Da
sich Isabella noch immer gut mit ihm versteht und sogar Taufpatin
eines der Mädchen ist, verabredeten wir, uns alle bei Isabellas
Eltern zu treffen, und machten uns gestern nach der Arbeit ebenfalls auf den Weg. Außerdem herrscht in Straubing Ausnahme-
zustand wegen des Gäubodenvolksfestes – und für eine Maß Bier
und ein paar Stunden Gaudi im Festzelt sind wir allemal zu haben.

Isabellas Patenkind Nina, ein bildhübscher, schwer pubertieren-
der Teenager, hatte sie am Telefon so lange bekniet, bis sie versprach, heute mit ihr zum Dirndl-Shopping zu gehen und danach
gemeinsam über die Feiermeile zu stolzieren.

Als wir gestern Abend nach fünf Stunden Fahrt aus dem Auto stiegen, rannten uns die Mädchen schon entgegen. Drinnen im Wohnzimmer lag Daniel auf dem Sofa, vor sich ein Bier. Obwohl er seit 15 Jahren nicht mehr mit Isabella zusammen ist, fühlt er sich bei meinen Schwiegereltern immer noch wie zu Hause und genießt als Isabellas erste große Liebe offenbar Sonderrechte. Er zappte durch die Fernsehkanäle und machte dabei ein Gesicht, als ob ihm jemand die Fußnägel herauszöge.

»Na, Daniel«, sagte ich. »Anstrengende Fahrt gehabt?«

»Hör bloß auf. Mein Unterleib tut saumäßig weh.«

Er hielt sich stöhnend die Hand aufs Gemächt, doch bei ihm weiß man nie, ob er gerade einen seiner Witze macht. Am besten gar nicht beachten. Exfreunde können unberechenbar sein, erst recht, wenn sie Kinder haben und schon wieder geschieden sind.

»Dann will ich mal nicht stören«, sagte ich und ging in die Küche.

»Er hat sich vor drei Tagen sterilisieren lassen«, erzählte mir meine Schwiegermutter dort.

Hoppla. Ich hatte zwar gehört, dass er eine neue Freundin mit drei Söhnen hat. Aber sich deshalb sterilisieren lassen? Was für ein Luxusproblem! Anscheinend ist die Familienplanung abgeschlossen. Also ratsch und durch.[52]

MITTWOCH, 16. August 2006, Berlin-Friedenau

Wir sind wieder auf Wohnungssuche. Nachdem ich mich mühsam von der Arbeit abgeseilt habe, hetze ich zum Auto, um pünktlich zu einer Einzelbesichtigung nach Friedenau zu kommen: vier Zimmer und Dachterrasse. Langsam schiebt sich der Verkehr über die Leipziger und die Potsdamer Straße in Richtung Potsdamer Platz und weiter zum Innsbrucker Platz. Ich habe Isabella schon

---

52 Nur am Rande sei bemerkt: Wer sich sterilisieren lässt, hat grundsätzlich keinen Anspruch mehr darauf, dass seine Krankenkasse sich an den Kosten einer künstlichen Befruchtung beteiligt, und kann laut Punkt 2 der Richtlinien des G-BA lediglich versuchen, eine Ausnahmegenehmigung zu erwirken.

dreimal anrufen wollen, doch sie hört wie so oft ihr Handy nicht klingeln.

Endlich angekommen, finde ich in den engen, zugeparkten Friedenauer Straßen keinen Parkplatz. Zwei Querstraßen von der Wohnung entfernt gibt es endlich eine Lücke. Ich setze mich im Laufschritt in Bewegung. Die Wohnung liegt im fünften Stock. Als auf mein Klingeln hin der Summer ertönt, reiße ich die Tür auf und renne die Treppen hoch – gäbe es einen Fahrstuhl, könnten wir uns die Wohnung nicht leisten. Verschwitzt und schwer schnaufend wanke ich durch die Tür in den Flur, wo mich Isabella und ein etwa 30-jähriger Makler mit Prinz-Eisenherz-Frisur empfangen.

»Hauser. Schön, dass Sie doch noch kommen konnten«, sagt der Makler lächelnd. »Ich habe Ihrer Frau schon mal ein paar Zimmer gezeigt.«

Isabella funkelt mich böse an.

»Schau lieber mal auf dein Handy«, zische ich ihr statt einer Entschuldigung ins Ohr.

Die Wohnung ist ein rechtwinkliger Haken und völlig abgewohnt. Investitionsbedarf ohne Ende – und das bei 280.000 Euro Kaufpreis. Die Dachterrasse ist nett, doch von zwei anderen Wohnungen aus einsehbar. Das fehlte noch.

Herr Hauser erzählt, dass er derzeit ständig von Briten und Skandinaviern angerufen werde, die zwei, drei Millionen Euro auf der hohen Kante hätten und von ihm ganze Mietshäuser kaufen wollten. Soll heißen: Lange wird's in Berlin keine Altbauten zu erschwinglichen Preisen mehr geben.

Nice try, Mister Hauser. Aber lass mal gut sein.

SONNTAG, 20. AUGUST 2006
In der Redaktion steht eine Kiste, in die Kollegen Bücher werfen, die sie nicht mehr brauchen. Aus dieser Kiste habe ich am Freitag Doris Lessings Roman »Das fünfte Kind« gefischt.

Ich hätte das Buch nicht lesen sollen. Es handelt von Harriet, einer jungen Frau, die sich in den 1960er Jahren in einen Mann verliebt und ihn heiratet, um mit ihm ihren Traum vom Glück zu verwirklichen: eine traditionelle Familie mit möglichst vielen Kindern. Mithilfe der Eltern kaufen sie sich ein eigentlich viel zu großes Haus und in den nächsten sechs Jahren bringt Harriet tatsächlich vier Kinder zur Welt. Die mehr oder weniger gutgemeinten Ratschläge aus ihrem Umfeld, sich nicht zu sehr auf ihren Kinderwunsch zu fixieren oder nach den ersten Kindern wenigstens eine längere Pause einzulegen, ignoriert sie. Kurz nach der Geburt des vierten Kindes wird Harriet erneut schwanger. Und dieses Mal ist alles ganz anders. Harriet muss sich gegen das Kind buchstäblich wehren, denn es jagt ihr durch seine unaufhörlichen schmerzhaften Tritte zunehmend Angst ein.

Endlich kommt das Baby zur Welt. Ben ist ein hässliches Kind mit gelber Haut, struppigem Haar und unförmigem Schädel, mehr Gnom als Mensch. Er wächst schnell, wird bärenstark, immer aggressiver und terrorisiert bald die ganze Familie. Hund und Katze fallen ihm zum Opfer und niemand weiß, ob er sich nicht als Nächstes seine Geschwister vorknöpft.

Als sie sich keinen Rat mehr wissen, lassen ihn die Eltern in eine Anstalt bringen. Dies wiederum bereitet Harriet solche Gewissensbisse, dass sie ihn nach einiger Zeit zurückholt.

Bald ziehen sich nicht nur die anderen Kinder von ihr zurück, auch die früher so zahlreichen Besuche von Eltern und Freunden hören auf. Nach vielen Jahren des Duldens und Leidens schließt sich Ben seinen Schulfreunden an und verlässt die Familie für immer.

Ich bin erschüttert, weil das Buch für mich nur eine Aussage hat: Hochmut rächt sich. Wer immer mehr will und das Schicksal herausfordert, bekommt am Ende das, was er am wenigsten wollte.

SAMSTAG, 26. AUGUST 2006

Isabella und ich haben heute für 17.000 Euro einen Gebraucht-wagen gekauft: einen Kombi, royalgrau, ein Jahr alt. Ein Familien-auto, eigentlich zu groß für uns.

Doch ich will eine selbsterfüllende Prophezeiung herauf-beschwören. Ich bin fest davon überzeugt: Haben wir erst mal einen Kombi, kommt irgendwann auch das Kind dazu. Zudem ist ein Auto bekanntermaßen ein Statussymbol.

Was ist unser Status? Auf-ein-Kind-Wartende? Vom-Schicksal-Ausgebremste? Möchtegerneltern?

SAMSTAG, 2. SEPTEMBER 2006

Ein hoher Festsaal mit großen Fenstern, warmes Spätsommer-wetter, gut gelaunte Gäste – alles ist angerichtet für eine rauschende Hochzeitsfeier. Heute Morgen wurden Peer und Heike kirchlich getraut. Nach einer Stadtrundfahrt in einem gemieteten Doppel-stockbus sind wir jetzt bereit, es krachen zu lassen.

Als es dämmert, schwärmen wie auf Kommando unzählige Mücken durch die offenen Fenster in den Saal und stürzen sich auf die frei zugänglichen Hautareale, die ihnen 100 Gäste dank ärmel-loser Kleider, kurzer Röcke, geöffneter Hemdkragen und haarloser Schädel darbieten. Die Insekten laben sich am Blut-Büfett – be-gleitet vom Wedeln, Schütteln und Patschen der Opfer. Dazwischen sind verstohlene Flüche zu vernehmen. Mückenschutz hat kaum jemand einstecken und als die wenigen Sprays und Flaschen die Runde machen, ist es für die meisten zu spät.

Als sich eine halbe Stunde später die Nacht herabgesenkt hat, verschwindet der Spuk so schnell, wie er gekommen war. Die Frau mir gegenüber, deren atemberaubendes Kleid besonders viel Haut sehen lässt, zählt 84 Stiche.

Hochzeitsfeiern folgen ungeschriebenen Gesetzen: Nach dem Essen übergeben die Gäste ihre Geschenke, erinnern an alte Zeiten und wünschen dem Brautpaar Glück, Zufriedenheit – und reichen

Kindersegen. Keiner käme auf den Gedanken, es könnte nichts werden mit der Nachkommenschaft.

Ich denke an unsere eigene Hochzeit vor zwei Jahren. Manche Anspielung auf unseren noch nicht vorhandenen Nachwuchs war echt derb – was würden die Leute heute wohl sagen?[53]

DONNERSTAG, 14. SEPTEMBER 2006, Redaktion, Berlin

Ich werde heute 36. Habe gestern bis in die Nacht Kuchen gebacken, den ich zusammen mit einigen Sektflaschen auf einen Konferenztisch stelle. Einer nach dem anderen kommen, vom Duft angelockt, Kollegen herbei und stoßen mit mir an.

»Glückwunsch!«, sagt Dieter, ein älterer, mit allen Wassern gewaschener Reporter und tätschelt mir die Wange. Ich kenne ihn nur flüchtig, trotzdem tut er immer mächtig vertraut.

»Na«, fängt er an, »wie sieht's aus mit der Familienplanung? Wird das noch was?«

Trotz dreier Gläser Sekt in meinem Blut höre ich die Alarmglocken schrillen. Großhirn an Mund: Schließen! Infos, die man Dieter liefert, finden wie von selbst ihren Weg in fremde Ohren. Ich reiße mich zusammen.

»Mal sehen. Denke schon.«

Nur nicht erpicht wirken oder gar von Problemen reden.

»Man steckt halt nicht drin, was? Hehe«, kalauert er und ich bin froh, dass mir der nächste Gratulant auf die Schulter tippt.

---

53 Was ich zum Glück erst viel später erfuhr: In eine Holzkiste, in die wir auf unserer eigenen Hochzeitsfeier eine Flasche Rotwein einnagelten und die wir erst nach fünf Jahren wieder öffnen sollten, hatten die Initiatoren dieses Gags diverse Babyutensilien wie Schnuller und Klappern geschmuggelt – sowie Zettel, auf denen die Hochzeitsgäste notiert hatten, wie sie sich uns in fünf Jahren vorstellten. Wir öffneten die Kiste im Mai 2009. Fast alle hatten sich uns damals als glückliche Eltern zweier Kinder vorgestellt und wäre nicht zu diesem Zeitpunkt Marie bereits auf der Welt gewesen, wäre dieser Schuss mächtig nach hinten losgegangen.

MITTWOCH, 20. SEPTEMBER 2006

Heute Morgen fiel mir ein Magazinartikel aus dem vorigen Herbst ein.[54] Darin ging es um ungewollt kinderlose Paare. Der deutsche Gesetzgeber, hatte es da geheißen, treibe die Leute ins Ausland, da die Vorschriften bei uns so streng seien. Das fand ich damals eine krasse Feststellung – obwohl ich das Thema IVF noch gar nicht auf dem Schirm hatte. Nach Feierabend schaue ich in das Onlinearchiv des »SPIEGEL«. Der Artikel kostet 50 Cent. Nach wenigen Sekunden liegt er auf meiner Festplatte.

Im Text geht es unter anderem um die wachsende Zahl deutscher Frauen, die nach Spanien, Belgien, Tschechien, in die Slowakei oder nach Polen pilgern, um ihre Eizellen besamen zu lassen. Von »Fruchtbarkeitstourismus« ist die Rede – weil das deutsche Embryonenschutzgesetz es deutschen Ärzten verbiete, Frauen aus einer größeren Menge von Embryonen den oder die besten einzusetzen. Dies sei im Ausland kein Problem – und geschehe dort zudem nicht schon am zweiten oder dritten, sondern oft erst am fünften Tag. Zu diesem Zeitpunkt könne man viel besser absehen, welche Embryonen sich gut entwickelt hätten, und würde auch nur diese verwenden. In Deutschland müssten alle eingesetzt werden, auch wenn man schon wisse, dass sich aus manchen nie ein Kind entwickeln könnte.

Dann stoße ich auf das Zitat eines Mediziners, der in Bregenz eine Kinderwunschpraxis betreibt. Seit die Kassen in Deutschland nur noch die Hälfte der Behandlungskosten zahlen, sagt dieser Prof. Herbert Zech, säßen in seinem Wartezimmer 50 Prozent mehr deutsche Paare. Ein paar Sätze weiter lese ich von einer Schwangerschaftsrate von über 50 Prozent.

Ich spüre eine große, heiße Hoffnung in mir aufsteigen. Bregenz – das ist doch da unten am Bodensee, gar nicht weit weg von Feldkirch, wo Isabellas Schwester wohnt! Dort hätten wir

---

54   Marion Kraske, Udo Ludwig: »Die Babygrenze«, in: »DER SPIEGEL« 46/2005, S. 108–118.

gleich ein Quartier und moralischen Beistand dazu! In meinem Kopf beginnen die Zahnräder zu rattern.

Ich zwinge mich zur Ruhe und überfliege die restlichen Seiten. Sie enthalten Vorschläge deutscher Mediziner, das Embryonenschutzgesetz zu modernisieren. Der Gesetzgeber, heißt es weiter, traue sich nicht an das Thema heran. Sobald es um die Selektion von Embryonen gehe, sei man in Deutschland gedanklich sofort bei den Nazis, bei Mengele und der Unterscheidung zwischen lebenswert und lebensunwert. Daran wolle sich keine politische Partei die Finger verbrennen.

Aus dieser Richtung ist also so schnell keine Hilfe zu erwarten. Jetzt mal ganz ruhig bleiben: Auf keinen Fall darf ich Isabella mit meiner Idee überfallen. Noch haben wir nicht einmal entschieden, ob wir uns überhaupt eine Behandlung zutrauen. Trotzdem bin ich euphorisch, als ich endlich ins Bett gehe. Der Gedanke an Österreich fühlt sich an wie ein Cocktail aus Aufputsch- und Beruhigungsmitteln und erzeugt ein entspanntes Kribbeln.

Mensch, 50 Prozent!

SAMSTAG, 30. SEPTEMBER 2006

Wie weit sind wir gekommen in unserer Besinnungsphase? Da sich vor allem Isabella besinnen wollte, warte ich auf Zeichen von ihr und versuche, das Thema künstliche Befruchtung nicht zu erwähnen. Sie hatte im Sommer von einem halben Jahr gesprochen, in dem sie nichts davon hören wolle. Demnach würde eine Entscheidung über unser weiteres Vorgehen frühestens Anfang des neuen Jahres fallen.

Ich weiß, was Isabella umtreibt: dass sie als gläubiger Mensch, der im Begriff ist, Gott in sein Schöpfungshandwerk zu pfuschen, eine Strafe zu erwarten hat. Dass sie eine ICSI möglicherweise nicht durchsteht. Dass bei ICSI-Kindern die Gefahr, missgebildet oder geistig behindert zu sein, vielleicht doch erhöht ist und wir uns dann unser Leben lang Vorwürfe machen, ein unkalkulierbares Risiko eingegangen zu sein. Ich musste ihr deshalb kürzlich auf einem Herbstspaziergang am Landwehrkanal hoch und heilig versprechen, dass eine Abtreibung auch dann nicht infrage kommt, wenn sich herausstellen sollte, dass unser Baby behindert zur Welt käme.[55]

Innerlich hatte ich mir gesagt, dass die Wahrscheinlichkeit trotz allem gering sei. Eine ehrliche Auseinandersetzung mit dem Thema Behinderung sieht wohl anders aus. Doch habe ich Isabella deshalb belogen?

Als ich mich damals, vor über neun Jahren, in sie verliebte, dachte ich, dass ich von da an auf der Gewinnerseite des Lebens stünde – dass uns nichts und niemand etwas anhaben könnte, solange wir nur zusammenhielten. Und jetzt will ich sie sehenden Auges ihre Gesundheit ruinieren lassen.

*

Gehen Frauen, die sich einer IVF- oder ICSI-Behandlung unterziehen, ein Risiko für ihre eigene Gesundheit ein?
Unabhängig von den möglichen Folgen einer Behandlung, die auf den Aufklärungsbögen zu IVF und ICSI aufgelistet sind und deren Kenntnisnahme man durch seine Unterschrift bestätigt, sollten sich Paare vor einer Behandlung zumindest über Folgendes im Klaren sein: Durch die hormonelle Stimulation der Eierstöcke können diese »überstimuliert« werden (ovarielles Hyperstimulationssyndrom). Dadurch kann sich Wasser im Bauchraum oder Gewebe sammeln. Im schlimmsten Fall können sich Blutgerinnsel bilden, es kann zu Atemnot oder Nierenversagen kommen. Wird der Frau mehr als ein Embryo eingesetzt, droht

---

55 Damit hätten wir uns klar in der Minderheit befunden. Die allermeisten Paare, bei deren Kindern vor der Geburt mittels der sogenannten Pränataldiagnostik eine Behinderung diagnostiziert wird, entscheiden sich für eine Abtreibung. Allein bei Föten mit Trisomie 21 – auch als Down-Syndrom bekannt – liegt nach einer Schätzung des Behindertenbeauftragten der Bundesregierung die Abtreibungsquote bei über 90 Prozent. In Deutschland ist zudem seit 1995 bei nachgewiesener »medizinischer Indikation« die Abtreibung behinderter Föten bis kurz vor der Geburt erlaubt.

zudem eine Mehrlingsschwangerschaft mit allen unkalkulierbaren Risiken wie etwa einer Fehl- oder Frühgeburt. Ist die Frau bereits älter als 35, ist das Risiko einer Fehlbildung oder Fehlgeburt ohnehin erhöht. Schließlich besteht insbesondere bei vorgeschädigten Eileitern das Risiko einer Eileiterschwangerschaft.

Ist bei einer künstlichen Befruchtung das Risiko einer Fehl- oder Totgeburt beziehungsweise einer Fehlbildung des Kindes generell erhöht? Nach den Zahlen des Deutschen IVF-Registers für 2009 kam es bei 3124 durch IVF erzielten Schwangerschaften in 19,81 Prozent der Fälle zu einer Fehlgeburt (Abort). Bei den 9.972 durch ICSI erreichten Schwangerschaften war dies bei 20,23 Prozent der Fall, bei 259 Schwangerschaften nach einer Kombination aus IVF und ICSI (IVF/ICSI) in 17,37 Prozent der Fälle und bei den 3.302 durch Kryotransfer erzielten Schwangerschaften in 24,86 Prozent der Fälle. Hinzu kamen 0,93 (IVF), 1,21 (ICSI) beziehungsweise 0,77 Prozent (IVF/ICSI) Schwangerschaftsabbrüche (induzierte Aborte und fetale Reduktionen). Totgeburten traten in 0,93 (IVF), 0,63 (ICSI) beziehungsweise 0,43 Prozent (IVF/ICSI) der Fälle, Fehlbildungen bei 1,29 (IVF), 0,89 (ICSI) beziehungsweise 1,28 Prozent (IVF/ICSI) der geborenen Kinder auf.[56]

Zuweilen werden durch das Umfeld betroffener Paare diffuse Ängste geschürt, dass eine »unnatürliche« Befruchtung auch zu »unnatürlichen« Kindern führen müsste. Das ist grober Unfug und wissenschaftlich durch nichts bewiesen!

---

56 Die Jahresberichte des Deutschen IVF-Registers (DIR) sind die einzige umfassende und öffentlich zugängliche Datenquelle, wenn es um Anzahl und Erfolgsquoten von in Deutschland durchgeführten assistierten Reproduktionen geht. Die Zahlen werden von den IVF-Zentren regelmäßig an das Register gemeldet – eine unabhängige Kontrolle erfolgt jedoch nicht. Aufgabe des DIR ist nach eigenen Angaben das Sammeln, Auswerten und Publizieren dieser Daten. Interessante Informationen zu Geschichte und Arbeitsweise des DIR enthält das Buch von Ricardo E. Felberbaum et al.: »Das deutsche IVF-Register 1996 bis 2006. 10 Jahre Reproduktionsmedizin in Deutschland«, Heidelberg (Springer) 2007. Leider bietet das Buch keinen Vergleich der DIR-Zahlen mit denen internationaler Einrichtungen. Eine Einordnung der Tätigkeit des DIR auf europäischer Ebene bietet der Beitrag »Qualitätssicherung und Qualitätskontrolle in der Reproduktionsmedizin« von M. S. Kupka et al., veröffentlicht in »Der Gynäkologe« 2009, kostenlos erhältlich unter »Literatur« auf www.deutsches-ivf-register.de.

Tatsächlich weisen manche Studien bei IVF- und ICSI-Schwangerschaften ein leicht erhöhtes Abort- und Fehlbildungsrisiko aus. Vieles deutet jedoch darauf hin, dass gerade Letzteres nichts mit der Art der Befruchtung oder der Qualität des Spermas zu tun hat, sondern mit dem in vielen Fällen fortgeschrittenen Alter und der dadurch eingeschränkten Fruchtbarkeit des Vaters oder der Mutter. Manche Experten gehen sogar so weit zu sagen, dass das Risiko – verglichen mit »alten« Eltern, die auf natürlichem Weg Kinder bekommen – sogar geringer sei, da viele Störungen bereits während der Behandlung entdeckt werden könnten.

Spielen Vorerkrankungen der Eltern eine Rolle?
Das ist durchaus möglich. Vor Beginn der Therapie werden Kinderwunschpaare deshalb detailliert zu ihren Erkrankungen befragt. So werden Frauen, die von Schilddrüsenerkrankungen, Chlamydieninfektionen oder dem Polyzystischen Ovarialsyndrom (PCOS) betroffen sind, vor und während einer Schwangerschaft besonders engmaschig überwacht, um Komplikationen möglichst früh zu erkennen.

Welche Rolle spielt die Präimplantationsdiagnostik (PID) im Zusammenhang mit künstlicher Befruchtung?
Was genetische Vorerkrankungen und deren Weitergabe an die Nachkommen betrifft, so ist es Eltern in Deutschland seit 2011 unter bestimmten Bedingungen erlaubt, außerhalb des weiblichen Körpers befruchtete Eizellen auf Chromosomen-Anomalien und Erbkrankheiten untersuchen und bei deren Vorhandensein nicht in die Gebärmutter einsetzen zu lassen.[57] Die PID ist dann zulässig, wenn Eltern-

---

57 Seinen Niederschlag fand der Beschluss des Bundestages vom 7. Juli 2011 im »Gesetz zur Regelung der Präimplantationsdiagnostik« vom 21. November 2011, das am 8. Dezember 2011 in Kraft trat (Bundesgesetzblatt, Jahrgang 2011, Teil I, Nr. 58 – einsehbar unter www.bgbl.de). Im Oktober 2012, also über ein Jahr nach dem Parlamentsbeschluss, lag allerdings noch immer keine Rechtsverordnung vor. Doch ohne »Spielregeln« für die Praxis, wie sie Paragraf 3a, Absatz 3 des Gesetzes fordert, bleibt die PID faktisch verboten (vgl. Eva Richter-Kuhlmann: »Präimplantationsdiagnostik in Deutschland: Zwangspause trotz Erlaubnis«, in: »Deutsches Ärzteblatt« 17/2012, S. 17).

teile die Veranlagung zu einer schwerwiegenden Erbkrankheit haben oder eine Fehl- beziehungsweise Totgeburt wahrscheinlich wäre. Bis dahin war nur die von vielen Kinderwunschzentren angebotene Polkörperdiagnostik erlaubt, mit deren Hilfe sich zumindest Störungen seitens der Frau ausschließen lassen.

Gibt es Abweichungen in der geistigen Entwicklung von IVF- und ICSI-Kindern?
Verschiedene Studien haben bislang keinerlei Zusammenhang zwischen der Art der Zeugung von Kindern und ihrer geistigen Entwicklung gezeigt.

*

MONTAG, 9. OKTOBER 2006, Saumane-de-Vaucluse, Frankreich
Endlich Urlaub! Mit unserem neuen Auto machen wir uns auf den Weg in die Provence, vorbei am Neuenburgersee, hinab zum Genfer See, über Lausanne, an Genf vorbei, über spektakuläre Talbrücken nach Frankreich, vorbei am Mont-Blanc-Massiv und über Lyon am Lauf der Rhone entlang in Richtung Süden. Da: Avignon Sud/Apt, unsere Ausfahrt.

Die vergangene Nacht verbrachten wir kurz vor der Schweizer Grenze bei einem befreundeten Paar: Franziska und Arno. Die beiden hatten wir vor zwei Jahren im Urlaub in der Bretagne kennengelernt und mit ihnen nachts am Meer gemeinsam diverse Flaschen Rotwein geleert. Damals hatten wir uns vorgenommen, ein Revival zu feiern, sobald unsere Kinder laufen könnten. Doch diese lassen auch bei ihnen auf sich warten.

Da Franziska erkältet war, blieb gestern Abend nur wenig Zeit zum Quatschen – schon gar nicht über das Thema Kinderwunsch. Isabella erwähnte nur, dass wir uns mittlerweile in ärztliche Behandlung begeben hätten. Franziska erzählte von einer Hormonbehandlung, für die sie sich nach langem Zögern entschieden hätten, aber dass sie beide eine künstliche Befruchtung ablehnen.

Um sich wirklich unterhalten zu können, hätte es eines längeren Anlaufes bedurft. Dafür reichte die Zeit nicht und wohl auch nicht das Redebedürfnis. Vielleicht sind andere Betroffene einfach nicht die richtigen Gesprächspartner?

DIENSTAG, 10. OKTOBER 2006,
Provence Country Club, Saumane-de-Vaucluse, Frankreich
Unser Quartier: Ein Apartment am Rande eines Golfplatzes mit Blick auf die Höhenzüge des Luberon und der Alpillen. Davor liegt die Golfanlage, über die vorwiegend ältere Herrschaften mit lustigen weißen Schirmmützen ihre Caddies ziehen. Ab und zu hört man ein metallisches Klacken. Ansonsten herrscht Ruhe.

DONNERSTAG, 12. OKTOBER 2006,
Zisterzienserabtei Notre-Dame de Sénanque, Frankreich
Bernhard von Clairvaux, Gründer des Zisterzienserordens, war ein leidenschaftlicher Verfechter der Einfachheit. So befürchtete er, Bilder in Kirchen und Klöstern könnten die Mönche vom Wesentlichen abhalten: dem Lesen, Beten und Meditieren. Demzufolge ist dieses Kloster eher klein und schlicht, strahlt aber Klarheit und Erhabenheit aus.

An der Eingangstür der Klosterkirche hängt der »Dienstplan« der Mönche: um 4.30 Uhr aufstehen, danach bis 20.15 Uhr Programm. Am Sonntag darf bis 5.30 Uhr geruht werden. Über die Klostermauer erhasche ich einen Blick in den weitläufigen, für Besucher nicht zugänglichen Garten, in dem gerade ein Mönch gewaschene Bettlaken auf die Leine hängt.

Nachdem wir die Anlage besichtigt haben, wollen wir die vier Kilometer aus dem Tal über einen Bergrücken bis in das Dorf Gordes wandern. Dummerweise verlaufen wir uns, weil die Beschilderung an den Bäumen zu wünschen übrig lässt und Isabella

die Karte nicht richtig gelesen hat. So landen wir auf der gegenüberliegenden Seite des Bergrückens.

»Na toll«, entfährt es mir. »Da hat wohl jemand keine Ahnung
vom Kartenlesen gehabt.«

»Hättest ja selbst mal reinschauen können«, faucht Isabella
zurück. »Aber du wusstest ja wieder mal alles besser und bist
einfach losgerannt.«

Die Nerven liegen blank, kurz darauf schreien wir uns an. Ich
habe keine Ahnung, warum wir beide derart böse auf den anderen
sind. Gut, dass uns keiner zuhört. Fast keiner. Plötzlich taucht
ein Mönch mit erschrockener Miene hinter einem Baum auf und
strebt schweigend in Richtung Kloster. Isabella weint mittlerweile
und ist ein Stück in den Wald gegangen. Ich folge ihr und nehme
sie vorsichtig in den Arm, obwohl ich selbst noch stinksauer bin.
Doch auf wen eigentlich oder auf was?

Als wir uns wieder beruhigt haben, bietet sich uns ein traum-
hafter Blick ins Tal auf die in der Mittagshitze dösende Abtei. Wir
kehren um und nehmen den Wagen, um auf der Rückfahrt einen
Abstecher nach Gordes zu machen.

MONTAG, 16. OKTOBER 2006, Frankreich
Quartierwechsel. Über das quirlige Aix-en-Provence fahren wir
in Richtung Côte d'Azur, bis wir Fréjus erreichen. Von dort geht's
hinauf ins bergige Hinterland. Unser Ziel heißt Le Muy, ein Nest
hinter Draguignan, wo wir ein Zimmer im Hotel L'Oree du Bois
gebucht haben.

MITTWOCH, 18. OKTOBER 2006, Frankreich
Vom L'Oree du Bois, das keineswegs an einen Wald grenzt, dafür
aber an einem riesigen Verkehrsrondell liegt, fahren wir über das
Garnisonsstädtchen Draguignan in Richtung Verdonschlucht –
mit 21 Kilometern Länge und bis zu 700 Metern Tiefe der größte
Cañon Europas. Von Draguignan aus soll die Fahrt laut Führer

etwa 45 Minuten dauern. Wir schieben uns durch den dichten Vormittagsverkehr. Als wir die Stadt endlich hinter uns lassen, steigt die Straße weiter an in Richtung Berge. Neben uns ragen schroffe Hänge auf, abgelöst von Schluchten, die direkt neben der Straße steil in die Tiefe fallen. Wir fahren durch eine Art Mondlandschaft, teilweise militärisches Sperrgebiet, mit einem Kasernenkomplex mittendrin. Dann und wann rumst es markerschütternd – Schießübungen vermutlich.

Isabella bekommt plötzlich eine ihrer Angstattacken, glaubt, dass wir jeden Moment von Geschossen getroffen oder mit dem Auto abstürzen werden.

»Fahr doch langsamer«, bittet sie immer wieder.

Anfangs bin ich ungehalten. Warum glaubt sie mir nicht einfach, dass es hier nicht gefährlich ist?

»Wenn sie schon auf uns schießen, ist es doch viel besser, wir beeilen uns«, versuche ich es im Spaß.

Isabella krallt sich mit beiden Händen am Türgriff fest.

Plötzlich begreife ich, dass das hier kein theatralisches Getue ist. Kurz überlege ich, umzukehren, dann halten wir am Straßenrand. Wir beschließen, dass ich auf sie Rücksicht nehme und sie ab sofort versucht, nicht nach vorn auf die Straße zu schauen, sondern in den Reiseführer.

Ab da geht es besser und nach einer knappen Stunde erreichen wir das Städtchen Castellane. Wir bummeln durch den Ort, lassen uns in der Bäckerei auf »deux Café crème« nieder und beobachten den Bäcker, der gerade Mittagspause hat und am Nachbartisch zu seinem einfachen Mahl ordentlich Rotwein aus einem Tetrapak trinkt.

Wir steigen ins Auto und fahren in Richtung Schlucht. An einem Aussichtspunkt hoch über dem Fluss parken wir und genießen den Blick über den Cañon.

Auf einer Info-Tafel ist ein Wanderweg beschrieben, der in drei Stunden zu bewältigen ist, wenn man ein paar Abkürzungen nimmt. Ich habe eine Idee.

»Vous êtes ici.« Ich tippe auf die Tafel. »Wir sind hier. Jetzt ist es 14.30 Uhr, das können wir gut schaffen. Im Kofferraum sind unsere Trekkingschuhe«, sage ich.

»Du willst doch nicht im Ernst jetzt da runterklettern!« Isabella ist entsetzt.

»Was denn sonst?«

»Ohne mich. Ich bin doch nicht verrückt. Wir stürzen uns hier ja zu Tode.«

Da ist sie wieder, die Panik in ihren Augen.

»Isabella, Schatz! Lass es uns wenigstens versuchen. Ich fotografiere meinetwegen sogar die Tafel hier, damit wir unterwegs auf dem Display immer auf die Route schauen können.«

Nur mit Mühe überzeuge ich sie davon, dass keine Gefahr droht und wir jederzeit umkehren können.

Der Weg ist bei Weitem nicht so spektakulär, wie er von oben aussah. Wir steigen etwa 450 Meter in die Schlucht hinab, ohne einmal wegzurutschen, geschweige denn anderen Gefahren zu begegnen. Um kurz nach 16 Uhr sind wir unten. Ohrenbetäubend rauscht der Verdon an uns vorbei. Ein Schild warnt davor, den Fluss zu überqueren. Plötzliches Hochwasser könne den Rückweg abschneiden. Ich ziehe Isabella weiter. Keine Zeit, um lange zu verweilen. Der Aufstieg wartet.

Als wir gerade wieder parallel zum Flusslauf losgegangen sind, stehen wir plötzlich vor einem Tunnel, der unter einer überhängenden Felswand hindurchführt. Das ist der schnellste Weg zurück zum Auto und wenn wir nicht in die Dämmerung kommen wollen, müssen wir wohl oder übel durch den Tunnel gehen. Ich hole die Taschenlampe aus dem Rucksack. Isabella ist kreidebleich.

»Wir gehen zusammen. Bleib ganz nah bei mir. Dir kann nichts passieren.«

Ich nehme sie am Arm und schreite zügig aus. Nach gut 100 Metern sind wir durch. Doch wie sich zeigt, war das nicht alles. Gleich dahinter kommt noch ein Tunnel, wenn auch ein deutlich kürzerer. Isabella hat verstanden, dass es keine andere Möglichkeit gibt, und läuft schweigend neben mir her.

Danach kraxeln wir in einer Stunde die 450 Höhenmeter wieder nach oben zum Parkplatz. Klatschnass geschwitzt kommen wir am Auto an.

*

Sind während einer Kinderwunschbehandlung Ängste, Panikattacken oder Depressionen bei Frauen normal?

Das kommt natürlich auf die Frau an, vor allem auf ihr Nervenkostüm sowie etwaige Vorbelastungen. Definitiv stellt jedoch eine Kinderwunschbehandlung nicht nur eine immense körperliche, sondern auch eine psychische Belastung dar. Jeder kann sich vorstellen, dass der Druck mit der Zahl fehlgeschlagener Versuche steigt. Eine Hormonbehandlung kann zu Stimmungsschwankungen führen, die ungleich stärker sind als die, die viele Männer bei ihrer Partnerin jeden Monat erleben. Gut bekannt und dokumentiert ist mittlerweile auch der Teufelskreis, in den Paare durch einen unerfüllten Kinderwunsch geraten können. Es beginnt oft mit dem Gefühl, nicht richtig zu funktionieren, keine Leistung zu erbringen, zu versagen. Dies wiederum führt in vielen Fällen zu Depressionen – übrigens auch bei Männern – und in der Folge nicht selten zu Beziehungskrisen bis hin zur Trennung. Deshalb sollten Paare frühzeitig die professionelle Hilfe eines Psychologen in Anspruch nehmen.

Können Angst- und Panikattacken körperliche Ursachen haben?

Ja. Häufig betroffen sind unter anderem Frauen, die unter Hashimoto-Thyreoiditis leiden. Dabei handelt es sich um eine bisher nicht heilbare Autoimmunerkrankung, bei der das Gewebe der Schilddrüse (Thyreoidea) vom eigenen Körper – genauer gesagt den T-Lymphozyten – als fremd erkannt und angegriffen wird. Obwohl sich zu Beginn der Krankheit auch eine Überfunktion (Hyperthyreose) zeigen kann, ist in aller Regel eine Unterfunktion (Hypothyreose) der Schilddrüse die Folge. Dies hat seine Ursache darin, dass sich die Schilddrüse durch die dauernden Attacken des Immunsystems entzündet und nicht mehr in ausreichendem Maß Hormone produziert. Frauen mit dieser Krankheit neigen zu Stimmungsschwankungen, Ängstlichkeit bis hin zu Panikattacken und Phobien.

Die Unterfunktion kann darüber hinaus auch der Grund dafür sein, dass eine Frau nicht schwanger wird. Der Erfolg einer IVF beziehungsweise ICSI hängt dann entscheidend davon ab, dass die Schilddrüsenwerte medikamentös gut eingestellt sind. Dazu gehört neben dem Wert für das die Thyreoidea stimulierende Hormon (TSH-Wert) auch der Wert für Prolaktin. Während ein erhöhter TSH-Wert auf unter 2 Milliunits pro Liter herabgeregelt werden sollte, empfiehlt es sich, den Prolaktin-Wert im oberen Drittel der Norm einzustellen.[58]

Was kann der Mann tun, um seiner Partnerin zu helfen?

Er sollte sie dazu ermutigen, mit einem Arzt organische Ursachen für die psychischen Probleme abzuklären. Kann insbesondere eine Hashimoto-Thyreoiditis ausgeschlossen werden, sollte die Frau sich an einen qualifizierten Psychologen wenden. Darüber hinaus gilt generell: Männer sollten ihren Frauen in dieser schwierigen Zeit nachsichtige, rücksichtsvolle und liebevolle Partner sein. Sie sollten nicht jedes Wort auf die Goldwaage legen und ihrer Frau ab und zu eine Freude außer der Reihe machen. Dass der Kauf von Babyschühchen und Schwangerschaftsratgebern nicht dazu gehört, dürfte sich von selbst verstehen.

*

---

58 Über den Zusammenhang von Schilddrüsen-Unterfunktion und unerfülltem Kinderwunsch informiert meines Erachtens sehr gut ein Beitrag aus dem Jahr 2003, der in einem Forum unter www.klein-putz.net/forum/viewtopic.php?t=9692 zu finden ist.

FREITAG, 20. OKTOBER 2006, Zisterzienserabtei Le Thoronet, Frankreich
Wir betreten die zweite der berühmten »drei provenzalischen Schwestern«. Wieder diese kahlen Steine. Kein Putz, kaum Holz, nur Steine. An einer Seitenwand in der Kirche steht eine wunderschöne hölzerne Marienstatue mit Jesuskind auf dem Schoß. In einem der Wirtschaftsgebäude finden wir in einer Wandnische eine hölzerne Olivenpresse aus dem 12. Jahrhundert mit einem in den Steinboden eingelassenen Auffangbecken für das Öl. Die Steine wirken benutzt, verfärbt, abgewetzt. Vor der Kirchtür steht ein grüner Baum, im Garten leuchten die roten Blätter eines Strauches, es gibt einen Brunnen, einen Weg.

Spüre ich hier, in diesen Mauern, Gott?

SONNTAG, 22. OKTOBER 2006
Tunnel, Meerblick, Tunnel, Meerblick – so geht das seit fast einer Stunde. Wir fahren die Autobahn oberhalb der Côte d'Azur entlang in Richtung Italien. Hinter der Grenze, bei Genua, schwenken wir in Richtung Norden, durchqueren die Po-Ebene und wenden uns hinter Mailand in Richtung Schweiz. Weil mir langweilig wird, beschließe ich, im Kanton Graubünden nicht durch den mautpflichtigen San-Bernardino-Tunnel, sondern über die alte Passstraße zu fahren. Ich hatte schon bessere Ideen. Als wir den Abzweig zum Tunnel hinter uns gelassen haben und Serpentine um Serpentine zum Pass auf 2065 Meter hochkraxeln, hüllt uns bald dichter Nebel ein. Isabella klammert sich schon wieder an den Türgriff und selbst ich verliere langsam den Spaß am Fahren.

Doch dann haben wir es geschafft. Ich muss pinkeln, halte deshalb auf der Passhöhe am Hospiz an, einem steinernen Gasthaus. Geschlossen! Also verrichte ich meine Notdurft an der Hausecke.

Auf der anderen Seite des Passes herrscht besseres Wetter und bald rollen wir in Richtung Österreich, wo wir uns bei Isabellas Schwester Suse und ihrem Freund Jonas als Übernachtungsgäste angemeldet haben.

DONNERSTAG, 2. NOVEMBER 2006, Berlin

Wenn ich auf meine Gehaltsabrechnung schaue, packt mich die Wut. Seit 2005 müssen Kinderlose einen Zusatzbeitrag von 0,25 Prozent in die gesetzliche Pflegeversicherung einzahlen! Während jedoch bei Leuten, die Kinder haben, differenziert wird und zum Beispiel auch Stiefeltern um den Zusatzbeitrag herumkommen, fragt bei Kinderlosen niemand nach, warum sie keine Eltern sind. Ich könnte sogar beweisen, dass ich unfruchtbar bin, doch das will niemand wissen.

Klar haben wir keine Ausgaben für die Versorgung von Kindern, klar ist der Zusatzbeitrag nicht exorbitant hoch. Doch ich fühle mich ungerecht behandelt, zumal die Einführung des Zusatzbeitrages eine Chance gewesen wäre, Kinderlosigkeit mit all ihren Facetten in den Blickpunkt zu rücken.[59]

DONNERSTAG, 16. NOVEMBER 2006, Neuköllner Oper, Berlin-Neukölln

Wir treffen uns nach der Arbeit, um uns in der Studiobühne der Neuköllner Oper Schuberts Liederzyklus »Die schöne Müllerin« anzuhören. Hübscher Einfall: Abwechselnd trällert er die bekannten Lieder von Liebe, Sehnsucht und Verzweiflung und sie, die Angebetete, trägt Texte aus Frauenzeitschriften als eine Art inneren Monolog vor. Es geht ihr dabei um praktische Dinge: Partnerschaft, Heiratsträume und – warum nicht? – Kinderwünsche. Das kann nicht gut gehen und so scheitern die beiden auch grandios.

Was mir gefällt: Die Funktion des murmelnden Baches als Sinnbild für Auszug, Wanderschaft und Tod übernimmt hier die

---

59 Tatsächlich wäre es sogar denkbar, ungewollte Kinderlosigkeit als Behinderung anzuerkennen. Damit fiele sie unter das Benachteiligungsverbot in Artikel 3 des Grundgesetzes (»Niemand darf wegen seiner Behinderung benachteiligt werden«). Viele Paare müssten dann vom Zusatzbeitrag befreit werden. Doch die Diskussion darüber dürfte eben nicht unter dem Zeichen des Geldbeutels geführt werden. Ungewollt Kinderlose sind weder gierig noch geizig! Wer bereit und in der Lage ist, pro IVF 1500 Euro und mehr auszugeben, der drückt das Geld für den Zusatzbeitrag locker ab. Worum es wirklich geht, ist das Schaffen von mehr Aufmerksamkeit und Verständnis für die Situation ungewollt Kinderloser in unserer Gesellschaft.

Straße. Per Beamer werden mit einer Autokamera gefilmte und beim Abspielen beschleunigte Fahrten durch Neuköllns Straßen und über den Stadtring an die Wand geworfen.

»Schön hat er gesungen«, seufzt Isabella, als wir die ausgetretenen Stufen hinunter zum Ausgang steigen.

»Und sie hat schön die ›Brigitte‹ auswendig gelernt«, necke ich sie.

»Ignorant. Wollen wir noch zum Italiener?«

SAMSTAG, 18. NOVEMBER 2006

Dies ist unser »Wendewochenende«. Nadine und Hugo aus Würzburg sind zu Besuch. Obgleich im Westen aufgewachsen, interessiert sich vor allem Hugo brennend für die DDR und die Zeit des Umsturzes. Als historisches Relikt hat er eine gut erhaltene – und ungeöffnete – Flasche Southern Comfort mitgebracht, die er mit seinem Vater vor dem Mauerfall auf dem Bahnhof Friedrichstraße im Intershop gekauft hatte. Mit feierlichem Ernst trug er die Flasche gestern in unser Wohnzimmer und platzierte sie vor uns auf dem Tisch. Für die einen ist es ein alkoholisches Getränk, für die anderen der Geist der Geschichte.

Heute fahren wir zum Mauerpark, dann zur Bernauer Straße, wo wir die Versöhnungskapelle auf dem ehemaligen Mauerstreifen besuchen. Abschließend laufen wir durch die Straßen rund um den Checkpoint Charlie und landen im Café Einstein am Gendarmenmarkt. Am Abend bitten uns die beiden völlig überraschend, kurz vor Silvester mit ihnen nach Usedom zu fahren und ihre Trauzeugen zu sein. Keine Feier, keine Familie. Nur wir vier.

*

Wir wanderten in dieser Zeit durch ein tiefes Tal, aber wir blieben nicht stehen. Wir hatten das Gefühl, immer noch selbst zu bestimmen, in welche Richtung wir gingen. Nachdem wir im Sommer einen eher verstörenden Einblick in die Kinderwunschmaschinerie erhalten und mehrere missglückte Inseminationen ertragen hatten, war es Zeit für eine Pause gewesen.

Sex nach Zeitplan, heimliche Besuche beim Arzt, Abschotten von Freunden – all diese Folgen unseres Entschlusses, uns bei unserem Kinderwunsch »helfen« zu lassen, mussten erst einmal in unser neues Leben integriert werden. Das erforderte Zeit. Die hatten wir uns genommen. Egal, was jetzt käme – wir würden uns dem besser gewachsen fühlen.

Trotzdem ließ sich die Angst, dass es trotz aller Anstrengungen am Ende nicht zu einem Kind reichen würde, nur schwer bekämpfen. Beruhigend war dagegen die Tatsache, dass wir noch längst nicht alle Möglichkeiten ausgeschöpft hatten, die die Fortpflanzungsmedizin Paaren heute zur Verfügung stellt. Im Gegenteil: Was wir bis dato unternommen hatten, waren nichts als erste Schritte gewesen, schüchterne Versuche und ein vorsichtiges Herantasten. Gut, es hatte nicht zu einer Schwangerschaft geführt. Aber irgendwie hatten wir das auch nicht erwartet.

Meine Diagnose war eindeutig und die einzige Erfolg versprechende Therapiemethode hatten wir noch nicht einmal ansatzweise ausprobiert. Diese Tatsache hatte auf mein Nervenkostüm eine eigenartig beruhigende Wirkung. Einerseits wollte ich so schnell wie möglich mit der ersten ICSI beginnen, andererseits nicht an den Punkt kommen, an dem es klappen musste, weil es danach keine andere Methode mehr geben würde. Dann würden nur noch ICSIs bleiben, an die sich weitere ICSIs reihten.

Gegen Ende des Jahres näherte sich auch unsere Pause ihrem Ende. Wir fühlten uns wieder sicher, geerdet, zuversichtlich und hatten die Kontrolle über unser Leben, unsere Zukunft zurückerlangt. Diese Kontrolle würden wir nicht mehr aus der Hand geben – auch wenn uns das zusätzlich Zeit kosten würde. Irgendwann würden wir schon am Ende des Tales ankommen.

Zeit seit der Diagnose: 360 Tage, Ausgaben: 1826,24 Euro

VI.

MIT FRISCHER KRAFT

Winter/Frühjahr 2006/2007

MONTAG, 11. DEZEMBER 2006

Gerade habe ich mir ein Herz gefasst und heimlich eine E-Mail an das Kinderwunschzentrum in Bregenz geschickt:

»Sehr geehrter Herr Prof. Zech,
durch Veröffentlichungen in der Presse wurden meine Frau, 33 Jahre alt, und ich, 36, auf Ihr Institut aufmerksam.

Vor etwa einem Jahr erfuhren wir, dass wir aufgrund schlechter Spermaqualität kaum auf natürlichem Weg Eltern werden können, und begaben uns in die Behandlung eines Kinderwunscharztes. Nach zahlreichen Untersuchungen teilte man uns mit, dass nur eine ICSI Erfolg verspräche. Um uns jedoch erst einmal an das Thema heranzutasten, stimmten wir im Sommer 2006 zwei Inseminationen zu, die aber nicht zu einer Schwangerschaft führten.

Daraufhin beschlossen wir, uns nicht sofort in eine ICSI zu stürzen, sondern uns zunächst in aller Ruhe mit dem Thema künstliche Befruchtung zu befassen. Mittlerweile ist die Entscheidung gefallen, es ab Anfang 2007 zu versuchen.[60]

Angesichts der begrenzten Erfolgsaussichten in Deutschland nahm auch der Wunsch Gestalt an, meiner Frau unnötigen Stress zu ersparen und unser Glück im Ausland zu versuchen, zum Beispiel bei Ihnen in Bregenz. Wir haben uns bereits im Internet über Ihr Institut informiert. Dennoch die Bitte: Wäre es möglich, dass Sie uns weitere Informationen zum Verlauf der Behandlung zukommen lassen, insbesondere die zu veranschlagenden Warte- sowie Behandlungszeiten?

Möglicherweise können Sie uns auch eine Art Ablaufplan zur Verfügung stellen, damit wir uns orientieren sowie unsere Urlaubstage planen können.«

---

60 Das war gelogen, klang aber zupackender. Außerdem ging die Tendenz in diese Richtung, auch wenn sich Isabella noch nicht entschieden hatte.

MITTWOCH, 13. DEZEMBER 2006

Die Antwort aus Bregenz ist da! Sie könnten uns demnach tatsächlich eine Therapie unter besseren gesetzlichen Voraussetzungen anbieten, als diese in Deutschland herrschen. Damit wir korrekt beraten werden können, bräuchten wir allerdings einen Vorbesprechungstermin. Diesen könnten wir aber auch bei einem Herrn Dr. Grün in Berlin wahrnehmen und anschließend zur Follikelpunktion nach Bregenz kommen.

Ein Blick auf die angehängte Preisliste verschlägt mir kurz die Sprache.

Eine ICSI kostet 3980 Euro – ohne Medikamente! Aber dafür haben sie einen Ansprechpartner in Berlin.

Ganz unten steht noch, dass das Honorar spätestens vor dem Embryotransfer bezahlt sein müsse. Dies könne bar oder per Banküberweisung erfolgen, wobei in jedem Fall ein Einzahlungsbeleg vorzulegen sei.

Vorkasse also. Ich sehe mich schon mit Geldkoffer das Institut betreten.

MITTWOCH, 20. DEZEMBER 2006

Die Antwort meiner Krankenkasse auf meine gestrige Anfrage ist da: Damit sich die Kasse an den Kosten beteiligt, dürfe eine künstliche Befruchtung nur nach den in Deutschland geltenden Bedingungen durchgeführt werden. Ärzte beziehungsweise Einrichtungen müssten eine Zulassung nach deutschem Recht haben. Folglich sei eine Kostenübernahme im Ausland grundsätzlich ausgeschlossen.

Die Kasse wäre nur bereit, sie Sache zu prüfen, wenn die ICSI-Behandlung im Ausland nach deutschem Recht ablaufe. Manche Leistungserbringer in Österreich würden die ICSI nach den deutschen Regelungen durchführen und mit den deutschen Vertragssätzen abrechnen. Sei dies bei uns der Fall, können wir den Behandlungsplan samt Kostenvoranschlag gern einreichen.

Beachten sollen wir zudem, dass wir für eine Antragstellung zwei im Abstand von mindestens zwölf Wochen ermittelte Spermiogramme benötigen.

SONNTAG, 24. DEZEMBER 2006, Straubing

Wir machen es! Isabella hat die Findungsphase für beendet erklärt. Es fühlt sich an wie ein Weihnachtsgeschenk, ein unsichtbares Päckchen voll flüchtiger Hoffnung. Egal: Wenn wir wieder in Berlin sind, erledigen wir den Verwaltungskram und suchen uns eine neue Kinderwunschpraxis!

DONNERSTAG, 28. DEZEMBER 2006, Berlin

Isabella schreibt eine E-Mail an ihre Krankenkasse mit folgenden Fragen: Kann unser Antrag auf Kostenübernahme für eine ICSI, der das Datum vom 12. Juni 2006 trägt, noch eingereicht werden oder ist ein neuer Antrag erforderlich? Wie lange dauert die Bearbeitung? Würde die Kasse auch eine Behandlung finanzieren, die im Ausland, zum Beispiel in Österreich, stattfindet?

FREITAG, 29. DEZEMBER 2006, Ostseebad Zinnowitz

Wir sind Trauzeugen und einzige Gäste der Hochzeit unserer Freunde Nadine und Hugo aus Würzburg. Sie haben sich für die Ruhe und Abgeschiedenheit der Insel Usedom entschieden.

Nach der kleinen Zeremonie am Mittag im Standesamt laufen wir zum Strand, wo wir bei Temperaturen um den Gefrierpunkt Sekt trinken – aus richtigen Gläsern.

Obwohl die beiden keinerlei Aufhebens um die Sache machen wollten, sind sie jetzt doch froh, dass Isabella einen Picknickkorb gepackt hat.

Immer wieder kommen Spaziergänger vorbei, fragen, was es zu feiern gibt, und gratulieren. So auch ein Mann von vielleicht Ende 30, der an jeder Hand ein quengelndes Kind hat und offenbar versucht, die zwei vom Wasser fernzuhalten.

»Schaut euch das hier gut an!«, ruft er den Frischvermählten grinsend zu. »So sieht's dann in ein paar Jahren auch bei euch aus.« Du ahnungsloser Blödmann.

SAMSTAG, 30. DEZEMBER 2006, Berlin

Gestern kamen die Antworten von Isabellas Krankenkasse: Den Antrag vom 12. Juni 2006 könnten wir gern noch einreichen, der Behandlungsplan sei ein Jahr lang gültig. Die Bearbeitung dauere einen Tag. Eine Kostenübernahme für eine im Ausland durchzuführende ICSI-Behandlung bedürfe dagegen einer etwas längeren Prüfung. Sie sei grundsätzlich nur dann möglich, wenn diese Behandlung den deutschen Rechtsnormen entspreche, was in der Regel nicht der Fall sei. Über einen Antrag müsse zudem die Hauptverwaltung entscheiden. Eigentlich hätten sie auf die letzte Frage besser »Nein« antworten sollen, als irgendeine nebulöse Hoffnung zu wecken.

FREITAG, 5. JANUAR 2007

Gerade telefonierte Isabella noch einmal mit ihrer Krankenkasse und stieß in der Hauptverwaltung auf eine Mitarbeiterin, die zwei wichtige Eigenschaften vereinte: Sie war freundlich *und* kompetent. Diese Frau verklickerte ihr, dass wir den Antrag auf Kostenübernahme doch besser noch einmal kurz vor der Behandlung stellen sollten, damit das Datum aktuell ist. Sei der Antrag zu alt, drohten Probleme. Genau wie wir es gedacht hatten.

Außerdem klopfte Isabella noch einmal in Sachen Ausland auf den Busch. Antwort: Die Behandlung müsse »von A bis Z« im Einklang mit dem deutschen Embryonenschutzgesetz erfolgen. Falls nicht, zahlt man alles selbst. Schließlich erklärte die Frau Isabella, welche Unterlagen mit dem Antrag einzureichen sind: ein Kostenplan des behandelnden Arztes und der Beratungsnachweis. Ein Vorteil scheint zu sein, dass keiner von uns privat versichert ist. Sollten Kassenpatienten hier mal die Nase vorn haben?

Welche Krankenkasse zahlt wie viel, wenn ein Partner gesetzlich und der andere privat krankenversichert ist?

Da die gesetzliche Krankenversicherung (GKV) seit 2004 nur die Hälfte der Kosten für Behandlung und Medikamente trägt, ist es für »gemischt versicherte« Paare lukrativer, die private Krankenversicherung (PKV) zahlen zu lassen. Diese übernimmt die vollen Kosten – aber nur dann, wenn das Paar nachweisen kann, dass der privat versicherte Partner der Grund der Kinderlosigkeit ist. Falls nicht, muss sich das Paar mit den 50 Prozent von der GKV des anderen Partners zufriedengeben.

Zahlt die private Krankenkasse eines unfruchtbaren Mannes nur die auf ihn selbst entfallenden Behandlungskosten?

Von der PKV erstattet werden grundsätzlich die Kosten von »Maßnahmen zur Heilbehandlung«.[61] Nach einem Urteil des Bundesgerichtshofes (BGH) vom 21.09.2005 (Az. IV ZR 113/04) gilt das auch für »extrakorporale« Maßnahmen – bei Sterilität des Mannes also auch für Behandlungen der Frau.[62] Die Begründung dafür lautet: Die Sterilität des Mannes lässt sich nur »heilen«, wenn der Frau eine künstlich befruchtete Eizelle in die Gebärmutter eingepflanzt wird. IVF und ICSI bilden laut BGH dabei eine »auf das Krankheitsbild des Versicherten abgestimmte Gesamtbehandlung« und sind damit erstattungsfähig.

Welche Kasse zahlt bei unterschiedlich versicherten Paaren, wenn sich kein »Verursacher« bestimmen lässt?

Bei idiopathischer Sterilität, also wenn sich keine Ursache finden lässt, kann der privat Versicherte nicht nachweisen, dass er der »Ver-

---

61 Interessant ist der Aspekt, dass private und gesetzliche Krankenversicherung unterschiedliche Sichtweisen auf die ungewollte Kinderlosigkeit haben. Die PKV betrachtet sie als Funktionsstörung *ihres Versicherten* und damit als *seine* Krankheit. Dagegen kommt es der GKV nicht auf den körperlichen Zustand eines Mitglieds an, sondern auf die ungewollte Kinderlosigkeit als Leiden *des Paares* – egal, wer letztlich der »Verursacher« ist.

62 Sehr informativ ist der Beitrag von Bernhard Schmeilzl und Michael Krüger: »Künstliche Befruchtung: Wer trägt die Kosten? Eine Übersicht nach Fallgruppen«, in: »Neue Zeitschrift für Sozialrecht« (NZS) 12/2006, S. 630–636.

ursacher« ist. In diesem Fall wird die PKV die Übernahme der Kosten ablehnen. Damit muss sich das Paar an die GKV des anderen Partners wenden, da diese nicht nach dem Verursacher fragt. Dies ist natürlich mit finanziellem Mehraufwand für das Paar verbunden.

*

MITTWOCH, 10. JANUAR 2007

Ich sitze daheim am Schreibtisch. Den ganzen Abend habe ich damit verbracht, Teile meiner CD-Sammlung auf die Festplatte des Notebooks zu rippen, die sich Gigabyte um Gigabyte füllt. Eine monotone, aber befriedigende Tätigkeit für Leute mit Sammlerherz. Ich hebe Musik- und Videoaufnahmen vor allem auf, um sie zu besitzen. Von meinen 250 CDs höre ich 20 regelmäßig, 20 selten und den Rest gar nicht. Ähnlich verhält es sich mit meiner Videosammlung, die ich von VHS-Kassetten auf DVDs überspielt habe und die seitdem in drei platzsparenden Alben auf dem Bücherregal steht. Viele Filme habe ich nur aufgehoben, weil ich dachte: Irgendwann zeigst du die mal deinen Kindern. »Pettersson und Findus«, »Der kleine Muck«, »Der Hirsch mit dem goldenen Geweih« – jetzt stehen sie da und warten wie ich auf die Kinder, die nicht kommen. Aber deshalb alles wegwerfen?

Isabella schläft schon. Sie war nach der Arbeit fix und fertig. Es ist Winter, draußen ist es kalt und dunkel, das drückt auf die Stimmung. Bevor wir uns über Nichtigkeiten streiten, gehen wir uns an Abenden wie heute aus dem Weg.

Ich stelle mir vor, sie wäre plötzlich schwanger, ohne IVF, ohne ICSI. Einfach so. Es könnte von mir aus reiner Zufall sein, dass mein Sperma vielleicht nur an einem einzigen Tag normal ist. Ich würde auch nicht nachfragen und mein Leben lang keine weiteren Ansprüche stellen. Warum kann das nicht passieren?

Zum wohl 100. Mal tippe ich bei Google »Mann« und »Unfruchtbarkeit« ein. Die Suchmaschine spuckt die üblichen Kinderwunschportale und Fertility Center aus. Auf der dritten Ergebnisseite stoße ich dieses Mal jedoch auf eine österreichische Firma, die ein Präparat zum Kauf anbietet, das angeblich die Fruchtbarkeit von Männern erhöht.

Ich klicke die Seite an. Profertil, so der Name des Präparates, ist ein Cocktail aus Aminosäuren, Vitaminen und Spurenelementen – laut Hersteller aus »allen essenziellen Mikronährstoffen«. Es wird in Kapselform angeboten und hat einer Studie zufolge die Samenqualität vieler Probanden mit schlechtem Spermiogramm deutlich verbessert – laut Eigenwerbung im Schnitt 24 Prozent mehr Ejakulatvolumen, 80 Prozent höhere Spermiendichte, 115 Prozent mehr bewegliche Spermien. Und es soll keinerlei Nebenwirkungen hervorrufen. Mindestens drei Monate lang müsse man die Kapseln nehmen. Einziges Problem: Profertil gibt es offenbar nur in Österreich zu kaufen. Aber wozu haben wir denn E-Mail?

DONNERSTAG, 11. JANUAR 2007, Redaktion, Berlin

Die Antwort der Profertil-Leute ist da! An meinem Schreibtisch im Großraumbüro habe ich im Zehnminutentakt meine privaten Mails gecheckt und gehofft, dass mich niemand ertappt. Okay, mal schauen: Eine Monatspackung mit 60 Kapseln kostet 38,50 Euro, eine Dreimonatspackung mit 180 Kapseln 107,50 Euro. Ganz schön saftig. Bekommen kann ich das Zeug per Nachnahme – doch offenbar vertreiben es auch zwei Berliner Apotheken, wahrscheinlich unter der Hand. Adressen und Telefonnummern anbei. Super! Da die eine Apotheke in Tiergarten liegt, könnte ich ja einfach Isabella losschicken, um mir das Profertil zu besorgen.[63]

---

63 Gesagt, getan. Ab dem nächsten Tag nahm ich eine Kapsel morgens und eine abends – insgesamt fast ein Jahr lang. Kam Besuch, entfernte ich den kleinen Karton mit dem verräterischen Namen aus dem Küchenschrank, wo er vor Tellern und Tassen deutlich sichtbar und griffbereit prangte, und legte ihn in meinen Nachttisch, wo ich ihn manchmal fast vergaß. Außerdem deponierte ich mehrere Blister unauffällig in meinem Schreibtisch in der Redaktion – für den Fall, dass ich morgens zu Hause nicht ans Einnehmen dachte. Gebracht hat der ganze Aufwand leider nur wenig – jedenfalls ließen die Spermiogramme in dieser Zeit keine dauerhafte Verbesserung der Spermaqualität erkennen.

SAMSTAG, 13. JANUAR 2007, Gasthaus Klosterbräu, Bamberg

Das Klosterbräu ist Bambergs älteste Braustätte – und die schönste. Wie oft saß ich als Student hier, keine 100 Meter von meinem WG-Zimmer entfernt, aß Blaue Zipfel, Presssack oder Schlachtplatte und ließ mir das Schwärzla durch die Kehle rinnen?

Ich komme ins Schwelgen. Vor mir auf dem Teller liegt ein gebackener Karpfen, dessen steinharte Panade dafür sorgt, dass er sich wie in einem letzten Kampf aufbäumt und mit der Schwanzflosse förmlich den Teller peitscht.

Wolfi, der von uns dieses Wochenende zum 40. Geburtstag geschenkt bekommt, versucht sich ebenfalls an einem Kärpfla, während Andrea das Baby stillt. Isabella und Peer essen Schnitzel. Heike ist krank und musste in Berlin bleiben.

Zweieinhalb Paare und ein Baby. Wenn das Leben ein Wunschkonzert wäre, hätten wir hier drei Paare und drei Babys. Mindestens. Aber wer weiß, ob wir uns dann noch auf geeignete Restaurants und gemeinsame Essenszeiten einigen könnten.

SONNTAG, 28. JANUAR 2007, Berlin

Gestern kamen per Post die Befunde von der Praxis Dr. Brandner, um die wir vor einer Woche gebeten hatten. Damit können wir im neuen Kinderwunschzentrum aufkreuzen. Es sind ohnehin ein paar neue Tests vonnöten – viele der alten galten nur ein halbes Jahr, und das ist längst vorbei.

Wenn man nicht aufpasst, verliert man bei all den Aufklärungsbögen, Befunden und Rechnungen den Überblick. Zum Glück hatte Isabella gleich zu Beginn der Behandlungen einen Ordner angelegt und führt ein Notizbuch, das bei Arztbesuchen zum Einsatz kommt.

MONTAG, 5. FEBRUAR 2007, Großer Hörsaal der Charité, Berlin-Mitte

Wir hören zum Feierabend dem Philosophen Franz Josef Wetz zu, seines Zeichens Professor an der Pädagogischen Hochschule in

Schwäbisch Gmünd. Er hält einen Vortrag mit dem vielsagenden Titel »Haben Embryonen Würde? Der Wert menschlichen Lebens auf dem Prüfstand«.

Isabella stieß im Internet darauf und meinte, der Vortrag könne uns vielleicht weiterhelfen. Mich erinnert das Ganze fatal an die Verlautbarungen der Kirchen. Mir ist etwas mulmig, aber ich will Isabella das Gefühl lassen, dass wir auch ethisch-moralische Aspekte angemessen berücksichtigen.

Hoffentlich wettert der Professor nicht gegen die IVF. Dabei wird ja auch so einiges mit Embryonen angestellt. Schicken wir uns gar an, gegen die Menschenwürde zu verstoßen?

Der erste Teil des Vortrages widmet sich – wir sind schließlich an einer Uniklinik – der Begriffsklärung. Würde, erfahren wir, lässt sich zum einen als Wesensmerkmal des Menschen, zum anderen als Aufgabe für den Umgang miteinander verstehen. Wetz findet, ein Staat dürfe sich nicht einer »Wesenswürde« anschließen, um sich nicht in religiös-weltanschauliche Diskussionen zu verstricken.

Für ein Gemeinwesen komme Würde demnach als Richtschnur für das Verhalten der Mitglieder infrage. Dieser »Gestaltungsauftrag« habe sich an den Grundbedürfnissen zu orientieren und Erniedrigung beziehungsweise Demütigung zu vermeiden. So verstieße es gegen die menschliche Würde, ein anderes Wesen als Objekt zu gebrauchen, zum Beispiel Embryonen für die Stammzellenforschung zu erzeugen. Eine Verletzung der Würde bedinge jedoch die Herabwürdigung eines lebenden Subjektes. Ob ein Embryo ein »lebendes Subjekt« ist, nun ja, da hat Professor Wetz seine Zweifel.

Sein Fazit: Um in seiner Würde verletzt werden zu können, darf man kein Embryo mehr sein. Umkehrschluss: Embryonen haben noch keine Würde.

Isabella fragt: »Überzeugt dich das?«

»Doch, schon«, erwidere ich und hoffe, dass sie keine weiteren Fragen stellt.

Gut, dass wir uns auf dem Heimweg trennen müssen: Isabella nimmt den Bus, ich das Fahrrad. Dabei werde ich von einem eiskalten Regen durchnässt, der meinen Gedankensalat in den Rinnstein spült.

DIENSTAG, 20. FEBRUAR 2007

Mein kleiner Bruder wird Vater, ich Onkel. Seit gestern weiß ich es. Achte Woche. Isabella fing gleich an zu weinen. Ich weiß immer noch nicht richtig, ob ich mich freue oder nur den Neid, den Frust und all das verdränge. Ich versuche, mich nicht gehen zu lassen und wenigstens ein bisschen Freude zu empfinden. Aber es ist schwer.

Angesichts sieben mehr gelebter Jahre und ungezählter vergeblicher Zeugungsversuche komme ich mir alt, erfolglos und lächerlich vor. Immer noch kein Kind. Habe ich anfangs keine Schuld gespürt, fühle ich jetzt zuweilen, wie ich mich rechtfertigen möchte. Ich hoffe auf die ICSI, auf Profertil, auf den Zufall.

Ein Kind wird wahrscheinlich erst kommen, wenn keiner mehr daran denkt. Oder sollte ich es mir mehr wünschen, mit meinem ganzen Herzen wollen, volles Risiko gehen? Ist es vielleicht doch nicht nur ein körperliches Problem, sondern ein psychisches?

Seit wir die Diagnose bekamen, kenne ich nur einen Weg: stur geradeaus, auf den Punkt ICSI hin. Was ist, wenn das nicht ausreicht? Wenn mehr dazugehört: sich mit verschiedenen Lebensszenarien auseinanderzusetzen, den Erwartungen der anderen? Und vor allem mit der Frage, ob es nicht auch ein erfülltes Leben ohne Kinder geben kann?

Kommt dann vielleicht endlich ein Kind?

SAMSTAG, 24. FEBRUAR 2007

Unser Gummibaum wächst nicht mehr. Ein Trieb strebt nach oben, der andere zur Seite. Ich gieße, rücke den Topf ins Licht, drehe ihn, doch nichts will mehr wachsen. Die Pflanze tritt auf der Stelle.

So wie wir seit mehr als zwei Jahren auf der Stelle treten und unser Leben an uns vorbeiziehen sehen. Immerhin ist ein Termin für die ICSI angepeilt: Anfang April. Die Natur bestimmt wann genau. Nächsten Mittwoch haben wir unser erstes Gespräch in der neuen Kinderwunschpraxis. Wir haben viele Fragen: »Runter-regulieren«, »Hormone spritzen«, »Wasser im Bauch« – was kommt da auf Isabella zu?

*

Welche Informationen braucht man beim Erstgespräch im Kinder-wunschzentrum?

Jedes Erstgespräch beinhaltet eine ausführliche Anamnese. Diese bildet die Grundlage für die weitere Behandlung. Neben Informationen, die man aus dem Stegreif liefern kann (zum Beispiel zu Rauch- und Trink-gewohnheiten, der Häufigkeit des Geschlechtsverkehrs oder der Stärke des Kinderwunsches), stellt der Arzt auch Fragen zu Krankheiten (auch Vorerkrankungen in der Familie), Operationen und Tests. Da tut es dann kein laienhafter Abriss mehr – Arztberichte und dergleichen sind gefragt.

Die Frau sollte (chronische) Krankheiten oder Operationen im Bauchraum erwähnen und unbedingt Arzt- und OP-Berichte sowie histologische Befunde mitbringen. Ferner interessieren den Arzt Informationen zu Art und Dauer einer etwaigen Schwangerschaftsver-hütung sowie zu bereits erfolgten Untersuchungen hinsichtlich des Kinderwunsches (etwa auf Durchlässigkeit der Eileiter). Weiter geht es mit Angaben zum Menstruationszyklus, zu bisherigen Schwanger-schaften, zur Blutgruppe sowie zu eventuell schon durchgeführten Tests (beispielsweise auf HIV, Hepatitis, Toxoplasmose, Chlamydien, Röteln, Windpocken). Liegen der Frau Hormonbefunde über die Funktion von Schilddrüse, Hirnanhangdrüse, Nebenniere und Eier-stöcken vor, sollte sie diese ebenfalls mitbringen.

Männer benötigen vor allem Informationen zur Vorgeschichte von Erkrankungen beziehungsweise Operationen im Genitalbereich, etwaigem Hodenhochstand oder Pendelhoden im Kindesalter sowie Mumps nach der Geschlechtsreife. Soweit vorhanden, sollte man mitbringen:

- Spermiogramme
- urologische Untersuchungs- oder OP-Befunde
- Angaben zur Blutgruppe
- erfolgte Tests auf HIV, Hepatitis und Chlamydien
- aktuelle (also maximal zwei Jahre alte) Hormonbefunde über die Funktion von Hirnanhangdrüse und Hoden

Welche Punkte sollte man von sich aus ansprechen?
Kurz gesagt: alles, was einen bewegt. Sei es, dass man ungünstige Arbeitszeiten hat und nicht zu jeder Tageszeit Arzttermine wahrnehmen kann, sei es, dass man nicht weiß, welche Leistungen die Kasse zahlt, oder Fragen hat zum genauen Zeitablauf der Behandlung sowie hinsichtlich der körperlichen und psychischen Belastungen durch die Therapie. Absolut hilfreich ist es, sich ein paar Tage vor dem Termin gemeinsam hinzusetzen und sich die Punkte, die man ansprechen will, aufzuschreiben.

*

SONNTAG, 25. FEBRUAR 2007
Gestern Abend trafen wir uns mit Regensburger Freunden in der Roten Harfe in Kreuzberg. Früher hatten Grit und Markus immer bei uns übernachtet. Dieses Mal meldeten sie sich erst, als sie bereits ein paar Tage in der Stadt waren.

Die Lage war angespannt. Isabellas langjährige Freundin Grit war verärgert, weil wir uns zuletzt kaum noch gemeldet hatten. Also schenkten wir ihnen reinen Wein ein. Die beiden waren erleichtert, dass nicht sie die Auslöser der Funkstille waren. Ich hatte den Eindruck, dass es gut war, ihnen auch ein paar Details zu schildern. Isabella war hinterher vor allem froh darüber, in Zukunft wieder offen mit ihrer Freundin reden zu können – da sie zuvor wie gelähmt gewesen war.

Niemand, der das Problem der ungewollten Kinderlosigkeit nicht selbst kennt, kann uns helfen – geschweige denn uns Entscheidungen abnehmen. Doch immerhin kann man seinen Freunden zeigen, dass man Geduld und Wohlwollen braucht und zu schätzen weiß. Dafür müssen sie allerdings erst einmal wissen, in welche Richtung sie zu denken haben.[64] Ich glaube, die haben wir ihnen gezeigt, auch wenn es nicht öfter so dramatisch zugehen muss.

Mittlerweile fahren wir die Strategie, Informationen zum Kinderwunsch und zur Therapie je nach eigener Tagesform, Gesprächsverlauf und Enge der Freundschaft preiszugeben. Die Bandbreite reicht von »gar nichts« über »je nach Situation« bis »fast alles« – in Korrelation mit den Einflussgrößen »von uns aus« und »nur wenn wir gefragt werden«.

Bevor wir uns mit Nichteingeweihten treffen, verständigen Isabella und ich uns deshalb immer kurz über die geeignete Strategie. Meist wählt Isabella dann nach Augenkontakt mit mir den passenden Moment, übernimmt das »Geständnis« im engeren Sinne sowie den Teil »Was bisher geschah«, woraufhin ich einhake und die aktuelle Situation sowie die nächsten Schritte schildere.

Eines bleibt jedoch stets unerwähnt: an wem von uns beiden »es« liegt. Wenn jemand nachfragt, sagen wir, dass das eines

---

64 Es ist unerlässlich, sich die Frage zu stellen, ob, wann und in welchem Umfang man Freunden vom »Problem Kinderwunsch« erzählt. Leider gibt es keinen allgemeingültigen Rat. Mancher tut sich generell schwer mit dem Artikulieren eigener Sorgen. Ein anderer wiederum geht offen mit dem Thema um. Ich wollte mich zu Beginn bewusst abschotten. Oft war meine Laune mehr als mies, außerdem wollte ich teilweise keine Kinder sehen. So lehnten wir Einladungen zu Feiern ab, trafen uns seltener mit Freunden und ließen bei Anrufen zuerst den Anrufbeantworter angehen. Dies birgt auf Dauer die Gefahr, den Kontakt zu verlieren. Deshalb sollte man möglichst bald an den Punkt kommen, an dem man beschließt, seinem Umfeld mitzuteilen, dass es ein Problem gibt und dass dieses mit dem Kinderwunsch zu tun hat. Eine Möglichkeit, Familie und Freunden wichtige Informationen zu geben, ohne sich den Mund fusslig zu reden, ist der Info-Flyer »Unfruchtbarkeit – ein Faltblatt für Freunde und Verwandte« des Netzwerkes International Consumer Support for Infertility, den man unter www.icsicommunity.org/information/fact-sheets/infertility-for-friends-and-relatives auf Deutsch, Englisch, Spanisch und Französisch herunterladen kann.

unserer Geheimnisse ist, die wir nicht preisgeben werden. Das Problem betrifft uns beide und wir wollen nicht als »der Unfruchtbare und seine Frau« wahrgenommen werden.

Heute Nachmittag lesen wir die Patientenaufklärung »Verlängerte IVF-Kultur« durch. Demnach besteht auch in Deutschland die Möglichkeit, der Frau Embryonen erst am fünften Tag nach der Entnahme bzw. Befruchtung der Eizellen zurückzugeben. Was soll das jetzt wieder heißen?

Wir kreuzen an, dass wir die verlängerte IVF-Kultur bei unserem ersten ICSI-Versuch nicht wollen. Dasselbe gilt für Laserbehandlung der Eizellhülle (Assisted Hatching), Polkörperdiagnostik und Kryokonservierung – nicht ganz billige Zusatzleistungen, die uns schon aus unserer Zeit bei Dr. Brandner bekannt sind. Wenn es klappen soll, dann klappt es auch ohne all diese Hilfsmittel.

*

Was ist der Vorteil daran, Embryonen bis zum Tag fünf in der Petrischale zu kultivieren?

Durch die Verlängerung der Kultur lassen sich Entwicklung und Vitalität von Embryonen besser beurteilen. Zudem findet der Embryo erst ab Tag fünf ideale Bedingungen in der Gebärmutter vor, da er auch auf natürlichem Weg erst zu diesem Zeitpunkt dorthin gelangen würde. Im Durchschnitt erreichen 30 bis 40 Prozent aller Vorkernstadien das Stadium eines Blasenkeims (Blastozyste), wie es in der Regel am fünften Tag vorliegt.

Sofern Ei- und Samenzelle eine optimale Qualität aufweisen, sollten sich bei einer unter 35-jährigen Frau bei durchschnittlich zehn bis zwölf gewonnenen Eizellen drei bis fünf Blastozysten entwickeln. Mit dem Alter nimmt vor allem die Qualität der Eizellen und damit das Potenzial der Embryonalentwicklung rapide ab. Bei über 40-jährigen Frauen ist kaum noch damit zu rechnen, dass sich mehr als zwei Blastozysten entwickeln.

Wenn die verlängerte IVF-Kultur in Deutschland erlaubt ist, welchen Vorteil bietet dann eine Behandlung im Ausland?

In Ländern wie Österreich darf unter den Embryonen vor dem Einsetzen in die Gebärmutter eine Auswahl getroffen werden. Die Embryonen werden begutachtet und selektiert. Eingesetzt wird das oder die fittesten Exemplare. Eventuell verbleibende werden kryokonserviert oder weggeworfen. Laut deutschem Embryonenschutzgesetz müssen Eizellen, die einmal befruchtet wurden und das Vorkernstadium verlassen haben, der Frau auch eingepflanzt werden – egal, in welchem Zustand sie sind und wie hoch die Wahrscheinlichkeit einer Schwangerschaft ist.

Was ist so schlimm daran, unter mehreren Embryonen eine Auswahl zu treffen?

Kritiker argumentieren, eine Selektion von Embryonen würde beginnendes Leben in »lebenswert« und »nicht lebenswert« unterteilen. Letzteres wird obendrein vernichtet, denn nicht benötigte Embryonen dürfen in Ländern, die eine Selektion über das Vorkernstadium hinaus erlauben, weggeworfen werden. Andererseits steigt durch die späte Auswahl der fittesten Embryonen die Chance auf eine Schwangerschaft.

Warum werden nicht mehr Embryonen eingesetzt, um die Chance zu erhöhen?

Unter Medizinern herrscht Einigkeit darüber, dass drei Embryonen nur in absoluten Ausnahmefällen transferiert werden sollten.[65] Zu groß sind

---

65 In manchen Ländern gelten andere Regeln. Erinnert sei an den Fall der US-Amerikanerin Nadya Suleman, die im Januar 2009 Achtlinge zur Welt brachte, obwohl sie bereits Mutter von sechs Kindern war. In den Medien wurde sie dafür stark kritisiert. Später kam heraus, dass Suleman – möglicherweise sogar ohne ihr Wissen – an einer »Fruchtbarkeitsstudie« teilgenommen hatte, in deren Verlauf ihr ein Arzt insgesamt rund 60 Embryonen transferiert hatte. Auch wenn dieses Vorgehen staatsanwaltschaftliche Ermittlungen nach sich zog – prinzipiell ist es Frauen in den USA nicht verboten, sich mehr als drei Embryonen einsetzen zu lassen. Ein akzeptiertes Mittel zur Verringerung riskanter Mehrlingsschwangerschaften ist speziell in den USA der Fetozid, also das – von der Schwangeren gebilligte – Abtöten von Embryonen im Mutterleib. Dies wiederum wird in vielen anderen Ländern aus ethischen Gründen abgelehnt.

die Risiken einer Drillingsschwangerschaft, insbesondere bei jüngeren Frauen. Das gilt in abgeschwächter Form auch für die Rückgabe von zwei Embryonen (Double Embryo Transfer, DET). Die Bemühungen gehen folglich dahin, gerade jüngeren Frauen nur einen Embryo einzusetzen (Single Embryo Transfer, SET). In Deutschland wird der SET oder DET angewandt, wobei es nicht möglich ist, Embryonen auszuwählen. In Ländern wie Österreich kommt der elektive SET zum Einsatz, der die Möglichkeit bietet, aus einem Pool von Embryonen den besten auszuwählen und die anderen tiefzugefrieren. Da beim SET die Erfolgsaussicht geringer ist, ist es natürlich am besten, wenn man einen Embryo aussucht, der von so hoher Qualität ist, dass er eine realistische Chance hat, sich einzunisten.

Wie können Ärzte den besten Embryo finden?
Mithilfe der IMSI-Technologie wählen sie unter dem Mikroskop die am besten für eine Befruchtung geeigneten Spermien aus. Anschließend befruchten sie damit per IVF oder ICSI die der Frau entnommenen Eizellen und entscheiden nach fünf Tagen, welche der auf diesem Weg entstandenen Blastozysten sich am besten entwickelt haben.

Sollten Paare angesichts der Kosten und der geringeren Schwangerschaftsrate einem Single Embryo Transfer in Deutschland überhaupt zustimmen?
Nicht, ohne gemeinsam mit dem behandelnden Reproduktionsmediziner Alternativen zu prüfen. Paare, die einem SET zustimmen, reduzieren in aller Regel ihre Erfolgschance. Solange sie einen Teil der Behandlungskosten aus eigener Tasche zahlen müssen, ist es absolut nachvollziehbar, dass viele Frauen sich mehrere Embryonen einsetzen lassen. Um der eigenen Gesundheit willen sollte diese Entscheidung jedoch auf keinen Fall vorschnell getroffen und die Risiken einer Mehrlingsschwangerschaft unbedingt abgewogen werden.

Ein möglicher Ausweg aus dem Dilemma wäre die volle Kostenübernahme durch die gesetzlichen Kassen, sofern sich die Frau für einen

SET entscheidet. Würde der Gesetzgeber dann noch die Selektion der besten Embryonen vor dem Transfer erlauben, würden unter Garantie viel mehr Paare den SET wählen.

Ist es nicht möglich, das Embryonenschutzgesetz liberaler auszulegen?
Dieser Punkt ist derzeit in der Fachwelt sehr umstritten. Laut Jahresbericht 2010 des Deutschen IVF-Registers (DIR) hat sich »in vielen Regionen Deutschlands eine von namhaften Juristinnen und Juristen sowie Reproduktionsmediziner/-innen entwickelte liberale Auslegung des ESchG, der sogenannte ›Deutsche Mittelweg‹, etabliert« (S. 12). Dabei kommt in der Praxis offenbar der elektive Single beziehungsweise Double Embryo Transfer zur Anwendung, bei dem der Frau ein oder zwei ausgewählte (selektierte) Embryonen übertragen werden.

Die Vertreter dieser Auslegung berufen sich auf Paragraf 8, Absatz 1 des Embryonenschutzgesetzes. Demnach sei das entscheidende Kriterium bei der Definition eines Embryos dessen Entwicklungsfähigkeit. Da nicht alle Vorkernstadien entwicklungsfähig seien, ergäben sich für Ärzte Spielräume, was die Anzahl der zu kultivierenden Embryonen betrifft. Je nach Alter der Frau sowie Anzahl und Verlauf vorangegangener Behandlungszyklen werde zu Beginn gemeinsam festgelegt, wie viele befruchtete Eizellen über das Vorkernstadium hinaus kultiviert werden sollen, damit der Frau nach zwei bis fünf Tagen auf jeden Fall ein oder zwei entwicklungsfähige Embryonen transferiert werden könnten. Kultiviert werden dürften dieser Ansicht zufolge auch mehr als drei befruchtete Eizellen, da mit an Sicherheit grenzender Wahrscheinlichkeit nicht alle das Blastozystenstadium erreichen. Laut DIR erziele man so Schwangerschaftsraten wie in Ländern mit liberalerer Gesetzgebung – eine Behandlung im Ausland biete damit für deutsche Paare keine Vorteile mehr.[66]

---

[66] Aktuellen Quellen zufolge hat sich der »Deutsche Mittelweg« seit 2011 sogar flächendeckend durchgesetzt (vgl. Stefan Kissler: »Kinderwunschbehandlung – hier in Deutschland oder doch besser im Ausland?«, in: »Geburtshilfe und Frauenheilkunde« 4/2012, S. 275–277). Dennoch sollten Patienten nicht glauben, dass damit alle Probleme gelöst seien. Nach wie vor bedarf die liberale

MITTWOCH, 28. FEBRUAR 2007,
Kinderwunschzentrum Nummer zwei, Berlin

Es ist 18.40 Uhr. Wir haben heute den Termin bei Dr. Mälz. Er wird die ICSI durchführen und uns auf dem Weg dahin begleiten. Wir stellen unsere Fragen zum Ablauf und erfahren, dass die genauen Daten davon abhängen, wann Isabella ihre Periode bekommt und wie sich die Eizellen in ihrem Körper während der Stimulation entwickeln.

Mein erster Eindruck: Isabella fühlt sich bei dem jungen, baumlangen Arzt mit den dunklen Haaren gut aufgehoben.

SAMSTAG, 3. MÄRZ 2007

Wir haben die Patientenaufklärung zum Thema »Extrakorporale Befruchtung« unterschrieben. Auf sechs Seiten wird erklärt, was IVF und ICSI sind, wie sie funktionieren und – vor allem – welche Risiken sie bergen. Der pure Horror! Beim Durchlesen flossen Tränen. Wer diesen Bogen unterschreibt, muss ein Kind wirklich sehr wollen. Natürlich ist uns beiden klar, dass hier alle Dinge aufgeführt sind, die passieren können, aber nicht müssen. Trotzdem – allein in der Phase der hormonellen Stimulation reicht die Palette der möglichen Beschwerden von Bauchschmerzen (infolge der Vergrößerung der Eierstöcke) über Wasseransammlungen in Bauch und Lunge, Thrombosen und Embolien bis hin zu Langzeit-

---

Auslegung des Gesetzes einer Klarstellung durch den Gesetzgeber und zieht unterdessen massive Kritik auf sich. Diese zielt unter anderem auf die »Spielräume« des Arztes ab: Auf welcher Grundlage will er sicher beurteilen können, wie viele Vorkernstadien er weiterkultivieren muss, um am Ende genau ein oder zwei entwicklungsfähige Embryonen zu erhalten? Hier liegt der Schluss nahe, dass tatsächlich mehr Embryonen kultiviert werden und dann eben doch eine Auswahl stattfindet. Die Juristin Ulrike Riedel wies bereits 2008 in ihrem Beitrag »Notwendigkeit eines Fortpflanzungs-medizingesetzes (FMG) aus rechtlicher Sicht« darauf hin, dass die Auslegung der »Dreierregel« des Embryonenschutzgesetzes, wie sie im Rahmen des »Deutschen Mittelweges« praktiziert wird, in »Wortlaut und Wortsinn« gegen geltendes Recht verstößt. Sie forderte den Gesetzgeber daher auf, die für Ärzte und Paare unzumutbare Rechtsunsicherheit sowie Ungleichbehandlung zu beenden und für eine Klarstellung der Rechtslage oder eine Neuregelung zu sorgen. Der Beitrag findet sich in Klaus Diedrich et al.: »Reproduktionsmedizin im internationalen Vergleich. Wissenschaftlicher Sachstand, medizinische Versorgung und gesetzlicher Regelungsbedarf«, Friedrich-Ebert-Stiftung 2008, S. 88–111 sowie unter www.fes.de.

folgen wie Tumorleiden. Bei der Eizellgewinnung können innere Organe verletzt werden, dadurch kann es zu starken Blutungen kommen. Auch Infektionen bis hin zur Blutvergiftung sind denkbar. Schließlich kann es infolge des Embryonentransfers zu Infektionen oder krampfartigen Bauchschmerzen kommen und auch Eileiterschwangerschaften sind nicht auszuschließen.[67]

Dann folgen allgemeine Behandlungsrisiken wie schwere allergische Reaktionen, Haut- und Weichteilschäden sowie die Bildung von Blutgerinnseln.

Puh!

SONNTAG, 4. MÄRZ 2007

Zusammen mit je einer Kopie des Behandlungsplans und des Nachweises über die erfolgte psychosoziale Beratung verschicken wir unsere Anträge auf Übernahme der Kosten für die ICSI an unsere Krankenkassen. Ich habe wie verlangt zusätzlich zwei Spermiogramme eingereicht – eines vom 23. Februar 2006, mit dem die Urologin Dr. Knotte damals ihre erste Diagnose untermauert hatte, und dann noch eines aus dem letzten Sommer, aus der Zeit unserer Sessions bei Dorothea Brandner. Was soll schon schiefgehen? Indikation: Oligoasthenozoospermie. Geplante Behandlungsmaßnahme: ICSI. Schieb rüber die Kohle.

MONTAG, 5. MÄRZ 2007

Bei uns keimte letztes Wochenende so etwas wie Hoffnung auf: Isabellas Zyklus hatte am 31. Januar begonnen und bis gestern

---

67 Auch eine Mehrlingsschwangerschaft wird in aller Regel als Risiko aufgeführt. Ich verstand das damals nicht, weil ich fand, dass es gar nicht verkehrt wäre, mit einem ICSI-Versuch gleich mehrere Kinder zu bekommen. Dann wäre das Thema Kinderwunsch mit einem Schlag erledigt gewesen. Was ich nicht bedacht hatte, sind die Gefahren für Frau und Kind während einer Zwillings- oder Drillingsschwangerschaft – allein schon das erhöhte Risiko einer Fehl- oder Frühgeburt. Hinzu kommen die Probleme, denen viele Partnerschaften nach der Geburt von mehr als einem Kind ausgesetzt sind – vom psychischen Stress bis zu finanziellen Sorgen.

hatte sie keine Periode gehabt. 32 Tage und ein halber – Rekord, sagte sie. Doch heute kam das Blut und spülte jede Hoffnung weg.

Durch den verlängerten Zyklus rückt der Termin für die ICSI immer weiter nach hinten, ist jetzt schon weit jenseits meiner Urlaubswoche, hat auch Isabellas zwei freie Wochen hinter sich gelassen. Eine Änderung ist unmöglich, also lautet die Devise: Urlaub anders verbringen und kurz danach krankschreiben lassen.

DIENSTAG, 6. MÄRZ 2007

Das ist die halbe Miete: Isabellas Krankenkasse zahlt die Hälfte der ICSI-Kosten für drei Behandlungen! Der Kinderwunscharzt darf die Kassenleistung direkt über ihre Versichertenkarte abrechnen, die Apotheke über das jeweilige Kassenrezept. Den Eigenanteil zahlen wir per Rechnung (Arzt) beziehungsweise als Zuzahlung (Apotheke).

Am Abend haben wir eine schlimme Nachricht auf dem Anrufbeantworter: Peer und Heike haben ihr Baby verloren. Zwei Monate alt, wollte es plötzlich nicht mehr wachsen, starb einfach in Heikes Bauch. Was ein Routinebesuch beim Arzt werden sollte, endete mit einer bitteren Enttäuschung. Jetzt ist Heike für eine Woche zu Hause, Peer ein paar Tage. Sie berappeln sich, nehmen einen neuen Anlauf, haben für Anfang Juli einen Urlaub in Florenz gebucht, der Stadt ihrer Hochzeitsreise.

Man darf es nicht sagen und kaum denken: Sie versuchen es einfach wieder. Ihre Situation ist furchtbar, aber nicht hoffnungslos. Ich würde ihnen am liebsten zuschreien: »Schaut uns an, was sollen wir sagen?«

Doch dann müsste ich nicht nur unsere Situation erklären, sondern auch mit einer Reaktion rechnen wie: »Sollen wir deshalb jetzt vor Freude in die Hände klatschen?«

Es ist vertrackt. Wenn ich darüber nachdenke, will ich auch gar nicht, dass sich andere an unserer Lage aufrichten und uns damit noch tiefer herunterziehen. Stattdessen versuche ich, eine echte Emotion mit dem Gehörten zu verbinden. Ich grabe in meinem

Kopf und bin erleichtert, als ich dieses Mal Mitgefühl spüre, ehrliche Anteilnahme.

MITTWOCH, 7. MÄRZ 2007

Der Tag war schwer, jetzt ist er zum Glück vorbei. Ich sitze auf unserem Handtuch-Balkon, trinke Wein und habe die Nase voll. Wofür gehe ich jeden Tag arbeiten? Um bis zur Rente jede Woche einen 80-Zeiler, einen 40-Zeiler und vier Meldungen zu schreiben? Mich zu fühlen wie ein Schreibautomat – ständig in Gefahr, vor lauter Wissen zu verblöden?

Genug davon. Jetzt ist erst einmal Nacht. Selbst hier, im wilden Norden von Neukölln, ist Ruhe eingekehrt. Ich schiebe meine Sorgen beiseite. Das hat Zeit bis morgen. Heute kann ich ohnehin nichts mehr ändern.

SAMSTAG, 10. MÄRZ 2007

Heute lag ein Schreiben im Briefkasten: Meine Krankenkasse lehnt den Antrag auf Kostenübernahme ab! Spinnen die jetzt total?

Die Begründung lautete: Nach den »Richtlinien des Medizinischen Dienstes der Krankenkassen Nr. 11.5« liegen die geforderten Spermiogramme nicht vor – damit sieht die Kasse die Notwendigkeit einer ICSI bei uns als nicht gegeben an. Das Spermiogramm vom 20. Juli 2006 ließe zwar eine »eindeutig zuordenbare Bewertung« zu, das vom 23. Februar 2006 dagegen nicht die Form der Aufbereitung der Spermien erkennen. Ich solle ihnen ein anderes Spermiogramm schicken. Machen die sich lustig über mich? Ich habe die Dinger doch nicht stapelweise zu Hause herumliegen!

Doch dann fällt mir ein, dass ich bei einem der ersten Besuche bei Frau Dr. Brandner schon einmal Sperma abgegeben hatte. Hoffentlich finde ich den Zettel mit dem Spermiogramm noch!

MONTAG, 12. MÄRZ 2007, Redaktion, Berlin

Ich versuche es im Guten: Nach einem Anruf bei meiner Krankenkasse schicke ich per Fax das Spermiogramm vom 15. Mai 2006
auf den Weg, das ich gestern nach längerem Wühlen in einem
Ordner mit der Aufschrift »Gesundheit« fand.

Alles geschieht unter größter Vorsicht, damit die Kollegen
keinen Verdacht schöpfen.

Merke: Wer ein Fax von einem allgemein zugänglichen Gerät
verschickt und will, dass der Inhalt geheim bleibt, sollte auch die
Sendebestätigung checken. Enthält diese eine Kopie des Textes,
ist es ratsam, sie aus dem Gerät zu nehmen. Als mir das nach
einer halben Stunde plötzlich einfällt, stürze ich los wie von der
Tarantel gestochen.

DONNERSTAG, 15. MÄRZ 2007

Ich bin fassungslos. Mein nachgereichtes Spermiogramm entspricht laut Gutachten des Medizinischen Dienstes der Krankenversicherung (MdK) »nicht den Richtlinien der künstlichen Befruchtung«.

Zitat aus dem neuesten Schreiben: »Die Gesamtmotilität der
Spermien ist mit 26 Prozent zu hoch. Diese muss kleiner als
25 Prozent sein.«

Zwei Prozent zu gut! Mein Sperma ist zwei Prozent zu gut!

»Da es sich bei dem eingereichten Spermiogramm um ein älteres
handelt, aber eine Tendenz zur Verschlechterung der Spermien gegeben ist, bitten wir Sie, uns ein aktuelles Spermiogramm für die
abschließende Prüfung Ihres Antrages zuzusenden.«

In diesem Moment beschließe ich, bei nächster Gelegenheit die
Krankenkasse zu wechseln. Hätte man mir gesagt, dass ich die
23 Euro ICSI-Kosten, die auf mich entfallen, aus eigener Tasche
zahlen kann, ohne dass die Kostenübernahme für Isabella gefährdet
wird – ich hätte es sofort getan. Aber zu solch einer fundamentalen
Aussage lässt sich natürlich kein Sachbearbeiter herab!

FREITAG, 16. MÄRZ 2007, Redaktion, Berlin

Nachdem ich eine Nacht darüber geschlafen und mich halbwegs beruhigt habe, suche ich mir in der Redaktion ein abgelegenes, leer stehendes Besprechungszimmer und rufe meine Krankenkasse an. Mit Hinweis auf die drängende Zeit und meine strapazierten Nerven nötige ich die Sachbearbeiterin in forschem Ton, meinen Fall ihrem Vorgesetzten oder erneut dem Medizinischen Dienst vorzulegen und falls erforderlich eine Ausnahmeregelung zu erwirken. Nach kurzem Widerstand gibt sie nach.

Am Nachmittag ruft sie mich auf dem Handy an und teilt mir mit, dass der Medizinische Dienst grünes Licht gegeben hat. Eine schriftliche Zusage sei bereits auf dem Weg. Ich kann mich nicht mehr freuen.

DONNERSTAG, 22. MÄRZ 2007

Fatima hat das Baby verloren. Mein Bruder wird nicht Vater, ich kein Onkel. Erneut keimt in mir Mitgefühl auf, das ganz unabhängig ist von meinem eigenen Kinderwunsch.

DONNERSTAG, 29. MÄRZ 2007,
Kinderwunschzentrum Nummer zwei, Berlin

Das Projekt ICSI beginnt: Zum Start bekommt Isabella ein Präparat namens Decapeptyl gespritzt. Kurz zuvor holte sie das Zeug aus einer Apotheke in der Nähe und löhnte dafür 108,96 Euro. Die Experten – und langsam zähle ich uns dazu – sprechen von Downregulation. Isabella erhält das Zeug als Depotspritze, muss dadurch nicht jeden Tag aufs Neue daran denken. Schließlich kommen ja noch genug andere Spritzen.

Entsprechend sind die möglichen Nebenwirkungen. Neben Ausschlag an der Injektionsstelle drohen Übelkeit, Erbrechen, Schwindel, Depressionen, allergische Reaktionen und typische Wechseljahresbeschwerden. Aber wie die Ärzte immer so schön sagen: Kann alles, muss aber nicht.

Warum ist die Downregulation nötig?

Mit ihrer Hilfe wird der natürliche Hormonhaushalt der Frau praktisch ausgeschaltet. Sie wird dadurch vorübergehend in »künstliche Wechseljahre« versetzt. Der Hintergrund ist folgender: Für eine Kinderwunschbehandlung müssen die reifen Eizellen zum genau richtigen Zeitpunkt aus den Eibläschen abgesaugt werden. Ein vorzeitiger natürlicher Eisprung, ausgelöst durch das in der Hirnanhangdrüse (Hypophyse) produzierte luteinisierende Hormon (LH), würde die Eizellen für die Behandlung unbrauchbar machen. Also gilt es, den natürlichen Eisprung medikamentös zu unterdrücken, bis die Eizellen optimal herangereift sind.

Wie funktioniert die Downregulation?

Die Ausschüttung der für den Eisprung nötigen Hypophysen-Hormone wird vom Zwischenhirn (Hypothalamus) gesteuert. Es schüttet dazu ein eigenes Hormon mit der Bezeichnung Gonadotropin-Releasing-Hormon (GnRH) aus. Dieses legt die Hypophyse nicht lahm, sondern stimuliert sie. Es scheint also zunächst widersinnig, der Frau zusätzlich GnRH zuzuführen. Und doch tut man es in Form sogenannter GnRH-Agonisten – das sind Medikamente, die die Funktion des natürlichen GnRH nachahmen (zum Beispiel Enantone Gyn Mon-depot, Zoladex, Decapeptyl oder Synarela-Nasenspray).

Des Rätsels Lösung: Natürliches GnRH wird vom Zwischenhirn nicht kontinuierlich, sondern pulsartig ausgeschüttet. Wird dieser Prozess durch die dauerhafte Gabe eines GnRH-Analogons ersetzt, ermüdet die Hypophyse und wird nach und nach unempfänglich für die natürliche Pulsfrequenz. Nach etwa zwei Wochen stellt sie den Betrieb ein. Dieser Prozess wird im engeren Sinn als Downregulation bezeichnet.

Gibt es noch ein anderes Verfahren zur Downregulation?

Alternativ zu GnRH-Agonisten können der Frau GnRH-Antagonisten (zum Beispiel Cetrotide oder Orgalutran) verabreicht werden, die den Eisprung verhindern, indem sie die Hormonproduktion direkt auf der

Ebene der Hypophyse unterdrücken. GnRH-Antagonisten werden niedriger dosiert, wirken schneller und werden deshalb erst kurz vor dem Eisprung gegeben. Auch die wechseljahresähnlichen Beschwerden treten nicht auf. Allerdings haben GnRH-Antagonisten einen negativen Effekt auf Eierstöcke und die Gebärmutterschleimhaut und werden deshalb von vielen Medizinern nur zurückhaltend verabreicht.

*

MONTAG, 2. APRIL 2007
Meine Urlaubswoche hat begonnen, Isabella hat sogar zwei. Was als Auszeit für die ICSI geplant war, eröffnet uns dank der Launen der Natur neue Möglichkeiten. ICSI ist später, jetzt ist Urlaub. Wir haben beschlossen, mit dem Auto das nähere Umland zu erkunden.

DONNERSTAG, 5. APRIL 2007
Wir haben ein Rezept für 25 Mal Menogon HP plus Zubehör eingelöst: 409,69 Euro Eigenanteil. Ziemlich teure Angelegenheit.

SAMSTAG, 7. APRIL 2007 (1. Zyklustag)
Es ist früh am Morgen. Die Schlafzimmertür klappt leise zu. Isabella schleicht von der Toilette zurück ins Zimmer und flüstert: »Ich habe meine Periode bekommen.«

»Okay, leg dich jetzt wieder hin«, murmele ich.

Es ist Wochenende, gestern Abend waren wir lange wach. Haben uns beim Italiener Mut angetrunken für die kommenden Wochen.

Moment mal! Periode bekommen? Dann geht es ja heute los. Heute ist der erste Tag des neuen Zyklus. Wenn alles klappt, wird heute in 40 Wochen unser Kind geboren. Ich habe gestern nachgeschaut: 12. Januar 2008.[68]

---

68 Knapp daneben ist auch vorbei: Maßgeblich ist bei einer künstlichen Befruchtung der Tag der Follikelpunktion, hier der 23. April 2007. Von diesem Zeitpunkt an sind es noch 38 Schwangerschaftswochen, also 266 Tage. In unserem Fall wäre das korrekte Datum folglich der 14. Januar 2008 gewesen.

An Schlafen ist nicht mehr zu denken.

»Ich habe Lust auf Rührei«, sage ich.

MONTAG, 9. APRIL 2007 (3. Zyklustag)

Heute geht die Phase der Stimulation los – Isabella spritzt sich von jetzt an jeden Abend humanes Menopausengonadotropin (hMG), kurz: Menotropin. Dieses wird aus dem Urin von Frauen in den Wechseljahren gewonnen, soll das Wachstum der Eibläschen anregen und dient zur »kontrollierten ovariellen Hyperstimulation«. Anders gesagt: Im Vorfeld einer künstlichen Befruchtung werden die weiblichen Eierstöcke gedopt, um möglichst viele Follikel zu produzieren.

Das ist nicht ganz ohne Risiko. Das hMG-Präparat, das Isabella bekommt, heißt Menogon. Ein Blick in die Packungsbeilage und man möchte sich eingraben: Vergrößerung der Eierstöcke, Unterleibsschmerzen, Flüssigkeit in Bauch- oder Brusthöhle, Blutgerinnsel – die möglichen Nebenwirkungen klingen gar nicht lustig. In über 10 Prozent der Fälle werden die Eierstöcke überstimuliert, was unter anderem zur Bildung großer Zysten führen kann, die obendrein zum Platzen neigen. Dies kann sehr schmerzhaft sein und dazu führen, dass Blut in die Bauchhöhle fließt. In der Regel besteht die Gefahr aber erst, wenn die Frau mittels eines anderen Hormons, des hCG, ihren Eisprung auslöst.

Wer zu Allergien neigt, bekommt schnell rote Flecken und Juckreiz an der Einstichstelle. Um dem vorzubeugen, wird empfohlen, das Präparat im Kühlschrank zu lagern, gekühlt zu verwenden und die Einstichstelle nach dem Spritzen 20 bis 30 Sekunden lang vorsichtig zu massieren, damit sich das Medikament besser im Gewebe verteilt. Auch ein Eisbeutel auf der Einstichstelle soll gut wirken.

Menotropin muss sich die Frau täglich spritzen – entweder intramuskulär oder subkutan, das heißt entweder in einen Muskel oder unter die Haut. In unserem Fall fällt die Wahl auf Isabellas Bauch.

»Könntest du dir die Spritzen vielleicht selbst geben?«, frage ich vorsichtig.

»Das werde ich ja wohl müssen, so wie du dich bei so was anstellst«, gibt sie zurück und zwinkert mir zu.

»Danke, Schatz!«

Ich bin erleichtert und hole Ampullen und Kanülen aus dem Kühlschrank. Immer drei Ampullen Pulver mit einer Ampulle Lösungsmittel mischen, lautet die Vorgabe. Doch dabei ist Fingerspitzengefühl gefragt.

Ich stehe im Bad, breche über dem Waschbecken vorsichtig die Ampullen an der Sollbruchstelle auf und stelle sie griffbereit auf den kleinen Sims unter dem großen Spiegel. Man hört beim Öffnen schon am Geräusch, ob man es richtig macht: Ein sattes, dunkles Ploppen muss ertönen. Kräftig drücken, aber nicht zu stark, sonst zerbricht die Ampulle.

Kurz darauf stehen alle vier Ampullen offen vor mir auf dem Sims. Jetzt eine dicke Kanüle auf die Spritze stecken und sicherstellen, dass der Stempel nicht klemmt. Sonst kann es passieren, dass man beim Aufziehen und Mischen zu stark drückt und die ganze Soße unter hohem Druck in die Ampulle und sofort wieder herausschießt. Ist ja nicht gerade billig, das Zeug.

Okay, vergiss das Geld und bleib locker!

Eigentlich bräuchte man drei Hände: eine, um die Ampulle festzuhalten, eine, um die Spritze zu fixieren, und eine, um sie aufzuziehen beziehungsweise auszudrücken. Das muss auch ohne Hilfe gehen. Wenn wir jetzt beide anfangen, an den Ampullen herumzuhantieren, fallen sie garantiert um – außerdem ist das hier meine Aufgabe. Beim Arzt muss das auch einer allein schaffen! Aber wie? Die Ampulle hinstellen, ohne sie festzuhalten? Dann fällt sie ja bei der kleinsten Berührung durch die Kanüle um. Die Spritze mit dem Mund aufziehen? Nicht gerade elegant.

Moment – ich glaube, ich hab's! Wenn ich die Ampulle mit dem Lösungsmittel zwischen Daumen und Ringfinger der linken

Hand klemme und zwischen Zeige- und Mittelfinger die Spritze so fixiere, dass die Kanüle in der Ampulle steckt, funktioniert die Sache. Dann lässt sich die Flüssigkeit mit der rechten Hand aufsaugen.

Fertig. Die leere Ampulle weglegen und mit der linken Hand die erste Ampulle mit Pulver fixieren. Mit rechts vorsichtig das Lösungsmittel auf das Pulver spritzen. Und siehe da: Es löst sich auf wie von Zauberhand! Ein Hoch auf die Pharmazie, die für alles eine Lösung hat!

Jetzt alles wieder aufsaugen und in die zweite Pulver-Ampulle spritzen. Genauso mit der dritten Pulver-Ampulle verfahren. Zum Schluss die dicke gegen eine dünne Injektionskanüle austauschen, fertig.

Ich halte mit Kennermiene die Kanüle vor meine Augen und drücke die Luft heraus, bis an der Spitze ein winziger Tropfen erscheint. Dann gebe ich die Spritze Isabella und sehe zu, dass ich aus dem Badezimmer herauskomme.

»Fertig!«, höre ich kurz darauf.

Fein, das wäre geschafft.

*

Was passiert bei der hormonellen Stimulation der Eierstöcke?

Damit sie im Behandlungszyklus nicht nur eines, sondern eine größere Anzahl von Eibläschen (Follikeln) produzieren, müssen die Eierstöcke hormonell angeregt werden. In der Regel liegt die beabsichtigte Menge zwischen zehn und zwölf.

Die Stimulation verläuft nicht bei jeder Frau nach demselben Muster. Im Laufe der Zeit haben sich zur Vorbereitung auf eine IVF oder ICSI einige standardisierte Vorgehensweisen, sogenannte Protokolle, herausgebildet, die je nach Eigenschaften der Frau, Fertilitätszentrum und Vorliebe des behandelnden Arztes eingesetzt beziehungsweise abgewandelt werden. Diese Standardprotokolle bieten den Vorteil, dass sich die Reaktion der Eierstöcke sowie die Zahl der produzierten Eibläschen zumindest einigermaßen abschätzen lassen.

Welche Verfahren werden bei der Stimulation unterschieden?

Das weitaus am häufigsten angewandte Standardschema ist das *lange Protokoll*. Dabei wird der Frau bereits in der zweiten Hälfte des vorhergehenden Zyklus, genauer gesagt zwischen Tag 21 und 23, ein Präparat zur Downregulation verabreicht. Anschließend wartet der Arzt die Blutung – und damit den neuen Zyklus – ab. Um den dritten Zyklustag herum beginnt die Patientin mit der Stimulation der Eierstöcke. Manche Zentren warten auch bis zu 14 Tage, um erst zu prüfen, ob die Downregulation ausreichend gewirkt hat. Dadurch lässt sich die Größe der Follikel einheitlicher gestalten, sodass sie von einem ähnlichen Wachstumsstadium aus stimuliert werden und sich gleichmäßig entwickeln können. Fachleute sprechen auch von einer besseren Rekrutierung und Synchronisation des Eizellpools. Geeigneter Patientinnenkreis sind Frauen mit normaler Funktion der Eierstöcke – bei ihnen erreicht man mit dem langen Protokoll die größte Wirkung.

Demgegenüber beginnt das *kurze Protokoll* erst mit der Blutung, die den Behandlungszyklus einleitet. Downreguliert wird dann mit schnell wirksamen Medikamenten, zum Beispiel Spritzen oder Nasenspray. Schon einen oder zwei Tage danach beginnt die Stimulation. Geeigneter Patientinnenkreis sind Frauen, die schlecht auf die Stimulation ansprechen und weniger Follikel bilden als erwartet (Low Responder[69]). Bei ihnen kann das kurze Protokoll dennoch das

---

69 Responder (»to respond« ist englisch für »antworten«) kannte ich bis dahin nur aus der Funktechnik, doch auch in der Medizin spricht man von Respondern im Sinne von Patienten oder Probanden, die auf Behandlungen (nicht) ansprechen. Etwa ein Zehntel aller Frauen reagiert schlecht bis gar nicht auf die hormonelle Stimulation der Eierstöcke. Bei diesen Frauen ist die Zahl der Eibläschen geringer, wobei zwischen Anzahl und Qualität der Eizellen nicht unbedingt ein Zusammenhang besteht. Patientinnen mit einer solchen eingeschränkten Reaktion auf die Stimulation werden als Low Responder bezeichnet. Das heißt jedoch nicht, dass sich dies auch in der Qualität der Embryonenentwicklung widerspiegelt. Nur wenn diese ebenfalls reduziert ist, spricht man von Poor Respondern. Dies kann auch der Fall sein, wenn eine Frau viele Eizellen hat. Aus den Low Respondern bei einer IVF können also Poor Responder werden, wenn sich ihre wenigen Eizellen auch noch unterdurchschnittlich entwickeln. Ein Low Responder kann aber auch

gewünschte Ergebnis bringen, da aufgrund der Wirkweise der GnRH-Agonisten bei der Downregulation am Zyklusbeginn ein zusätzlicher Stimulationseffekt (Flare-up-Effekt) entsteht.

Die dritte Variante ist das *ultrakurze Protokoll*. Dabei erfolgt die Downregulation ab dem zweiten bis vierten Zyklustag täglich. Fast gleichzeitig beginnt die Stimulation. Geeigneter Patientinnenkreis sind bestimmte Low Responder, da es auch bei diesem Verfahren zum Flare-up-Effekt kommt, was in Verbindung mit dem nicht so rigorosen Lahmlegen der Eierstöcke von Vorteil sein kann.

Viertens existiert das *GnRH-Antagonisten-Protokoll*. Dabei erfolgt die Stimulation zunächst in einem natürlichen Zyklus, das heißt ohne die Wirkung der Downregulation. Deren unterdrückender Effekt tritt erst erst gegen Ende der Stimulation, dann aber schlagartig auf.

Warum ist eine Überstimulation gefährlich?

Das ovarielle Hyperstimulationssyndrom (OHSS) kann in sogenannten stimulierten Zyklen einige Tage nach dem künstlichen Auslösen des Eisprungs beziehungsweise der Punktion auftreten. Die Symptome reichen von einer leichten Störung des Wohlbefindens bis hin zu lebensbedrohlichen Zuständen. Die Zusammenhänge sind nicht vollends geklärt. Man vermutet jedoch, dass durch die überstimulierten Eierstöcke Substanzen in die Blutbahn gelangen, die die Durchlässigkeit der Gefäße erhöhen. Dadurch treten vermehrt Flüssigkeit und Eiweiß in den Bauchraum und das Gewebe ein und führen zu Wasseransammlungen. In der Folge wird das Blut dickflüssiger und die Gefahr der Entstehung von Blutgerinnseln bis hin zu einer Lungenembolie steigt. Auch die Nieren werden schlechter durchblutet, was zu einer eingeschränkten Funktion und sogar zu Organversagen führen kann.

---

zum High Responder werden, wenn überdurchschnittlich viele Eizellen das Blastozystenstadium erreichen. Andererseits gibt es High Responder, die zwar zunächst viele Eizellen produzieren, aus denen sich aber am Schluss weniger Blastozysten entwickeln als im Durchschnitt. Dann wird auch aus dem High Responder ein Poor Responder. Insofern hatte Isabella Glück: Sie war zu Beginn ein klassischer High Responder und blieb es auch in Sachen Blastozystenanzahl.

Welches sind die Symptome eines OHSS?

Eine Überstimulation kündigt sich durch Unwohlsein und ein Spannungsgefühl im Unterbauch an (Grad 1), wobei der Bauchumfang oft deutlich zunimmt. Hinzukommen können Übelkeit, Erbrechen und Durchfall (Grad 2), Wasseransammlung im Bauchraum (Grad 3), Atemnot und -beschwerden (Grad 4) sowie Bluteindickung (Grad 5). In allen Fällen gibt es nur eines: Unterlagen zum bisherigen Behandlungsverlauf einpacken und ins Krankenhaus fahren!

Welche Frauen sind gefährdet?

Grundsätzlich gefährdet sind Frauen mit einer hohen Anzahl an Follikeln. Aber auch Frauen mit einer entsprechenden genetischen Veranlagung tendieren zur Überstimulation, selbst wenn sie nur wenige Follikel haben.

*

MITTWOCH, 11. APRIL 2007 (5. Zyklustag)

Isabella hatte eine Fragenliste aufgesetzt und besprach diese heute mit Dr. Mälz. Ich rekonstruiere hier den Gesprächsverlauf anhand ihrer Notizen:

Isabella: »Darf ich bis zur Punktion weiter Sport treiben?«

Dr. Mälz: »Ja, aber nur noch zwei bis drei Tage, danach sollten Sie besser erst mal pausieren.«

I.: »Darf ich bis zur Punktion Sex haben?«

Dr. M.: »Ja. Ab zwei Tage vorher sollten Sie sich jedoch schonen.«

I.: »Wie lange vor der künstlichen Befruchtung darf mein Mann keinen Samenerguss mehr haben?«

Dr. M.: »Ein Tag sollte reichen.«[70]

I.: »Kann ich problemlos mein Schilddrüsenhormon weiter einnehmen?«

---

70   siehe Fußnote 4

Dr. M.: »Ja.«

I.: »Im Beipackzettel zu Menogon steht, dass ich alle zwei Tage zur Ultraschallkontrolle kommen soll. Ist es schlimm, wenn sich das mal um einen Tag verschiebt?«

Dr. M.: »Nein, kein Problem.«

I.: »Ich will am Wochenende zu einer Familienfeier fahren. Mit welchen Nebenwirkungen von Menogon muss ich rechnen?«

Dr. M.: »Bis auf ein wenig Eierstockschmerzen eigentlich mit keinen.«

I.: »Kann ich das Menogon auch mal eine Stunde früher oder später spritzen?«

Dr. M.: »Kein Problem.«

FREITAG, 13. APRIL 2007 (7. Zyklustag),
Bundesautobahn 9, Raststätte Frankenwald

Wir haben uns nach der Arbeit ins Auto gesetzt und uns auf den Weg nach Nürnberg zur Geburtstagsfeier von Isabellas Cousine gemacht. Natürlich muss auch heute gespritzt werden. Deshalb haben wir nach 300 Kilometern einen Parkplatz angesteuert und das Auto etwas abseits abgestellt. Isabella will sich nicht auf eine Bank setzen oder zur Toilette gehen.

»Ich mache das im Auto, das geht am schnellsten und da sieht mich keiner.«

Natürlich stimmt das nicht ganz. Neugierige Blicke von Passanten treffen mich, als ich die Glasampullen sowie Spritze und Kanülen auf das Dach des Autos lege.

Als ich die erste Ampulle knacken will, zerbricht sie mir zwischen den Fingern. Blut läuft mir über die Hand. Isabella gibt mir ein Papiertaschentuch, das sofort durchgeblutet ist.

»Mist!«

»Jetzt bleib mal ruhig«, sagt sie und gibt mir ein zweites Taschentuch. »Wir verbinden erst deine Hand, dann hole ich eine neue Ampulle aus der Tasche. Ich habe genügend mitgenommen.«

Der zweite Versuch klappt. Ich mische vorsichtig die Lösung und ziehe die Spritze auf. Isabella sitzt mit heruntergezogener Hose auf dem Beifahrersitz und desinfiziert gerade die Einstichstelle, als sich ein Mann unserem Auto nähert. Ich stelle mich demonstrativ vor die Tür, damit er nicht ins Auto schauen kann. Doch dann wechselt er die Straßenseite und steuert auf das Restaurant zu. Endlich kann ich Isabella die Spritze durch das Fenster reichen.

MONTAG, 16. APRIL 2007 (10. Zyklustag), Berlin
Wir haben uns ein Rezept für Nachschub an Menogon in der Kinderwunschpraxis geholt und es eingelöst: noch mal zehn Stück für 157,88 Euro.

DONNERSTAG, 19. APRIL 2007 (13. Zyklustag)
Isabella notiert Beobachtungen an sich selbst in einem Büchlein. Gestern vor einer Woche traten diffuse Unterleibsschmerzen auf, die sich aber mithilfe einer Wärmflasche in Schach halten ließen. Am Sonntag bei der Geburtstagsfeier verspürte sie zum ersten Mal ein Ziehen in den Eierstöcken, das am Montag im Büro ebenfalls auftrat und sich heute verstärkte. Am Montagmorgen und heute Nachmittag war sie zum Ultraschall bei Dr. Mälz – nichts Auffälliges.

Übermorgen müssen wir schon den Eisprung auslösen. Das Problem ist: Wir haben nur noch zwei Ampullen Menogon. Müssen wir jetzt wegen einer einzigen Ampulle eine neue Packung kaufen? Isabella wird morgen in der Praxis anrufen.

Außerdem ist es schon wieder Zeit für einen Besuch in der Apotheke, um das Rezept für Dexamethason und Utrogest einzulösen. Macht 7,28 beziehungsweise 16,69 Euro.

FREITAG, 20. APRIL 2007 (14. Zyklustag)
Rückruf aus der Praxis: Es reicht, wenn wir heute Abend nur die restlichen zwei Ampullen spritzen.

Reicht das wirklich oder sagen sie das nur?

Isabella ist heute Morgen nach Düsseldorf geflogen, wo sie dienstlich zu tun hat.

Noch drei Tage bis zur Punktion.

SAMSTAG, 21. APRIL 2007 (15. Zyklustag)

Es ist genau 23.30 Uhr. Hier ist das Choragon zum Auslösen des Eisprungs: eine Ampulle Pulver, dazu eine Ampulle Lösungsmittel. Das ist weniger Pulver als bei den Inseminationen im vergangenen Sommer, doch für Fragen ist jetzt keine Zeit mehr.

Mischen, spritzen, fertig – fast ein Kinderspiel. Genau zur vorgegebenen Zeit. Wir halten inne, schauen uns tief in die Augen. Jetzt gibt es kein Zurück mehr.

Der Eisprung wäre von diesem Zeitpunkt an gerechnet in etwa 40 Stunden. Doch dazu wird es nicht mehr kommen. Kurz vorher werden die reifen Eizellen aus ihren Bläschen gesaugt.

Kronprinz Frederik und Mary von Dänemark sind erneut Eltern geworden. Der Stammhalter hat ein Schwesterchen bekommen: Isabella Henrietta Ingrid Margrethe. Prinz Christian und Prinzessin Isabella. Jetzt haben sie nicht nur zwei Kinder – sie haben für sie auch noch exakt unsere Vornamen ausgesucht!

SONNTAG, 22. APRIL 2007 (16. Zyklustag)

»Was machen wir jetzt mit der Kryokonservierung?«

Isabella sitzt auf dem Sofa und schaut mich fragend an. Ich setze mich neben sie.

»Befruchtete Eizellen einfrieren wollten wir ja eigentlich nicht«, antworte ich vorsichtig.

»Dr. Mälz sagte mir gestern, dass es eher nach vielen Eizellen aussieht. Wir sollen noch mal darüber nachdenken, was wir machen, wenn ausreichend viele übrig bleiben. Weißt du, dann könnten wir uns beim nächsten oder übernächsten Mal die ganze Stimulation sparen.«

Dazu wird es hoffentlich nicht kommen, denke ich.

Aber klar: Das wochenlange Spritzen, die häufigen Arztbesuche und die zunehmenden körperlichen Beschwerden haben ihre Wirkung auf Isabella nicht verfehlt. Sie sieht müde aus und wenn mich nicht alles täuscht, hat sie sich obendrein einen grippalen Infekt eingefangen.

»Okay, ich bin dabei«, sage ich.

»Dann dürfen wir nicht vergessen, morgen früh vor der OP in der Praxis Bescheid zu sagen.«

*

Wie läuft eine Follikelpunktion ab?

Die Entnahme der Eizellen aus den Follikelbläschen in den Eierstöcken wird im Fachjargon als Follikelpunktion bezeichnet. Während früher durch die Bauchdecke punktiert wurde, erfolgt dies heute – entweder unter Lokalanästhesie oder leichter Sedoanalgesie (eine Kombination aus Lokalanästhesie und einem Sedierungsmittel, ohne künstliche Beatmung) – meist durch die Scheide (transvaginal). Dazu wird eine spezielle Vorrichtung auf den Ultraschallkopf gesetzt. Dann wird ein Follikel nach dem anderen punktiert und die Eizelle samt der sie umgebenden Flüssigkeit in ein Reagenzglas abgesaugt. Je nach Anzahl und Lage der Follikel ist der Eingriff nach höchstens einer halben Stunde erledigt, wobei die eigentliche Punktion meist nicht länger als zehn Minuten dauert.

Was passiert anschließend mit den Eizellen?

Nach der Punktion werden die Eizellen unter dem Mikroskop aus der abgesaugten Flüssigkeit herausgefischt und in einer speziellen Kulturlösung aufbewahrt, bis der vom Mann gewonnene und aufbereitete Samen hinzugegeben (IVF) beziehungsweise in die ausgewählte(n) Eizelle(n) injiziert (ICSI) wird. An dieser Stelle wird sichtbar, ob überhaupt brauchbare Eizellen gewonnen werden konnten. Nicht jedes

Eibläschen enthält eine Eizelle und manche Eizellen sind noch nicht genügend herangereift.

Mit welchen Nebenwirkungen muss die Frau rechnen?
Die Punktion ist im Allgemeinen gut verträglich, kann jedoch zu Schmerzen im Unterbauch führen. Aus diesem Grund sollte sich die Frau nach dem Eingriff schonen. Darüber hinaus kann es durch die Punktion zu den »üblichen« Komplikationen kommen, also zu Blutungen und Infektionen. Die Gefahr ist jedoch vergleichsweise gering.

*

MONTAG, 23. APRIL 2007 (Tag der Punktion),
Kinderwunschzentrum Nummer zwei, Berlin
Der Tag X ist da – heute werden Isabella die Eizellen entnommen. Nach Wochen der Vorbereitung mit unzähligen Spritzen, heimlichen Arztbesuchen, jeder Menge Bangen und Hoffen wird es danach richtig ernst: Ihre Eizellen werden mit meinen Spermien vermählt – und dann werden wir ja sehen. Die Spannung steigt, wir können nur noch denken: Hoffentlich geht alles gut. Immerhin steht Isabella eine Operation bevor.

An Schlaf war letzte Nacht kaum zu denken. Doch nicht nur das: Isabella ist schwer erkältet, hustet und schnieft – sie müsste eigentlich zu Hause bleiben und das Bett hüten. Aber das geht nicht.

Nicht mal ein Brötchen essen oder eine Tasse heißen Tee trinken darf sie jetzt, da sie nüchtern zur OP erscheinen soll. Wir fahren los. In der Praxis angekommen, heißt es erst einmal warten. Irgendwann wird Isabella aufgerufen und berichtet von ihrer Erkältung.

»Das kriegen wir schon hin«, sagt die Schwester. »Jetzt kommen Sie erst einmal mit.«

Isabella verschwindet. Ich nehme mir ein Buch aus der Tasche und fange an zu lesen. Doch nur ein paar Minuten später erscheint eine Schwester, die mich in einen Raum führt, in dem ich mich

»vergnügen« darf. Es gibt Pornoheftchen, einen Fernseher mit Videorekorder, eine Sitzgelegenheit, ein Waschbecken.

Gemütlich ist es hier nicht gerade, aber es wird schon gehen. Die Schwester hat mir einen Plastikbecher in die Hand gedrückt. Darauf stehen mein Name und mein Geburtsdatum, damit auch ja nichts verwechselt wird. Nicht auszudenken, wenn meine »Jungs« mit den falschen Eizellen gepaart würden.

Doch etwas anderes beunruhigt mich weitaus stärker: Die Zimmertür lässt sich von innen nicht abschließen. Was ist, wenn plötzlich der nächste Spender in der Tür steht?

Ich stelle mich mit dem Rücken zur Tür und versuche, den Fernseher in Gang zu bringen. Zunächst tut sich gar nichts. Ich drücke die Power-Taste. An, aus, an, aus – nichts. Das kann ja wohl nicht wahr sein! Schließlich bücke ich mich, schaue unter den Einbauschrank und stelle fest, dass der Stecker gezogen wurde. Nächstes Problem: Ist schon eine Kassette eingelegt und wie stellt man am Fernseher den Videokanal ein? Das alles ist nicht dazu geeignet, mich in Stimmung zu bringen.

Als es endlich funktioniert, läuft zunächst ein Potpourri von Werbespots für Pornofilme über den Bildschirm – auch nichts, was einen in Fahrt bringt. Ich spule entnervt das Band vor. Da – eine blasse Engländerin mit riesigen Brüsten lässt sich auf der Wiese hinter ihrem Haus von einem schnauzbärtigen Widerling mit behaarten Beinen besteigen. Daneben stehen eine Zinkbadewanne und ein Holzzuber – sehr sexy.

Das Ganze in einer Farbgebung, dass man meint, der Themsenebel hätte sich gnädig über die Szenerie gelegt. Die Siebziger wieder, denke ich und spule weiter. Endlich so etwas wie eine Anregung – eine temperamentvoll stöhnende Brünette hat Geschlechtsverkehr auf einem Ledersofa. Willig lasse ich meine Hose herunter, wasche mich untenrum, trockne mich mit Haushaltpapier ab und gehe – zur Tür schielend – ans Werk, bereit, die Hose jederzeit wieder hochzuziehen.

Doch da ist die Brünette auch schon fertig und der nächste Clip beginnt. Ist jetzt auch egal. Siehe da, es handelt sich dieses Mal um zwei Frauen. Schnell fertig werden, bevor der unvermeidliche Mann kommt, der sie beide beglückt.

Nicht zu schnell kommen, denke ich plötzlich, damit ich auch alles heraushole und die Menge stimmt. Schließlich muss gleich jemand im Ejakulat nach gebrauchsfähigen Spermien suchen. Während ich so nachdenke, merke ich, dass sich bei mir gar nichts tut. Konzentriere dich! Aber wo ist der Becher? Das wäre ja ganz übel, wenn der im entscheidenden Moment nicht in Reichweite wäre.

Irgendwann habe ich es dann geschafft: Mein Sperma ist glücklicherweise im Becher gelandet, den ich fest verschraube. Ich ziehe mich an, stelle den Becher auf die Durchreiche in der Wand, schalte den Fernseher aus und verlasse den Raum. Mission completed.

Wie ich gleich darauf von einer Schwester erfahre, hat die blöde Tür außen keine Klinke und ist ohne Schlüssel nicht zu öffnen. Wäre ja zu schön gewesen, wenn mir das vorher jemand gesagt hätte.

Das Wartezimmer hat sich mittlerweile gefüllt, ich muss mir einen anderen Platz suchen. Wieder warte ich, lese, beobachte die Leute. Sieht man es ihnen an, ob sie zur Punktion kommen, zum Transfer oder nur zum Vorgespräch? Die meisten blättern lustlos in den Zeitschriften oder flüstern miteinander. Eine Frau schiebt lässig einen Kinderwagen mit einem schreienden Baby über den Flur. Brennende Blicke aus dem Wartezimmer folgen ihr.

Nach einer kleinen Ewigkeit wird Isabella hereingeführt. Sie wirkt benommen, kann aber schon wieder lächeln.

»Alles in Ordnung, Schatz«, flüstert sie.

Die Schwester drückt uns ein Infoblatt in die Hand. Darauf steht, dass 14 Eizellen entnommen wurden und dass man, falls Fragen auftreten, morgen zwischen 9.30 und 10.30 Uhr anrufen kann. Auch der Transfer-Termin steht bereits auf dem Blatt: In drei Tagen, am Donnerstag, werden hier ein oder zwei der winzigen

Zellhaufen, die vielleicht in diesem Moment unter dem Mikroskop erschaffen werden, in Isabellas Gebärmutter gespült.

Wir haben beschlossen, dass Isabella allein zum Transfer geht. Ich weiß nicht, wie ich mich von der Arbeit freimachen soll – und sie ist sich sicher, das auch allein durchzustehen.

Behutsam führe ich meine Frau zum Lift und dann zum Auto. Wir fahren nach Hause. Dort lege ich die erschöpfte und kranke Isabella ins Bett, wo sie sofort einschläft. Danach mache ich mich auf den Weg zur Arbeit – fast so, als wäre nichts gewesen.

DIENSTAG, 24. APRIL 2007

»Falls Fragen auftreten«, hatte es auf dem Infoblatt geheißen. Guter Scherz, bei uns treten immer Fragen auf. Isabella versucht, sie am Telefon zu klären.

»Wie war dieses Mal die Samenqualität?«

»Besser als bei den letzten Spermiogrammen. Wir hatten mehr Spermien, von denen aber leider nur 18 Prozent normal aussahen. Der Rest wies pathologische Formen auf. Aber wir konnten uns ja für die ICSI die besten aussuchen.«

»Wofür sind die zusätzlichen Medikamente, die ich nehmen muss?«

»Sie befinden sich jetzt in der sogenannten Lutealphase. So heißt die Zeit zwischen Eisprung und nächster Menstruation. In dieser Phase optimieren wir durch zusätzliche Hormongaben die Einnistungsbedingungen für die Embryonen.«

»Und die Dexamethason-Tabletten?«

»Dexamethason ist ein Cortisonpräparat, das eine hohe entzündungshemmende Wirkung hat. Wir haben es Ihnen verschrieben, weil es die körpereigene Abwehr dämpft und dadurch ebenfalls die Einnistung fördert.«

»Ist es normal, dass ich Unterleibsschmerzen habe?«

»Ja. Machen Sie sich deswegen keine Sorgen.«

»Was kann ich jetzt tun, damit alles klappt?«

»Vermeiden Sie Stress und körperliche Anstrengungen. Nicht bücken. Außerdem kein Sport und keine Gartenarbeit.«

Im Briefkasten liegt bereits die Rechnung für die ICSI: Als »anteilige Kostenbeteiligung für Durchführung IVF-ICSI-Behandlung zuzüglich Ovarialbiopsienadel« werden uns 874,21 Euro abgeknöpft. Einen Monat haben wir Zeit zum Bezahlen. Angesichts knapper Kassen werde ich die Frist mal ausschöpfen. Übermorgen ist Transfer.

*

Was geschieht beim Transfer?

Der Frau werden beim Transfer mittels eines dünnen Katheters eine oder mehrere befruchtete Eizellen in die Gebärmutter gespült. Das Ganze geschieht in der Regel völlig schmerzfrei und ohne Narkose.

Warum nisten sich manche befruchteten Eizellen in der Gebärmutterschleimhaut ein, andere dagegen nicht?

Ob sich eine befruchtete Eizelle (in diesem Stadium auch als Keim oder Zygote bezeichnet) einnistet oder nicht, hängt von vielen, zum Großteil unbekannten Faktoren ab. Erst der Schwangerschaftstest erlöst Paare von der Unsicherheit. Grob gesagt: Ist der sich entwickelnde Embryo gesund und findet er optimale Bedingungen vor, ist die Chance auf eine Einnistung und eine weitere normale Entwicklung größer.

Was genau spielt sich bei der Einnistung ab?

Vier bis fünf Tage lang wandert die befruchtete Eizelle durch den Eileiter und wird dabei von dessen Flimmerhärchen vorangeschoben. Dann endlich ist der stecknadelkopfgroße, sich ständig weiter teilende Keim am Eingang zur Gebärmutter angekommen. Er hat nun das sogenannte Keimblasen- oder Blastozystenstadium erreicht.

Bei der Wahl eines geeigneten Platzes für die Einnistung lässt sich der Embryo nicht selten mehrere Tage Zeit. Meist findet er ihn im oberen

Drittel der Schleimhaut. Anschließend bildet sich an der betreffenden Stelle der Gebärmutterwand eine Mulde, in die der Keim einsinkt. Die Schleimhaut legt sich über die Mulde, sodass der Keim vollständig bedeckt ist und gut versorgt werden kann. Die Zellen auf dieser äußeren Schicht entwickeln sich ab da zum Mutterkuchen (Plazenta), der sich immer weiter ausdehnt. Bereits zehn Tage nach der Befruchtung sind Embryo und Mutter über Blutgefäße miteinander verbunden. Etwa am 24. Zyklustag ist die Einnistung abgeschlossen.

Wie können Patientinnen selbst die Einnistung unterstützen?
Das ist Geschmackssache. Manche Frauen schwören auf Bachblüten, andere auf Schüßlersalz oder Bryophyllum Trituration. Auch Kräutertees, etwa aus Frauenmantel oder Schafgarbe, stehen bei vielen Frauen hoch im Kurs. Von Genussgiften wie Nikotin, Alkohol, aber auch Kaffee raten dagegen sowohl Ärzte als auch Kräuterweiblein ab.

Wie kann der Reproduktionsmediziner den Prozess unterstützen?
Standardmäßig verabreicht der Arzt die Hormone Progesteron und hCG. Sind im Blut der Frau Antikörper nachzuweisen, die man als Indiz für ein überaktives Immunsystem deuten kann, setzen manche Mediziner zusätzlich Cortison ein. Dies gilt insbesondere für Frauen, bei denen das Einnisten des Embryos wiederholt nicht geklappt hat oder die in der Vergangenheit an einer Autoimmunerkrankung der Schilddrüse (zum Beispiel Hashimoto-Thyreoiditis) litten. Das Cortison soll die Aktivität des Immunsystems verringern und eine Abstoßung des Embryos verhindern. Nach Meinung vieler Experten haben Cortison-Gaben jedoch nicht zwangsläufig einen positiven Effekt, zumal eine hieb- und stichfeste wissenschaftliche Basis für ihre Wirksamkeit fehlt.

Schließlich werden vielen Frauen zusätzlich blutverdünnende Mittel verabreicht (etwa Thrombo ASS, Clexane oder einfach Aspirin), die die Durchblutung der Gebärmutterschleimhaut fördern sollen. Ob dies im Einzelfall sinnvoll und richtig ist, muss der Arzt entscheiden.

Welche Verhaltensregeln gelten für die Tage nach dem Transfer?
In den ersten zwei bis drei Tagen sollte die Frau körperliche Anstrengungen (zum Beispiel Sport oder Geschlechtsverkehr) vermeiden und sich nach Möglichkeit schonen. Die Schwerkraft kann dem Embryo beziehungsweise den Embryonen allerdings nichts anhaben – sie können nicht aus der Gebärmutter herausfallen!

*

DONNERSTAG, 26. APRIL 2007 (Tag des Transfers), Redaktion, Berlin
Ich habe mir auf meinem Handy den Wecker gestellt, damit ich die Zeit nicht verpasse. Isabella hat jetzt ihren – unseren – Transfer-Termin. Zwei Embryonen werden gleich in ihre Gebärmutter gespült. Zwei winzige Zellhaufen, zwei Keime – oder doch schon zwei Menschen?

Ich kann verstehen, dass es um die ethische Dimension der IVF heiße Diskussionen gibt: Beginn des Lebens, Schutz ungeborener Kinder, Würde und Unantastbarkeit. Ich möchte nicht, dass Embryonen missbraucht und Menschen geklont werden. Aber hier wirkt ein innerer Trieb, ein genetisch verankerter Wunsch – der Wunsch, sich fortzupflanzen und sich nicht von zaghaften Politikern, kirchlichen Würdenträgern oder wem auch immer abhalten zu lassen.

Ich bin kaum überrascht darüber, dass ich mich über moralische Einwände hinwegsetze. Man muss sich zu einer Haltung durchringen, das habe ich getan. Und so überrenne ich jeden Zweifel, der es wagt, sich zu melden.

Seit vorgestern muss Isabella sich zusätzlich Progesteron verabreichen. Das Präparat heißt Utrogest und soll – wie könnte es anders sein – die Einnistung des Embryos unterstützen. Normalerweise bekommen es Frauen in den Wechseljahren zur Hormonersatztherapie – und so ist auch in der Packungsbeilage keine Rede von einer Kinderwunschbehandlung.

Das Komische ist: Utrogest gibt es nur in Tablettenform, doch Isabella soll die Tabletten vaginal nehmen, sich also in die Scheide einführen. Dort würden sie besser wirken und seien besser verträglich, erzählte man ihr. Sie fand das sehr gewöhnungsbedürftig und glaubte erst, sich verhört zu haben. Deshalb rief sie vorgestern noch mal in der Praxis an. Doch, doch, alles wie besprochen. Bis auf Weiteres dreimal zwei Tabletten à 100 Milligramm in die Scheide, sogar wenn der Schwangerschaftstest positiv ausfällt. So verringere sich das Risiko einer Fehlgeburt.

Ach ja, die Nebenwirkungen: Neben Übelkeit, Müdigkeit und Verstopfung kann es zu depressiven Verstimmungen, Brustspannen und allergischen Reaktionen kommen – Utrogest enthält Erdnussöl. Aber diese »Nebensächlichkeiten« nehmen wir kaum noch wahr. Die Entscheidung, die ICSI zu machen, ist unumkehrbar und ich helfe Isabella dabei, nicht aufzugeben – mit Argumenten, Appellen und nicht selten mit Durchhalteparolen.

Kurz nach 16 Uhr ruft mich Isabella an. Geschafft! Sie ist zu Hause und ruht sich aus.

»Und, wie lief's?«, raune ich in den Telefonhörer.

Unter halb geschlossenen Lidern richten sich von der anderen Seite des Schreibtisches sofort zwei neugierige Augenpaare auf mich. Nur keine verfänglichen Formulierungen verwenden!

»Alles hat gut geklappt. Der Transfer geht ganz schnell. Danach liegt man noch eine Weile da und geht dann einfach nach Hause. Stell dir vor, es haben sich nur vier Eizellen befruchten lassen. Da war von Einfrieren gar keine Rede.«

Isabella kann jetzt nicht mehr tun, als den Anweisungen von Dr. Mälz zu folgen: die Medikamente nehmen, sich schonen und optimistisch in die Zukunft blicken. Das ist leicht gesagt. Vor uns liegen elf nervenaufreibende Tage – die berüchtigte »Warteschleife«. Erst am 7. Mai dürfen wir einen Schwangerschaftstest machen.

Obwohl ich diesen ersten Versuch nur als Testlauf betrachten wollte, obwohl wir keinerlei Zusatzleistungen in Anspruch ge-

nommen haben, obwohl ich so gelassen bleiben wollte – jetzt
wünsche ich mir mit aller Kraft, dass es klappen möge. Dass
Isabella schwanger wird und wir nicht noch einmal von vorn anfangen müssen.

*

Welche Hormone spielen im Zusammenhang mit einer Schwanger-schaft eine Rolle?

Die klassischen Schwangerschaftshormone sind Östrogene, Gestagene und humanes Choriongonadotropin (hCG). Zwar zählen im
weiteren Sinn auch Prolaktin und Oxytocin dazu, diese haben aber vor
allem mit der Milchbildung nach der Geburt zu tun.

Östrogene werden vor allem in den Eierstöcken gebildet. Wird eine
Frau schwanger, übernimmt die Plazenta diese Funktion weitgehend.
Östrogene erleichtern das Eindringen des Samens in die Eizelle,
sorgen für die Eizellreifung in den Eierstöcken bis zum Eisprung,
unterstützen die Wanderung des gesprungenen und im Eileiter befruchteten Eis bis zur Gebärmutter und bereiten die Brust auf die
Milchbildung vor.

Gestagene werden vor Eintritt einer Schwangerschaft im Gelbkörper
(den Überresten des geplatzten Eibläschens im Eierstock) und im Verlauf der Schwangerschaft in der Plazenta gebildet. Hauptvertreter ist
das Progesteron. Dieses bereitet die Einnistung der befruchteten Eizelle vor, indem es die Gebärmutterschleimhaut in eine dickere, für die
Aufnahme der befruchteten Eizelle besonders geeignete Schleimhaut
umwandelt. Progesteron ist darüber hinaus für die Aufrechterhaltung
der Schwangerschaft notwendig.

Humanes Choriongonadotropin (hCG) wird praktisch ausschließlich von der Plazenta ausgeschüttet. Deshalb beruhen handels-
übliche Schwangerschaftstests auf dem Nachweis von hCG im Urin.
Wie Progesteron ist hCG ein schwangerschaftserhaltendes Hormon,
das zudem die Einnistung des befruchteten Eis erleichtert. Bis die

Plazenta ihre volle Funktion ausüben kann, kurbelt hCG die Bildung von Schwangerschaftshormonen im Gelbkörper an.

Welche Besonderheiten sind bei künstlichen Befruchtungen zu beachten?

Nach einer künstlichen Befruchtung ist es üblich, die möglicherweise zustande gekommene Schwangerschaft von Beginn an mithilfe von Hormonen zu stabilisieren. Uneinigkeit herrscht dagegen in der Fachwelt darüber, wie lange, in welcher Dosierung, Kombination und Form diese Hormone einzusetzen sind. In einer Übersichtsarbeit haben Georg Griesinger und Klaus Diedrich 2006 insgesamt 24 Studien ausgewertet und so versucht, Licht ins Dunkel der Therapieansätze zu bringen[71].

Unstrittig ist demnach, dass für eine Schwangerschaft das Gelbkörperhormon Progesteron unerlässlich ist. Bei der künstlichen Befruchtung fehlt dem Embryo die Unterstützung durch den Gelbkörper, denn die Eizelle wurde bereits vor dem Eisprung abpunktiert. Die Gabe von Progesteron bis zur achten oder sogar zwölften Schwangerschaftswoche ist deshalb in dieser Phase fester Bestandteil der Behandlung. Ein vergleichbar gutes Ergebnis kann allenfalls durch hCG erzielt werden – doch nur in einem natürlichen Zyklus, ansonsten nur in Kombination mit Progesteron. Bekommt die Frau nach dem Eisprung weiterhin hCG, treibt dieses die Bildung von Progesteron an. Teilweise werden auch beide Hormone zusammen verabreicht, was jedoch bisher keine signifikant höhere Schwangerschaftsrate zur Folge hatte. Deutlich bessere Ergebnisse brachte hingegen die Kombination von Progesteron mit Östrogenpflastern, die allerdings erst in einer einzigen Studie beschrieben wurde.

---

71 Georg Griesinger, Klaus Diedrich: »Die vaginale Anwendung von natürlichem Progesteron als Lutealphasenunterstützung nach IVF und Embryotransfer«, in: »Geburtshilfe und Frauenheilkunde« 7/2006, S. 655–664.

Auf welche Weise wird das Progesteron der Frau bei künstlichen Befruchtungen verabreicht?

In Europa hat sich laut Griesinger/Diedrich die vaginale Zufuhr durchgesetzt, bei der das Hormon als Kapsel, Gel oder Creme in die Scheide eingeführt und über die Schleimhaut aufgenommen wird. Es sei jedoch auch möglich, Progesteron in Kapselform zu schlucken, als Zäpfchen in den Darm einzuführen oder in den Muskel zu spritzen. Griesinger/Diedrich empfehlen das oft verwendete Schema, wonach die Frau dreimal täglich zwei Kapseln à 100 Milligramm in die Scheide einführt.

Demgegenüber gehen andere führende Mediziner davon aus, dass Progesteron zumindest bis zur sechsten Schwangerschaftswoche primär über den Muskel zugeführt werden muss. Danach könne der Embryo über die Plazenta selbst ausreichend Progesteron produzieren, sodass eine vaginale Zufuhr in reduzierter Dosis möglich sei.

Einigkeit herrscht darüber, dass eine Progesteron-Zufuhr nach der zwölften Schwangerschaftswoche nicht mehr nötig ist, da dann die Plazenta die Produktion des Progesterons vollständig selbst übernommen hat.

*

SONNTAG, 29. APRIL 2007
(3. Tag nach dem Transfer), Britzer Garten, Berlin-Neukölln

Gelb, rot, rosa, lachsfarben, orange oder schwarz, ein- oder mehrfarbig, glatt oder ausgefranst – Tulpen in allen Farben und Formen sind wie jedes Jahr um diese Zeit im Britzer Garten zu bestaunen. Zum ersten Mal verstehe ich, warum meine Eltern zu fast jeder Gartenschau rennen: Die schiere Menge an Pflanzen, die wogenden Blütenmeere und ihr betörender Duft imponieren der Ratio und streicheln die Seele. Farbtherapie für zwei aufgekratzte Psychen. Das Bunt legt sich wie ein beruhigendes Tuch über uns.

Am Abend hören wir in den Nachrichten, dass auch Felipe von Spanien und Letizia ihr zweites Kind bekommen haben: Sofia.

Das kann doch nicht wahr sein! Wieder kurz nach den Dänen. Sprechen die sich ab?

Die Zeit rast. Wieder denken wir zurück an unsere Hochzeit. Fast drei Jahre ist das her.

DIENSTAG, 1. MAI 2007 (5. Tag nach dem Transfer), Schlaubetal

»Wie geht's dir? Spürst du etwas?«

Nachdem ich mir tagelang auf die Zunge gebissen habe, halte ich es nicht länger aus. Ich muss einfach wissen, ob sich in Isabellas Unterleib etwas tut – vielleicht ein kleines Stechen oder Ziehen. Verspürt sie ein leichtes Unwohlsein oder gar Übelkeit? Ich wäre so dankbar, wenn ihr ein bisschen schlecht wäre! Sie sich vielleicht sogar übergeben müsste. Himmlisch!

»Ich weiß nicht, eigentlich geht's mir gut«, sagt Isabella stattdessen. »Ich frage mich auch schon die ganze Zeit, wie ich mich jetzt fühlen müsste.«

»Fühlen müsste?«

»Ja, für den Fall, dass es geklappt hat.«

»Aber eigentlich fühlst du dich wie immer?«

Isabella schaut mir in die Augen. »Ja, aber ich weiß nicht, ob das ein gutes oder schlechtes Zeichen ist.«

Woran merkt eine Frau, dass sie schwanger ist? Wenn ihre Periode ausbleibt. Doch wir sind noch fast eine Woche vor dem nächsten Termin. Ich bin früh dran mit meinen Fragen und fühle mich ausgelaugt. Am Kampftag der Arbeiterklasse komme ich mir vor wie ein müder alter Mann. Noch fast eine Woche!

Arbeiten gehen, Ausflüge machen, essen, trinken: Alles, was wir in diesen Tagen tun, kommt mir unehrlich vor, aufgesetzt und vorgeschoben. Wo wir doch vor einem so wichtigen Ereignis stehen! Was sich hier ankündigt, wird unser Leben bestimmen. Werden wir uns freuen dürfen oder verzweifeln?

Ich würde mich am liebsten bis zum Wochenende in Tiefschlaf versetzen lassen. Stattdessen sind wir heute Morgen ins

Schlaubetal gefahren, etwa 90 Kilometer östlich von Berlin. Das kleine Bachtal, das wir für ein paar Stunden durchwandern, ist abgelegen, die Natur wirkt unberührt. Hier ist noch nichts begradigt, ausgeholzt oder trockengelegt. Überall zwitschert, trillert und pfeift es in den Bäumen, sirren Insekten durch die Luft, tauchen Vögel unter die Wasseroberfläche. Am Ufer steht ein Schilfgürtel, dahinter uralte Bäume, deren Äste an vielen Stellen bis weit übers Wasser hängen. Und immer wieder Seen, die die Schlaube in ihrem Lauf wie an einer Perlenkette aufreiht.

Dieser Ausflug ist Balsam für die Seele – Zeit, um einfach mal an etwas anderes zu denken. Oder an gar nichts.

*

Gibt es Anzeichen, an denen die Frau vor dem Test erkennen kann, dass sie schwanger ist?

Manche Frauen bemerken sehr früh die Veränderungen, die die Schwangerschaft in ihrem Körper, insbesondere in ihrem Hormonhaushalt, bewirkt. Andere werden erst mit dem Ausbleiben der Regel darauf aufmerksam. Als frühe Anzeichen oft genannt werden morgendliche Übelkeit, Brustspannen, Ziehen im Unterleib, dunklere Brustwarzen, häufiger Harndrang und Aversionen gegen bestimmte Lebensmittel. Dennoch sind das alles keine sicheren Hinweise auf eine Frühschwangerschaft! Das erste halbwegs verlässliche Zeichen ist das Ausbleiben der Regelblutung – doch auch das nur, wenn der Zyklus regelmäßig ist.

Bei Frauen, die eine künstliche Befruchtung hinter sich haben, kann der Zyklus empfindlich gestört sein. Zudem spüren sie oft die Wirkungen der verabreichten Medikamente (etwa in Form von Übelkeit) und sollten allein schon deshalb keine voreiligen Schlüsse ziehen. Wichtig ist: Während eine spät einsetzende oder länger anhaltende Überstimulation (OHSS) ein Anzeichen für eine Schwangerschaft sein kann, bedeutet deren zügiges Abklingen *nicht*, dass die Frau nicht schwanger ist! Deshalb sollte man am besten die gut zwei Wochen vom Transfer bis zum Schwangerschaftstest abwarten – auch wenn's schwerfällt.

Ist es sinnvoll, bereits vor Ablauf der festgelegten Frist einen Schwangerschaftstest zu machen?
Nein. Natürlich ist die Zeit zwischen Transfer und Schwangerschaftstest für Paare schwierig, weil nervenaufreibend. Die Versuchung ist deshalb groß, bereits vor Ablauf der 15 oder 16 Tage einen Schwangerschaftstest zu machen, um einfach mal zu schauen. Doch Vorsicht: Zeigt der verfrühte Test ein positives Ergebnis, kann dies auch eine Folge der hCG-Gaben während der Kinderwunschbehandlung sein! Ist der Test dagegen negativ, erhöht dies den Druck nur zusätzlich, denn schließlich hofft man dann, dass sich das Ergebnis noch »umdreht«.

*

SAMSTAG, 5. MAI 2007 (9. Tag nach dem Transfer)
Im Fernsehen wurde heute vom Schicksal der vierjährigen Madeleine aus England berichtet. Während die Eltern in einer Ferienanlage an der Algarve im Restaurant saßen, verschwand 50 Meter weiter das Mädchen spurlos aus seinem Bett. Die Polizei geht davon aus, dass die Kleine entführt wurde.

Ich versuche, mir vorzustellen, wie die Eltern nach dem Essen frohgemut und angeschickert zurück in ihr Zimmer kamen und vor Schreck erstarrten. Zuerst nicht glauben konnten, was sie da sahen oder vielmehr: nicht sahen. Zuerst dachten, dass ihre Tochter sich nur verstecke. Nach kurzer Suche an der Rezeption anriefen und einem Angestellten sagen mussten, dass Madeleine verschwunden ist. Wie aus einer reinen Vorsichtsmaßnahme im Laufe der Nacht bitterer Ernst wurde, das Ganze in eine breit angelegte Fahndung mündete – und mit jeder Minute die Hoffnung auf eine schnelle Aufklärung schwand.

Wann begreift man, dass man einen furchtbaren Fehler gemacht hat? Wie lebt man mit der Angst, sein Kind vielleicht nie wieder-zusehen? Das ist so monströs, dass meine Fantasie streikt.

MONTAG, 7. MAI 2007 (11. Tag nach dem Transfer), Berlin
Schluss, aus, vorbei. Wir sind nicht mal dazu gekommen, den für Freitag geplanten Schwangerschaftstest zu machen. Isabella be-kam heute Morgen ihre Periode. So schnell geht das.

Da gibt es auch nichts weiter zu sagen. Unser Traum vom Kind ist wieder einmal geplatzt.

FREITAG, 11. MAI 2007
Heute rief David Beckham die Briten dazu auf, bei der Suche nach Madeleine McCann mitzuhelfen. Beckham hat auch schon drei Kinder.

»Habt ihr erst mal selbst welche!«

So oft haben wir das gehört, dass es uns zum Hals heraushängt. Vor allem, wenn wir uns wieder einmal erlaubt hatten, vor Eltern im Freundes- oder Verwandtenkreis eine konträre Meinung zu diesem oder jenem »Kinderthema« zu äußern.

Manchmal habe ich den Eindruck, mit dem Verweis auf die eigenen Kinder dürften sich Eltern alles erlauben und könnten alles entschuldigen. Das macht mich rasend! Ich habe keine Lust mehr, mich von frustrierten oder arroganten Eltern packen und mit der Nase auf die eigene Kinderlosigkeit stoßen zu lassen. Eine Meinung haben darf ich auch ohne eigene Kinder, verstanden!

SAMSTAG, 12. MAI 2007, Hamburg
Vor einer Woche waren wir noch voller Optimismus. Heute sind wir wieder ein Stück ärmer, einer weiteren Hoffnung beraubt. Ich weiß nicht, wie ich die vorige Woche überstanden habe.

Kurz entschlossen sind wir mit dem Auto nach Hamburg zum Hafengeburtstag gefahren. Laufen, kaum angekommen, am

Wasser entlang, machen eine Hafenrundfahrt und klettern anschließend auf einem russischen Schulschiff herum. Windjammer,
Schaufelraddampfer, Hansekoggen – auf dem Wasser herrscht ein
munteres Treiben, so als ob ein Kind alle seine Spielzeugschiffe in
der Badewanne schwimmen ließe.

Trotz Schiffen und Menschenmassen, trotz Wind und Sonne sind
wir wie betäubt. Auf dem Rückweg zum Auto landen wir zufällig
vor der schwedischen Gustav-Adolf-Kirche und lesen auf einem
Schild, dass das Kirchencafé in wenigen Minuten öffnet. Wir warten
und finden im Selbstbedienungs-Café für eine halbe Stunde Ruhe.

Ich weiß später selbst nicht, warum ich geglaubt habe, dass sich
hier jemand Zeit nimmt und mit uns spricht. Damit ich wieder mal
schwedisch reden kann? Weil ich geistlichen Beistand brauche?
Weil es mir einfach beschissen geht?

*

Für Isabella war die Sache damit längst nicht ausgestanden.
Müdigkeit, Hitzewallungen und Eierstockschmerzen begleiteten
sie noch für mehr als zwei Wochen. Durch die Downregulation zu
Beginn der Behandlung war der natürliche Hormonhaushalt der
Eierstöcke lahmgelegt worden. Isabella befand sich folglich noch
so lange in den »künstlichen Wechseljahren«, wie das Decapeptyl
wirkte. Und das waren noch einmal weitere drei Monate, in denen
der natürliche Zyklus durcheinander war.

Unter dem Eindruck der körperlichen Belastungen, die sie ertragen hatte, und um auch die kleinste Möglichkeit auf Verbesserung meiner Samenqualität zu nutzen, beschloss ich an jenem
7. Mai, künftig auf Alkohol zu verzichten.

Alkohol tauchte, neben Nikotin, auf jeder Liste der Ursachen für
Unfruchtbarkeit auf, wie sie in Praxisbroschüren, Internet-Foren
und Frauenzeitschriften zu finden sind. Zwar gaben wir in Frage-
bögen immer »mäßigen Alkoholkonsum« an und dass wir »zwei

bis drei Gläser Wein am Wochenende« tranken – doch was meinen Verbrauch betraf, entsprach dies schlichtweg nicht der Wahrheit. »Zwei bis drei Gläser pro Tag« hätte es zu dieser Zeit eher getroffen.

Vor dem nächsten ICSI-Versuch, so mein Plan, wollte ich erneut ein Spermiogramm machen lassen und es mit dem vergleichen, das im Zuge des fehlgeschlagenen Versuches erstellt worden war. Dann würden wir ja sehen, ob es Pils, Bordeaux und der gute schottische Single Malt gewesen waren, die meine »Jungs« dauerhaft verwirrt hatten.

Mir stand klar vor Augen, dass wir einen zweiten Versuch unternehmen würden und dass dieser im Ausland stattfinden würde. Bei der ersten ICSI hatte ich im Vorfeld nicht wirklich geglaubt, dass sie erfolgreich verlaufen würde. Nun wollte ich diese Art Unverbindlichkeit hinter mir lassen und endlich Ernst machen: die Behandlung wählen, die die größten Chancen versprach. ICSI plus Ausland gleich Baby, so lautete meine simple Formel dafür. Als der Sommer kam, war ich bereit.

Jetzt hieß es nur noch, meine geschundene Isabella auf diesem Weg mitzunehmen.

Zeit seit der Diagnose: 535 Tage, Ausgaben: 2700,45 Euro

VII.

EIN LETZTER TRUMPF

Sommer/Herbst 2007

Wir haben beschlossen, heute Abend Heike und Peer in unser mittlerweile 18 Monate dauerndes Kinderwunschleben einzuweihen, ihnen von der fehlgeschlagenen ICSI zu berichten und unsere Seelen ein wenig von ihrer Last zu befreien.

»Wie viel wollen wir erzählen?«, fragt Isabella zu Hause zwischen Frischmachen und Losgehen.

Auf die Frage hätte ich auch selbst kommen können. Welche Details sollen wir preisgeben? Welchen Grad an Offenheit tolerieren Freunde, die nach einer Fehlgeburt selbst wieder versuchen, schwanger zu werden? Nichts ist schlimmer, als eine Abfuhr von Menschen zu kassieren, denen man sein Herz ausschütten will.

»Wie viel? Falls nötig, alles – bis auf die Ursache.«

Das Kang Feng also, vertrautes Gebiet. Nachdem wir hier im letzten September mit Peer und Heike schon meinen Geburtstag feierten, treffen wir uns heute mit ihnen, um sie wieder an unserem Leben teilhaben zu lassen.

Alles hier drin wirkt gedämpft und gebremst. Flüstern statt schreien heißt die Devise. Nur nicht zu laut werden, nicht zu brachial. Dabei will uns das Herz zerspringen. Das hier berührt den Kern unseres Lebens.

Doch ich weiß auch, dass warme Worte unser Problem nicht lösen werden. Mehr noch: Ich bin überzeugt davon, dass sich bei jedem, dem wir von unserem Schicksal erzählen, Erleichterung einstellt, dass dieser Kelch an ihm vorübergeht. Das finde ich legitim – doch im Gegenzug muss ich mich zwingen, die der ersten Erleichterung folgende Anteilnahme nicht gering zu schätzen.

Nachdem der Kellner die Bestellung aufgenommen hat, nehmen wir Anlauf, suchen einen Beginn, tasten uns voran.

»Ihr habt sicherlich gemerkt, dass wir in letzter Zeit anders waren ... Wir wollten euch da mal etwas erzählen ...«

Fad kommen sie uns vor, unsere eigentlich wichtigen Worte. Die dampfenden Dim Sum – mit Fleisch und Shrimps gefüllte Teigtaschen im Bastkörbchen – helfen uns über die erste Verlegenheit hinweg. Wir hantieren mit unseren Stäbchen herum.

»Kann ich bitte eine Gabel haben?«, sagt Peer zum Kellner.

Erst mal anstoßen.

Wir reden uns langsam in Fahrt, spähen nach einer Reaktion – und stoßen auf Erleichterung. Sie hatten schon gedacht, sie seien schuld.

»Nein, nein«, versichern wir eilig. »Wie kommt ihr denn darauf?«

Als wir von unserer fehlgeschlagenen ICSI erzählen, wird meine Ente Szechuan serviert. Läge sie nicht frittiert und in Scheiben geschnitten auf einer Platte, sie bekäme erstaunliche Dinge zu hören: von hektischen Arztbesuchen in der Mittagspause, im Kühlschrank gelagerten Spritzen und Ampullen sowie Tausenden von Euro, die ein Traum kostet, der bislang noch jedes Mal zerplatzte.

Die bewegenden Sachen sind irgendwann ausgesprochen, das Gespräch gleitet in ruhigeres Fahrwasser. Wir ordnen das Geschehene noch ein wenig ein, ergänzen Details und deuten unsere Bregenz-Pläne an. Die beiden hören zu, nicken und äußern Verständnis. Aus den Lautsprechern in der Decke rieselt Musik.

Als wir mit dem Essen fertig sind, haben wir das schöne Gefühl, jede Menge Zuspruch und Trost gebunkert zu haben. Wir geben Heike und Peer das Faltblatt »Richtiger Umgang mit Kinderwunschpatienten« und wollen gerade aufstehen, um erleichtert und gestärkt nach Hause zu gehen.

Da räuspert sich Peer: »Wir wollten euch auch noch etwas erzählen.«

Und dann berichtet er mit leuchtenden Augen, dass Heike wieder schwanger ist.

SAMSTAG, 19. MAI 2007

Und wieder eine Kinderwunsch-Doku! Gestern Abend brachte »SPIEGEL TV« den Beitrag »Mit Kind wär' alles anders – Letzte

Hoffnung künstliche Befruchtung«. Darin wurden Paare auf ihrem Leidens- und Hoffnungsweg begleitet, darunter eine Frau mit vorzeitigen Wechseljahren sowie ein Paar, das acht Jahre lang versucht hatte, ein Kind zu bekommen, und schon völlig isoliert lebte, weil alles im Zeichen des Kinderwunsches stand. Am Ende waren sie glückliche Eltern von Zwillingen.

Eines steht fest: Der nächste Versuch steigt in Österreich. So langsam erwärmt sich auch Isabella für den Gedanken.

DIENSTAG, 22. MAI 2007

Fast jeden Tag gibt es neue Wendungen im Fall der kleinen Maddie. Erst wurde das Haus eines Briten durchsucht, der zuvor als Dolmetscher bei der Befragung von Zeugen mitgeholfen hatte. Kurz darauf wird ein Russe verhört, der ein Geschäftspartner des Briten sein soll. Irgendwie scheinen alle davon auszugehen, dass Maddie an einen Kinderhändler- oder Pädophilenring verkauft wurde. Heute ist ihr Vater, ein Arzt, nach England zurückgereist, um ein paar Dinge zu regeln. Ansonsten wollen die Eltern an der Algarve bleiben, bis Maddie gefunden ist – tot oder lebendig, wie es heißt.

SAMSTAG, 26. MAI 2007

In einem BBC-Interview sprechen die McCanns über ihre Schuldgefühle. »Niemand wird sich je so schuldig fühlen wie wir, weil wir nicht bei Madeleine waren, als sie entführt wurde«, sagt Maddies Vater. Sollte ich je Vater werden, gelobe ich hiermit, nie, nie, nie ein solches Risiko einzugehen!

FREITAG, 1. JUNI 2007

Heike hat das Kind verloren. Ein am Boden zerstörter Peer teilte es uns flüsternd auf dem Anrufbeantworter mit. Sie tun mir leid, ganz ehrlich und aus vollem Herzen.

DONNERSTAG, 28. JUNI 2007

Ich merke, wie mich die Entwicklungen im Fall Madeleine McCann herunterziehen. Wozu überhaupt Kinder bekommen, wenn man damit nur das Risiko erhöht, an gebrochenem Herzen zu sterben? All die Ängste und Sorgen, die man vorher nicht hatte – ist es das wert?

Zwielichtige Gestalten versuchen offenbar, Kapital aus der Not von Maddies Eltern zu schlagen, oder wollen sich wichtig machen. Sie bieten gegen Honorar Informationen an oder nennen Orte, an denen angeblich die Leiche verscharrt ist. Für Geschmacklosigkeit scheint es keine Grenzen zu geben.

MONTAG, 2. JULI 2007, Göteborg, Schweden

Zwei Wochen frei! Wir fliegen für ein paar Tage nach Göteborg, landen aber nicht auf dem Hauptflughafen Landvetter, sondern auf dem Göteborg City Airport auf der Insel Hisingen im Norden der Stadt. Zu meiner Zeit vor zwölf Jahren war das hier noch ein kleiner Sportflugplatz auf der grünen Wiese.

Wir fahren mit dem Bus ins Zentrum. Draußen scheint die Sonne, der Tag verspricht, schön zu werden. Am Busbahnhof steigen wir aus. Es ist erst 10.30 Uhr und wir sperren unser Gepäck in ein Schließfach. Schlendern dann in Richtung der Einkaufs-straße Kungsportsavenyn und lösen auf halber Höhe Eintritts-karten für die Gartenausstellung Trädgårdsföreningen.

Der weitläufige Park wurde Ende des 19. Jahrhunderts an der Stelle der alten Stadtbefestigung am Wallgraben eingerichtet. Es ist schon cool, wie viele Rosensorten hier versammelt sind. Richtig gut finde ich die weitläufigen Wiesen, die alten Bäume, in deren Schatten man sich von den Reisestrapazen erholen kann, und das Palmenhaus von 1878, das dem Londoner Crystal Palace nach-empfunden wurde. Wie immer in Parks und Museen landen wir zügig im Café. Später gehen wir die Avenyn hinunter in Richtung Hafen, machen einen Abstecher ins Kaufhaus Åhléns und entern dort das Selbstbedienungsrestaurant. Doch der Kaffee ist kalt, das Sandwich zäh und Isabella auf Krawall gebürstet. Sie will, dass ich beides umgehend reklamiere.

»Jetzt mach doch nicht so ein Fass auf deshalb«, versuche ich, sie zu beschwichtigen.

»Ich verstehe schon, deine Schweden dürfen sich wieder einmal alles erlauben«, keift sie zurück. »Woanders hättest du dich schon längst aufgeregt.«

»Das stimmt doch gar nicht«, sage ich und mache zaghafte Anstalten, das Tablett samt Frühstück zurückzubringen. Holterdiepolter die Sprache zu wechseln, und dann noch, um mich zu beschweren, ist mir tatsächlich zuwider.

»Könntest mich ja auch einfach mal in den Arm nehmen, du blöder Stoffel.«

Ich glaube zuerst, mich verhört zu haben. »Wie bitte?«

»Seit Tagen bist du total abweisend. Redest nicht mit mir, von Küssen oder Umarmungen ganz zu schweigen. Die ganze Zeit über grübelst du nur. Ich weiß überhaupt nicht, was mit dir los ist.«

Okay, dann muss es eben jetzt sein. Ich setze mich neben Isabella, hole tief Luft und frage sie: »Gehen wir nun für die zweite ICSI ins Ausland oder nicht?«

»Daher weht also der Wind.« Isabella scheint erleichtert. »Ist dir das wirklich so wichtig?«

»Ja. Ich glaube, dass wir dort eine bessere Chance haben werden. Und dass deine Schwester in der Nähe von Bregenz wohnt, ist ein Wink des Schicksals.«

Isabella schaut mich lange an. »Ich muss noch mal in Ruhe über alles nachdenken, aber wenn wir es zusammen anpacken, würden wir das schon schaffen, oder?«

»Ganz sicher«, antworte ich. »Zumindest den Teil, den wir beeinflussen können.«

»Okay«, sagt Isabella. »Dann machen wir das. Das gilt aber nur, wenn du jetzt diese Leichenbittermiene abstellst.«

Ich setze ein breites Grinsen auf, küsse sie und kann es nicht fassen, welcher Art neuerdings die Glücksmomente in meinem Leben sind. Jetzt freue ich mich schon darüber, in den nächsten Monaten Stress zu haben, meine Frau gesundheitlichen Risiken auszusetzen und an einer Lotterie teilnehmen zu dürfen, in der wir wahrscheinlich doch wieder die Niete ziehen. Aber sei's drum, einen anderen Weg gibt es nicht.

Kurz darauf nehmen wir die Straßenbahn ins Hafenviertel Majorna, den alten Stadtteil der Seefahrer und Arbeiter. An einem Hügel hoch über dem ins Land hineinragenden Flussarm Göta Älv mit seinen riesigen Fährterminals checken wir in der Jugendherberge ein.

Nur ein paar Meter den Berg hinauf, am Stigbergstorget, liegt das Bengans, ein riesiger Musikladen, für den ich bei jedem Aufenthalt in Göteborg ein paar Stunden reserviere. Hier fühle ich mich heimisch und schleppe jedes Mal Tonnen von CDs raus – vor allem schwedisches Zeug. Waren es in den Neunzigern Lisa Ekdahl, Tomas Ledin oder Nordman, die man als Gaststudent einfach kennen musste, habe ich in der Zwischenzeit den Anschluss verloren. Trotzdem kapiere ich schnell, dass derzeit Kent und David Urwitz angesagt sind. Her damit! Außerdem finde ich endlich Lisa Ekdahls erstes (und bestes) Album zu einem annehmbaren Preis, eine akustische Tomas-Ledin-Scheibe und total abgefahrenen Reggae-Scheiß von einer Combo namens Svenska Akademien.

Nirgends macht mir Geldausgeben so viel Spaß. Als ich die heiligen Hallen verlasse, bin ich glücklich – wie jedes Mal, seit ich vor zwölf Jahren mit Ann-Sofie zum ersten Mal unter dem roten, pagodenartig geschwungenen Vordach hindurchschritt und das Bengans betrat.

DIENSTAG, 3. JULI 2007, Göteborg, Schweden

Ich muss an Fredrik und Johan denken, die Söhne von Ann-Sofies älterer Schwester Britt. Unzählige Male hatten wir sie in ihrem

Reihenhaus draußen in Västra Frölunda besucht. In meiner Erinnerung ist Fredrik für immer zehn und läuft im blau-weißen und
viel zu großen Trikot des IFK Göteborg herum. Johan ist vier. In
Wirklichkeit müsste er jetzt 16 sein, Fredrik 22 – fast so alt wie
ich, als ich Ann-Sofie kennenlernte. Vielleicht ist er sogar schon
Vater. Das alles übersteigt mein Vorstellungsvermögen.

MITTWOCH, 4. JULI 2007, Göteborg, Schweden
Wie sorglos ich damals war. Lebte drei Jahre lang mit Ann-Sofie
zusammen, mal im Studentenwohnheim, mal bei ihrer Mutter
am Meer, und verhielt mich wie ein Einheimischer. Schaute mir
so gut wie nichts von Göteborg an: nicht das charmante Haga-
Viertel mit seinen Holzhäuschen und kleinen Läden, nicht das
alte Göteborg innerhalb des Wallgrabens mit seinen Pubs und
Restaurants, nicht die Oper im Hafen, nicht die vielen kleinen
Theater und Jazzclubs. Nur einmal war ich im Ullevi-Stadion zum
Fußball, einmal im Scandinavium zum Eishockey. Klar, auch das
Geld war damals knapp. Vor allem aber glaubte ich, mir das alles
immer noch anschauen zu können, später, wenn ich für immer
hier wohnen würde.

Heute weiß ich, dass viele Dinge im Leben nur einmal an einem
vorbeiziehen und man sofort zugreifen muss. Jetzt bin ich Tourist
und kann Isabella nichts zeigen.

SONNTAG, 8. JULI 2007, Rimsting am Chiemsee
Nach einer hübschen Fahrt über Wasserburg am Inn sind wir in
Rimsting angekommen. Unsere Pension befindet sich an der Straße,
unsere Ferienwohnung geht zum Glück in Richtung Chiemsee.

Nachdem wir unsere Sachen aus dem Auto geholt und aus-
gepackt haben, machen wir uns auf, um die Umgebung zu erkunden. Vom Haus aus führt ein Weg durch eine Wiese hinunter
zum See. Auf der gegenüberliegenden Seite erheben sich die
Chiemgauer Alpen mit der Kampenwand. Unten kreuzt der Ufer-

weg. Nach rechts führt er um die Schafwaschener Bucht herum. Dort liegt eine hübsche Marina mit schaukelnden Segelbooten.

Als wir uns auf den Rückweg machen, sehen wir, wie sich über der Kampenwand Wolken auftürmen. Wir laufen schneller, um trocken in die Pension zu kommen. Immer wieder drehe ich mich um und fotografiere die schwarze Wand, die sich beeindruckend schnell auf uns zubewegt.

Isabella rennt und ruft, dass ich kommen soll. Als wir die Wiese zum Haus hinaufrennen, erwischen uns die ersten Regentropfen. Kurz darauf sind wir auf dem Zimmer.

»Du blöder Depp«, schreit Isabella mich wutentbrannt an. »Musst du immer bis zum letzten Moment warten? Kannst du vielleicht auch mal die sichere Variante nehmen?«

FREITAG, 13. JULI 2007, Rimsting am Chiemsee

Seit Montag sind Isabellas Eltern hier, um ein paar Tage mit uns zu verbringen. Sie wohnen in der Ferienwohnung neben uns. Ich hatte mir in der Jugendherberge in Göteborg einen Infekt eingefangen und lag drei Tage lang im Bett. Meine Lektüre, »Neue Leben« von Ingo Schulze, sorgte dafür, dass ich, obwohl fieberfrei, beim Lesen glaubte, im Delirium zu sein – so abgefahren fand ich Story und Charaktere. Andererseits aber auch nicht aufregend genug, als dass ich vor Spannung nicht hätte einschlafen können.

Heute ist schon der letzte Tag. Zum Abschluss steht eine Dampferfahrt über den See auf dem Programm. Wir fahren mit dem Auto nach Prien. Während ich im Hafen ein paar Fotos mache, in die Sonne blinzele und mein Schwiegervater die Zeitung studiert, plaudert Isabella mit ihrer Mutter.

Ich könnte mir vorstellen, dass meine Schwiegermutter heute das Thema Familienplanung anschneidet. Mittlerweile ist es kaum noch zu übersehen, dass etwas nicht stimmt. Ich fühle mich selbst nicht in der Lage, darüber zu reden, und habe mit Isabella vereinbart, dass sie ihren Eltern, falls nötig, einige Informationen gibt, damit sie sich keine allzu großen Sorgen machen.

Die Dampferfahrt dauert nicht lange. Auf der Fraueninsel steigen wir aus. An der kleinen Kirche vorbei streben wir in Richtung Gasthaus. Im Biergarten hinter der Rabatte mit den leuchtend blauen und rosa Hortensien findet sich ein schattiges Plätzchen.

Nachdem wir eine Weile gerastet und uns gestärkt haben, brechen wir zu einem Spaziergang auf. Um die Insel herum führt ein Uferweg, vorbei an allerlei Werkstätten und Hofläden.

Ich laufe voran, als Isabella von hinten zu mir aufschließt.

»Meine Mutter hat mich vorhin auf dem Dampfer gefragt, ob wir Probleme mit dem Kinderkriegen haben. Ich habe ihr erzählt, dass wir eine künstliche Befruchtung gemacht haben und darüber nachdenken, wie es weitergehen soll.«

»Was hat sie gesagt?«

»Dass sie für uns da sind, wenn wir Hilfe brauchen – oder Geld.«

Das ist gut zu wissen. Trotzdem kann ich mir beim besten Willen nicht vorstellen, dass wir uns für die Behandlung Geld leihen. Wie klingt denn das: Unser Kind haben die Schwiegereltern bezahlt.

*

Ist eine künstliche Befruchtung nur etwas für Wohlhabende?
Als 2004 verheiratete Paare per Gesetz verpflichtet wurden, die Hälfte der Kosten – im Normalfall pro Versuch zwischen 1.500 und 2.000 Euro – künftig selbst zu tragen, brach die Zahl der IVF- und ICSI-Behandlungen dramatisch ein, um sich danach nur langsam wieder zu erhöhen. Paare ohne Trauschein haben schon immer die vollen Kosten selbst übernehmen müssen. Kurzum: Ob und wie oft man eine künstliche Befruchtung durchführen lassen kann, hängt entscheidend vom Geldbeutel ab. Deshalb lohnt es sich umso mehr, jeden Versuch mit voller Kraft anzupacken und sich im besten Zentrum sofort mit

der am besten geeigneten Therapiemethode behandeln zu lassen. Ehepaaren erscheinen vor allem Auslandsbehandlungen sehr teuer, da ja der Kassenanteil wegfällt. Andererseits braucht man dort unter Umständen weniger Versuche, um Erfolg zu haben. Im Vergleich zu einer »Kinderwunschkarriere« in Deutschland, bei der – wie in unserem Fall – einer IVF oder ICSI oft erst einmal mehrere Inseminationen vorausgehen oder sogar der vollständige »Kassenkatalog« (bis zu acht Inseminationen im spontanen und bis zu drei im stimulierten Zyklus) durchdekliniert wird, kann das unterm Strich sogar günstiger sein.

Was sollte man hinsichtlich der Finanzierung beachten?
Sicherlich wird ein Kinderwunschpaar für eine Behandlung zunächst einmal auf seine Ersparnisse zurückgreifen. Doch einen Notgroschen von ein bis zwei Monatsgehältern sollte man für unvorhergesehene Ausgaben auf der hohen Kante lassen. Niemandem ist gedient, wenn zu den Problemen rund um den Kinderwunsch auch noch eine finanzielle Schieflage kommt. Vorsichtig sollte man deshalb auch beim Aufnehmen von Krediten sein. So berichteten beispielsweise vor einigen Jahren italienische Medien über Paare, die sich massiv in Schulden stürzten, um sich Behandlungen im Ausland leisten zu können. Insbesondere wer relativ kurzfristig in eine Behandlung einsteigen will und gerade nicht flüssig ist, sollte statt einer Bank besser Eltern oder andere Verwandte um Unterstützung bitten.

Eine weitere Möglichkeit, das nötige Geld zusammenzubekommen, kann strikter Konsumverzicht sein. Anschaffungen wie ein neues Auto oder eine schicke Heimkinoanlage, aber auch ein geplanter Umzug oder die nächste Urlaubsreise sollten, wenn möglich, auf den Prüfstand gestellt werden.

Zwar ist gerade Urlaub für Kinderwunschpaare wichtig – es müssen aber nicht die Malediven oder Südafrika sein. Wer natürlich generell mit wenig Geld auskommen muss, wird leider auch durch Verzicht nicht viel sparen können.

In jedem Fall ist vor der Behandlung ein Kassensturz ratsam: Wie viel haben wir, was können wir kurzfristig lockermachen und wie viel können wir auf mittlere Sicht sparen?[72]

*

SAMSTAG, 21. JULI 2007, Berlin

Unser Paddelwochenende auf dem Rhin, einem Nebenfluss der Havel, fällt gerade ins Wasser. Oder besser: Es ertrinkt seit gestern im Regen. Mit unserem gerade gekauften, noch unausgepackten Familienzelt für zwei Erwachsene und zwei Kinder bleiben wir zu Hause im Trockenen sitzen – ohne Paddeltour und ohne zwei Kinder.

MITTWOCH, 8. AUGUST 2007

Wie jeden Morgen ziehe ich die Wohnungstür hinter mir ins Schloss, drehe den Schlüssel zweimal herum und laufe die Treppe mit dem beigen Sisalteppich hinunter ins Erdgeschoss. Ich öffne die Tür zum Hof, gehe die zehn Schritte zur Kellertür am linken Seitenflügel und schließe sie auf. Dann balanciere ich die geöffnete Tür mit dem Zeigefinger aus, damit sie nicht wieder zufällt. Ich winke durchs Fenster dem alten Inder zu, der wie immer in seiner Küche steht, aus der es abends durch das gekippte Fenster immer herrlich nach Curry duftet. Dann gehe ich die 16 Stufen nach unten in den Keller, öffne das Vorhängeschloss an unserem Verschlag und hole mein Fahrrad heraus. Oben fällt mit einem dumpfen Knall die Tür zu.

---

72 Isabella und ich arbeiteten damals beide in Vollzeit, verdienten gut und konnten so jeden Monat 700 Euro zurücklegen. Auf diese Weise hätten wir uns etwa alle zwei Monate eine ICSI in Deutschland und alle sechs Monate eine ICSI in Österreich leisten können. Die Behandlungen waren auch einer der Gründe dafür, weshalb wir acht Jahre lang in Berlin-Neukölln blieben: Unsere Drei-Zimmer-Altbauwohnung kostete 800 Euro warm. Wohnungen in angesagteren Stadtbezirken waren nicht unter 1.200 Euro zu haben. So sparten wir in den acht Jahren »nebenbei« fast 40.000 Euro!

Vorhängeschloss zudrücken, Luftdruck prüfen, das Rad die Treppe hinaufwuchten, mit den Fingerspitzen die Türklinke nach unten und mit dem Vorderrad die Tür aufdrücken. Im Hof die rote Seitentasche mit den Sportklamotten am Gepäckträger einhängen. Alles ist wie immer, alles automatisiert, in Gedanken bin ich schon am Schreibtisch.

Auf dem Heimweg werde ich heute Abend zur Neuen Welt am Hermannplatz fahren und mir im Fitnessstudio eine Stunde lang die Seele aus dem Leib steppen.

So, alles klar. Ohrhörer einstöpseln, Pixies bis zum Anschlag aufdrehen, Rad durch den Hausflur auf die Straße bugsieren, losfahren. In zwölf Stunden gibt's das Ganze rückwärts.

Alles wie immer, alles 1000-mal gemacht. Ein ermüdender, immer gleicher Ablauf. Where is my mind?

DIENSTAG, 14. AUGUST 2007, Praxis Dr. Grün, Berlin-Wilmersdorf
Langsam wird es ernst mit unserer Auslands-ICSI. Wir haben heute einen Termin bei Dr. Grün, dem Arzt, der uns aus Bregenz empfohlen wurde. Isabella hat alle Informationen zu unserem missglückten Versuch im Frühjahr zusammengetragen – von der Downregulation und der Stimulation über das Auslösen bis zur Punktion und dem Transfer. Wir wollen nachvollziehen können, warum uns Dr. Grün heute welche Termine geben wird.

Punkt 18.20 Uhr sitzen wir in seinem Zimmerchen am Ende des Flurs. Dr. Grün zieht einen Behandlungsplan aus dem Klemmordner und trägt ganz oben Isabellas Namen ein. Der schäbige DIN-A4-Zettel sieht aus wie schon 100-mal kopiert – nur mit Mühe können wir lesen, was neben den leeren Zeilen und Spalten steht. Doch wie ich mit einem Blick sehe, wird die größere Herausforderung darin bestehen, Dr. Grüns Schrift zu entziffern.

Ich habe mir vorgenommen, Isabella den administrativen Kram abzunehmen. Sie muss sich schließlich bei jedem Besuch ausziehen und zum Ultraschall auf den Behandlungstisch legen.

»Wann hatten Sie Ihre letzte Periode, Frau Eigner?«

»Vom 3. bis 7. August«, sagt Isabella wie aus der Pistole geschossen.

Sie ist vorbereitet. Das ist gut.

»Wie lange dauert Ihr Zyklus in der Regel?«

»30 bis 32 Tage.«

»Alles klar. Einen Moment, bitte.«

Dr. Grün zieht einen Taschenrechner aus der Schublade und vertieft sich in den Behandlungsplan. Wir sind mucksmäuschenstill. Dr. Grüns Stift fliegt über das Formular, dessen Felder sich mit Datumsangaben füllen – unser Fahrplan zum Baby.

»Mit der Downregulation beginnen wir am 22. August, also nächste Woche«, teilt der Arzt uns dann mit. »Frau Eigner, Sie spritzen sich ab dann jeden Tag eine Ampulle Decapeptyl. So lässt sich der Ablauf besser steuern als mit einer Depotspritze. Nach zehn bis 14 Tagen setzt Ihre Regelblutung ein. Sie ist die Voraussetzung für die Stimulation, die der Downregulation folgt. Sie rufen mich bitte am ersten Tag der Blutung an, dann bekommen Sie einen Ultraschall-Termin. Ich will sehen, ob Sie etwa eine Zyste im Unterleib bekommen. Am 7. September beginnt die Stimulation mit Menogon, sie dauert ungefähr 14 Tage. Die Punktion sollte zwischen dem 20. und 24. September sein, der Transfer zwischen dem 26. und 29. September.«

Puh. Das nenne ich einen Zeitplan. Zwischen dem 20. und 30. September sind wir dann also mal weg.

»Woher bekommen wir die Medikamente?«, frage ich.

»Ich habe einen Apotheker, der Ihnen alles frei Haus liefert. Sie brauchen dafür kein Rezept – die Kasse zahlt ohnehin nichts. Der Apotheker stellt Ihnen eine Rechnung und Sie können den Betrag von der Steuer absetzen. Wenn Sie einverstanden sind, bestelle ich alles, dann haben Sie keine Rennerei.«

Natürlich nehmen wir das Angebot an. Bevor wir gehen, zapft uns die Schwester noch Blut ab – unsere alten Tests auf HIV, Hepatitis

B und C sind nicht mehr gültig. Und ohne neue Tests lässt uns Dr. Grün nicht nach Bregenz fahren. Macht noch mal 71,60 Euro pro Nase. Außerdem kennen wir beide unsere Blutgruppe nicht – auch das ist für Bregenz unerlässlich, läuft aber über den Hausarzt. Ich notiere: Hausarzt anrufen wegen Blutgruppe. Schließlich soll unser Projekt nicht an einem Detail scheitern.

Auf dem Heimweg schlendern wir den Ku'damm in Richtung Tauentzienstraße hinunter – auf der Suche nach einer Bar. Kurz darauf sitzen wir mit zwei Caipirinhas auf dem Bürgersteig und prosten uns zu. Meine Abstinenz ist beendet. Vorige Woche habe ich in der alten Kinderwunschpraxis zur Kontrolle ein Spermiogramm machen lassen – mit niederschmetterndem Ergebnis. Der dreimonatige Verzicht auf Alkohol hat in Sachen Fruchtbarkeit gar nichts gebracht.

DONNERSTAG, 16. AUGUST 2007

Heute haben wir von der Apotheke unser Päckchen mit den Medikamenten geliefert bekommen. Für die Rechnungsposten »Choragon 5000, 3 Stück«, »Decapeptyl 0,1 mg, 28 Stück«, Doxyhexal Tabs 200, 10 Stück«, »Folsan 5 mg Solv, 100 Stück«, »Menogon Conc, 10 Stück« und »Progynova 21, 3 x 21 Stück« werden lässige 1003,16 Euro fällig. Dank 3 Prozent Skonto bei Sofortzahlung sind das 973,07 Euro – bei dieser Größenordnung nehmen wir die 30 Euro Ersparnis gern mit. Wir räumen wieder ein Fach im Kühlschrank frei und packen den Beutel mit den Kunststoffspritzen und Kanülen gleich mit dazu.

Ein Hoch auf die Pharmaindustrie! Ihr geht es gut, ob die Leute nun Kinder bekommen oder nicht.[73]

---

73 Bei einer IVF-Behandlung in Deutschland entfallen ungefähr 50 Prozent der Kosten auf Medikamente, die andere Hälfte auf die ärztliche Behandlung. Bei einer ICSI sind die Arztkosten im Verhältnis etwas höher. Wer will, kann sich angesichts der 55.528 für 2010 vom Deutschen IVF-Register dokumentierten IVF- und ICSI-Zyklen und geschätzten Medikamentenkosten von 1500 Euro pro Zyklus eine ungefähre Vorstellung vom Umsatz durch Kinderwunschpatienten machen.

Das Gäubodenfest lassen wir uns trotz allem nicht entgehen. Kurze Dirndl, enge Mieder, abgewetzte Krachlederne und rot-weiße Karohemden, wohin das Auge blickt. Was außerhalb Bayerns allenfalls als Karnevalskostüm durchginge, ist hier selbst unter jungen Leuten völlig normal.

Isabella hat sich heute Morgen in einem Trachtenhaus ein neues Dirndl gekauft. Wenn ihre Berliner Kollegen sie jetzt darin sehen könnten! Breiter könnte der gefühlte kulturelle Graben innerhalb Deutschlands kaum sein. Wie immer habe ich mich gestern nach der Ankunft in Straubing gleich wieder ins Auto gesetzt, um allein ins nahe Industriegebiet zu fahren. Beim Stöbern in der CD-Abteilung des dortigen Elektronikmarktes beginnt meine Erholung.

Auf dem Weg kreuzte ich wie immer die Auffahrt zur Bundesstraße 20 – und nahm zum ersten Mal bewusst das Hinweisschild wahr: Pilsen 141 Kilometer. In Pilsen hat das Institut von Professor Zech eine Filiale. Da hatte sich in einer dieser TV-Dokus ein deutsches Paar behandeln lassen – das einzige von dreien, bei dem die Frau anschließend schwanger war.

141 Kilometer – das ist von hier aus gar nicht so weit. Man fährt in Furth im Wald über die Grenze und rollt noch 80 Kilometer durch Westböhmen. Spaßeshalber lasse ich mir am Abend die Route im Internet anzeigen. Zwei Stunden, zwölf Minuten für die einfache Fahrt – kein Katzensprung für einen Tagesausflug, aber machbar. Würden wir Isabellas Eltern reinen Wein einschenken, wäre das von Straubing aus möglich.

*

Muss man bei einer IVF oder ICSI im Ausland auch zu den vorbereitenden Untersuchungen dorthin reisen?
Ja, das ist mittlerweile verpflichtend. Deutsche Ärzte, die wissentlich vorbereitende Leistungen (zum Beispiel Ultraschall oder hormonelle

Stimulation) für eine IVF oder ICSI im Ausland erbringen, verstoßen gegen das Embryonenschutzgesetz und machen sich strafbar![74]

Muss man zwischen Punktion und Transfer im Ausland bleiben?
Wer in der Nähe der Grenze wohnt oder nur wenige Stunden Anfahrt hat, kann natürlich nach der Punktion am selben Tag wieder nach Hause fahren und zum Transfer erneut anreisen. Dasselbe gilt für Paare, die den Weg ins Ausland und zurück mit dem Flugzeug zurücklegen wollen.

*

MITTWOCH, 22. AUGUST 2007, Berlin
Wir sitzen am Computer und checken Isabellas Mails. Dr. Grün hat auf die Fragen geantwortet, die wir ihm nach unserem letzten Besuch geschickt hatten. Obwohl wir uns vor jedem Termin hinsetzen und unsere Fragen notieren, gibt es immer wieder Dinge, die uns erst hinterher einfallen oder die wir im Gespräch nicht schnell genug aufnehmen konnten.[75]

Man müsste jedes Mal ein Diktiergerät mitnehmen. Und selbst dann würden Fragen auftauchen. Aber dafür haben wir ja Dr. Grüns Handynummer und E-Mail-Adresse.

---

74 In der Zeitschrift »Frauenarzt«, dem Organ des Berufsverbandes der Frauenärzte, warnt Rudolf Ratzel, Fachanwalt für Medizinrecht: »Wenn in Deutschland tätige Frauenärzte in derartige Behandlungsprozeduren eingebunden werden, sei es, dass sie diese ausländischen Zentren ihren Patienten zur Durchführung der in Deutschland untersagten Methoden empfehlen oder im Rahmen der Behandlung mitwirken, können sie sich wegen Anstiftung und/oder Beihilfe zu einem Straftatbestand des ESchG schuldig machen, selbst wenn die entsprechende Methode im Vornahmestaat [dem Land, in dem die IVF/ICSI durchgeführt wird] [...] nicht strafbar ist.« (Heft 4/2012, S. 314) Patienten könnten Ratzel zufolge zwar nicht strafrechtlich belangt, jedoch unter Umständen aufgefordert werden, als Zeugen gegen ihren Arzt auszusagen! Die Situation ist auch insofern paradox, als dass manche deutschen Kliniken heute damit werben, über den »Deutschen Mittelweg« (siehe S. 166) die gleichen Leistungen anzubieten wie zum Beispiel Kliniken in Österreich.

75 Mehrere Male traute sich keiner von uns zu fragen und hoffte, dass der andere den Sachverhalt schon verstanden haben würde. Das war fast immer ein Trugschluss. Hinzu kommt: Die Frau ist während und nach einer Untersuchung mit anderen Gedanken beschäftigt, sodass sie oft gar nicht genau zuhören kann. Hier ist der Mann als Infobroker gefragt!

Gleich mal schauen: Isabella soll wie besprochen heute Abend mit dem Decapeptyl anfangen und sich täglich eine Ampulle spritzen, bis Dr. Grün ihr Bescheid gibt, dass sie aufhören kann.

»Was denn, jeden Tag?«, stutze ich. »Voriges Mal reichte doch eine Spritze für die ganze Zeit.«

»Das kommt gleich auf die neue Fragenliste«, meint Isabella.

»Warte mal«, bremse ich. »Ich glaube, er sagte, dass sich mit der täglichen Spritze die Downregulation besser steuern lässt.«

»Okay, ich glaube, das habe ich auch gehört. Aber ich frage ihn zur Sicherheit noch mal.«

Weiter im Text: Nach der Periode kommt das Menogon dazu – das haben wir schon kapiert. Gegen Ende dieser Vorbereitungszeit soll Isabella zudem ein Antibiotikum namens Doxycyclin nehmen. Sie hatte gleich Angst, davon einen Scheidenpilz zu bekommen, doch laut Dr. Grün kann das nicht passieren.

Außerdem wollte Isabella wissen, was Progynova ist. Nach Dr. Grün handelt es sich um Tabletten, die natürliche Östrogene enthalten. Sie sollen die bei IVF und ICSI nicht ausreichende Hormonproduktion des Gelbkörpers unterstützen und wie das Progesteron den Aufbau der Gebärmutterschleimhaut fördern.

Folsäure kann Isabella weiter wie bisher nehmen. Und Sport in vernünftigem Rahmen ist auch erlaubt.

SONNTAG, 2. SEPTEMBER 2007 (1. Zyklustag)
Isabellas Periode ist da. ICSI zwei beginnt.

DONNERSTAG, 6. SEPTEMBER 2007 (5. Zyklustag)
»Heute Nachmittag um 16.30 Uhr war ich zum Ultraschall – alles okay.«

Isabella steht in der Tür. Ich hatte sie gar nicht kommen gehört.

»Prima. Wann starten wir mit der Stimulation?«

»Morgen. Morgen Abend. Vier Ampullen Pulver auf anderthalb Ampullen Flüssigkeit.«

»Vier?«
»Ja, volles Rohr. Auf in die Schlacht!«

FREITAG, 7. SEPTEMBER 2007 (6. Zyklustag)

Ich glaube, ich falle vom Glauben ab: Heute berichten britische Medien, darunter die BBC, dass Maddies Eltern nun offiziell zu Verdächtigen erklärt werden sollen. Wenn sie unschuldig sind, und niemand kann bislang das Gegenteil beweisen, muss sie dieser Verdacht doch um den Verstand bringen!

SAMSTAG, 8. SEPTEMBER 2007 (7. Zyklustag)

Isabellas Exkommilitonin Nina aus Coburg ist mit Mann und zwei Kindern bis morgen zu Besuch. Heute Vormittag waren wir im Technikmuseum am Landwehrkanal, danach ein paar Meter weiter im Brachvogel, einem Biergarten mit für Berliner Verhältnisse schneller Bedienung. Auf dem Weg dahin tollten die beiden Jungs herum wie junge Hunde, sprangen auf jede Mauer, über jeden Stein und waren kaum zu halten. Dann saßen sie erschöpft im Biergarten und spielten auf Papas Handy Autorennen.

Manchmal denke ich, jeder müsste uns ansehen, was uns beschäftigt. Ich habe das Gefühl, keine Gesprächsthemen mehr zu finden oder lustlos und abgelenkt herumzufaseln.

Am Abend plaudern wir im Wohnzimmer und trinken Wein, bis es um 23 Uhr Zeit für die Spritzen ist. Ich gehe ins Bad und bereite sie für Isabella vor. Das Zubehör haben wir im Kühlschrank in einer Plastikdose so versteckt, dass es sich halbwegs harmonisch in die Ansammlung aus Wurstpaketen und Marmeladengläsern einfügt. Jetzt muss Isabella nur aufpassen, dass sich niemand vor ihr ins Bad drängelt.

DIENSTAG, 11. SEPTEMBER 2007 (10. Zyklustag)

Isabella war heute Nachmittag bei Dr. Grün zum Ultraschall. Alles läuft nach Plan.

Ich springe aus dem Taxi. Unerträglich langsam hat es sich hierher durch den freitäglichen Mittagsstau gequält. Reiches Deutschland, in dem mittags das Wochenende beginnt. Für mich bedeutete das 45 Minuten lang Nägelkauen, denn ich will kein Aufsehen in der Redaktion erregen und pünktlich zurück sein. Wir haben um 13 Uhr einen Termin bei Dr. Grün – den vorletzten, bevor es losgeht. Ich will unbedingt dabei sein, denn am Montag, zum nächsten und letzten Ultraschall, kann ich mich nicht freimachen.

Heute werde ich 37 Jahre alt und möchte »unserem Mann für Bregenz« meinen Geburtstagswunsch persönlich vortragen: Bitte sorgen Sie dafür, dass Isabella schwanger wird!

Dann liegt Isabella auf dem Tisch.

»Hier, schreiben Sie mal mit!«

Dr. Grün reicht mir Stift und Zettel herüber und greift nach dem Ultraschallkopf. Damit fährt er über Isabellas Unterleib. Mit der Maus in der anderen Hand huscht er auf dem Bildschirm herum und vermisst mit flinken Klicks die Follikel.

»Einmal 13 Millimeter, zweimal 12, dreimal 9, zweimal 11, zweimal 10« diktiert er. Und das war erst die eine Seite. »Das sieht richtig gut aus – auf der anderen Seite sind noch mehr. Wir kriegen mindestens zwei Dutzend.«

Dr. Grün ist zufrieden, also steigt auch unsere Stimmung.

»Sie trinken bitte ab sofort mindestens vier Liter am Tag, am besten Wasser ohne Kohlensäure«, weist er Isabella an. »Außerdem verschreibe ich Ihnen ein blutverdünnendes Medikament.«

Zurück am Schreibtisch nennt Isabella ihm ihre Blutgruppe. Ich muss meine per Post nachreichen, da mein Test noch nicht da ist. Dann arbeiten wir wie jedes Mal unsere Fragenliste ab und erfahren, dass wir unbedingt unsere Heiratsurkunde mit nach Bregenz nehmen sollen, am besten im Original. Dazu den Behandlungsvertrag, den er uns gegeben hat.

Ob Embryonen eingefroren werden sollen, können wir erst am Tag des Transfers entscheiden. Das hängt davon ab, wie sie sich bis dahin entwickeln. Da wir per Internet-Überweisung bezahlen wollen, darf ich auf keinen Fall vergessen, eine Transaktionsnummer für das Onlinebanking mitzunehmen – am besten gleich die ganze Liste, falls etwas schiefgeht.

»Sie haben den Vorteil, dass Bregenz gleich an der deutschen Grenze liegt«, beruhigt uns Dr. Grün. »Dinge wie Überweisungen oder Einkäufe in der Apotheke können Sie auch auf deutscher Seite in Lindau erledigen. Sie müssen dazu einfach nur ein Stück am Seeufer entlangfahren.«

Wir verlassen die Praxis. Ich werfe mich ins erstbeste Taxi und hoffe, dass wir halbwegs zügig durchkommen – eine Hoffnung, die ich nach zwei Minuten fahren lasse. Unterm Strich stehen wieder 30 Minuten Stau und jede Menge Stress, aber auch ein Stück moralische Unterstützung für Isabella, die seit Wochen tapfer ihren Körper malträtiert. Knapp 50 Euro für zwei Taxifahrten in der Mittagspause sind da das geringere Übel.

DIENSTAG, 18. SEPTEMBER 2007 (17. Zyklustag)

In der Mittagspause war Isabella heute bei Dr. Grün zur letzten Kontrolle. Alles läuft nach Plan. Heute Abend lösen wir aus. Donnerstag um 11 Uhr ist Punktion in Bregenz.

Die 750 Kilometer schafft man in acht, neun Stunden – solange nichts dazwischenkommt. Schon zwei oder drei Mal waren wir bei Suse und Jonas zu Besuch, erkundeten die Gegend um den Bodensee. Wir waren auf der Insel Reichenau, im Montafon zum Skifahren und besuchten die St. Galler Klosterbibliothek. Doch touristische Erinnerungen helfen nur bedingt, wenn man mit einem Bauch voller Eizellen unterwegs ist. Was ist, wenn einer von uns krank wird oder unterwegs ein Unfall passiert? Zum Glück müssen wir nicht in einer Pension oder einem Hotel absteigen.

Es ist 23 Uhr: Zeit für das Choragon. Ich nehme die Ampullen aus dem Kühlschrank, dazu eine dicke Kanüle zum Aufziehen, eine dünne zum Spritzen. Isabella sitzt schon im Schlafanzug auf dem Rand der Badewanne. Ich bereite die Spritze vor, verlasse dann den Raum. Wie immer laufe ich in der Küche auf und ab, bis ich ein »Fertig!« aus dem Bad höre.

Ich öffne die angelehnte Tür, nehme die leere Spritze und werfe sie zusammen mit den Verpackungen und zerbrochenen Ampullen in den Müll.

Isabella steht vom Rand der Badewanne auf, zieht sich ihre Schlafanzughose hoch und schaut mich mit einem gequälten Lächeln an: »So, jetzt gibt es kein Zurück mehr.«

»Ich weiß. Hoffentlich kriegen wir das alles hin.«

Ich nehme sie in den Arm. Von jetzt an haben wir 36 Stunden Zeit, um von Berlin nach Bregenz zu kommen.

Für meinen Chef und meine Kollegen bin ich ab morgen für eine Woche krank. Für eine Woche und einen Tag, um genau zu sein. Verdächtig, denke ich. Wer ist schon von Mittwoch bis Donnerstag der folgenden Woche krank und kommt dann am Freitag wieder? Was ist, wenn mein Chef auf den Gedanken kommt, nachzuschauen?

Als ich gestern am Morgen mit dem Rad zur Arbeit fuhr, überraschte mich ein starker Regen. Erst stellte ich mich in einem Hauseingang unter, doch dann hatte ich eine Idee und fuhr weiter. Bis auf die Haut durchnässt, kam ich in der Redaktion an. Perfekt! Nicht nur, dass ich meine nasse Jeans herumzeigte und mich bereitwillig mit schrägen Kommentaren bepflastern ließ. Am Mittag begann ich, bei jeder Gelegenheit trocken zu husten. Keiner soll sagen, er hätte nichts gehört.

Morgen früh hat Isabella noch einen Termin bei unserer Hausärztin. Da soll sie mir meine Krankschreibung gleich mitbringen.

*

Kann sich die Frau für eine IVF/ICSI krankschreiben lassen?

Natürlich. Das gilt sowohl für die Phase der Downregulation und Stimulation als auch für die Behandlung im engeren Sinn, also von der Punktion bis zum Transfer. Findet die Punktion am Wohnort oder in der Nähe statt, lässt sich die Frau in der Regel zumindest an diesem Tag krankschreiben. Dasselbe gilt für den Transfer. Die Krankschreibung erledigt üblicherweise die Kinderwunschpraxis.

Schwieriger ist es beim Mann. Dieser kann sich entweder im Betrieb für einen »Arztbesuch« freinehmen und nach der Behandlung (wieder) arbeiten gehen. Stressfreier ist es jedoch, sich gleich den ganzen Tag Urlaub zu nehmen. Zu beachten ist dabei, dass insbesondere der Tag der Punktion oft relativ kurzfristig anberaumt wird. Eindeutig im Vorteil sind alle, die ihrem Arbeitgeber gegenüber offen sein oder ihm zumindest andeuten können, dass es um eine Behandlung in einer Spezialpraxis oder etwas Ähnliches geht. Konkreter muss niemand werden, denn den Arbeitgeber geht die Diagnose grundsätzlich nichts an.

Erfährt der Arbeitgeber durch die Krankschreibung zwangsläufig, dass die Frau in einer Kinderwunschpraxis behandelt wurde?

Frauen, die nicht wollen, dass auf der Krankschreibung der Stempel der Kinderwunschpraxis zu sehen ist, sollten dieses Thema frühzeitig ansprechen. Meist können sie sich auch von ihrem Frauen- oder Hausarzt krankschreiben lassen. Abhängig vom Stempel auf der Krankschreibung sollte die Frau sich eine »Krankheit« zurechtlegen, um neugierige Fragen beantworten zu können. Eine Zyste im Eierstock oder in der Gebärmutter oder eine Blasenentzündung mit Tendenz zur Nierenbeckenentzündung dürften kaum weitere Nachfragen provozieren.

Was ist speziell bei einer Behandlung zu beachten, die nicht am Wohnort stattfindet?

Wer auch dies über eine Krankschreibung regeln will, begibt sich auf wackligen Boden. Sich krankschreiben zu lassen und dann nicht zu

Hause zu sein ist streng genommen verboten. Auch wenn juristisch immer der Einzelfall zu betrachten ist – einen Streit mit dem Chef oder gar eine arbeitsrechtliche Auseinandersetzung kann in dieser angespannten Situation niemand brauchen. Auch hier ist es von Vorteil, wenn man dem oder der Vorgesetzten zumindest andeuten kann, worum es sich handelt, und ihn beziehungsweise sie um Unterstützung bittet. Wer das nicht kann, fährt am sichersten, wenn er für die betreffende Zeit rechtzeitig Urlaub nimmt. In jedem Fall ist zu beachten, dass sich der Termin der Punktion je nach Fortschreiten der Eizellreifung verschieben kann. Wer Urlaubstage nicht kurzfristig einreichen oder ändern kann, sollte beim Beantragen auf ausreichend Zeitpuffer vor und nach dem ursprünglichen Termin achten.

Was ist, wenn der Chef erfährt, dass man trotz Krankschreibung in eine Kinderwunschpraxis gefahren ist?
Kommt der Arbeitgeber dahinter, dass es sich bei der Krankschreibung um einen Vorwand handelt, also in der Regel der begleitende Mann die Arbeitsunfähigkeit gänzlich vortäuschte, drohen Konsequenzen. Wer »krankfeiert«, riskiert im schlimmsten Fall sogar die fristlose Kündigung. Dann könnte der Mitarbeiter zwar immer noch klagen und sich auf die gebotene Prüfung des Einzelfalles berufen. Leider existiert jedoch keine einschlägige Rechtsprechung für derartige »seelische Notlagen«, sodass die Gefahr besteht, dass der Richter die Kündigung für rechtens erklärt.

Und was ist mit den Kollegen?
Wenn die eigene Gesamtstrategie eher auf Transparenz als auf Geheimhaltung ausgelegt ist, kann man Kollegen ins Vertrauen ziehen. Wer jedoch in einem rauen Betriebsklima arbeitet und die »Krankheitsschiene« fährt, sollte vorsichtig sein. Merke: Hat man einmal den falschen Kollegen eingeweiht, weiß es bald der ganze Laden!

*

MITTWOCH, 19. SEPTEMBER 2007 (18. Zyklustag)

Der Wecker klingelt uns aus dem Halbschlaf. An Erholung war nicht zu denken. Bereits in der Nacht baute sich vor mir ein riesiges Ungetüm von einem Tag auf. Heute Abend soll ich schon in Österreich sein?

Die Gedanken beginnen, wild zu kreisen, kaum dass ich die Augen aufschlage. Das alles ist so schwer – fast lassen uns Mühe und Planerei vergessen, worum es hier geht. Wir wollen uns ein Kind machen lassen, endlich Eltern werden. Das ist doch nichts Schlechtes, sage ich mir immer wieder. Wir haben doch ein Recht darauf!

Dass wir für unsere Hoffnung ins Ausland flüchten und unsere Arbeitgeber, Eltern und Freunde belügen, ist schon schlimm genug. Doch was ist, wenn am Ende auch noch alles umsonst war? Einen Fehlschlag haben wir ja schon hinter uns. Und jeder neue Anfang birgt die Gefahr desselben bitteren Endes.

Jetzt heißt es vor allem die Nerven behalten. Nach dem Frühstück macht sich Isabella auf den Weg zur Arztpraxis. Ich rufe im Verlag an, melde mich krank, krächze dabei absichtlich wie ein Rabe. Ich habe Glück: keine blöden Bemerkungen. Alles läuft nach Plan. Nach zwei Stunden kommt Isabella zurück, ihr Medikament und meine Krankschreibung in der Hand.

»Ich habe der Ärztin erzählt, was los ist«, sagt sie.

»Und? Musstest du sie lange überreden?«

»Nö. Sie meinte nur, wenn die ganze Sache auffliegen sollte, hat sie nie etwas davon gehört.«

Damit muss man wohl leben. Eigenes Risiko, keine Mitwisser – vielleicht ist es am besten so. Sie kennt uns ja kaum. Da wir nicht zu den Patienten gehören, die sich wegen jedes Wehwehchens eine Krankschreibung holen, müssen wir wahrscheinlich froh sein, dass sie uns überhaupt hilft.

Alles muss jetzt schnell gehen: Das Gepäck ist fertig, doch meine Krankschreibung muss erst in die Redaktion gefaxt und dann das

Original in den Briefkasten geworfen werden. Zwar könnte ich zwei Tage lang ohne Attest zu Hause bleiben, aber wo bekomme ich danach eins her – von einem Berliner Arzt?

Erst als alles erledigt ist und ich diverse Mails an Kollegen verschickt habe, packe ich das Auto. Es ist fast 11 Uhr.

Isabella geht es nicht gut. Ihr Bauch ist aufgebläht, voller Eizellen. Da, wo normalerweise ein einzelner Follikel ist, drängen sich jetzt fast drei Dutzend.

Mir fällt eine Postkarte mit einem Cartoon ein, die mir vor vielen Jahren meine englische Freundin Cathy schickte. Darauf sah man sonnengleich eine Eizelle, angesteuert von einem Heer von Spermien. Ganz vorn ein besonders cleveres Exemplar – mit einem Außenbordmotor am Schwanz. Bevor es losdüste, drehte es sich grinsend zu den anderen um, linste durch seine Sonnenbrille und sagte lässig: »See ya around, guys.«

So einen bräuchte ich jetzt. So aber lassen wir ausgesuchte Samenzellen in perfekte Eizellen spritzen, hoffen, dass sie verschmelzen, sich teilen, noch mal teilen und noch mal – und dann sehen wir weiter. Die Guten ins Töpfchen, die anderen werden, wenn sie auch gut sind, eingefroren oder nicht mehr weiter kultiviert.[76]

Wir packen zu guter Letzt unsere Kopfkissen und die aufblasbaren Gästebetten ein. Ich richte Isabella auf der Rückbank ein Ruhelager ein und hoffe, dass während der Fahrt nicht die Autotür aufspringt, an die sie sich beim Lesen lehnt. Paranoid, aber was zählt das schon gegen das Verrückte, das wir im Begriff sind zu tun an diesem trüben Septembermorgen: Wir fahren 800 Kilo-

---

76 Ob man das für eine legitime Chancenoptimierung hält, für eine unzulässige Selektion oder gar für Mord, muss jedes Paar, jeder Mensch mit seinem Gewissen ausmachen. Klar ist: Bei diesem Vorgehen pfuschen wir der Natur ins Handwerk. Wer deshalb das Gefühl hat, mit einer IVF verbotenerweise in natürliche Prozesse beziehungsweise die Schöpfung einzugreifen, sollte sich diesen Schritt vorher genau überlegen. Wer jedoch das Absterbenlassen von nicht einmal stecknadelkopfgroßen Embryonen verteufelt, sollte zumindest mitbedenken, dass es in Deutschland seit Jahren erlaubt ist, Embryonen bis zur zwölften Schwangerschaftswoche ganz legal abzutreiben.

meter nach Österreich, bleiben eine Woche lang dort und lassen uns ein Kind machen. Andere hüpfen einmal in die Kiste – oder nicht mal das.

Falls es klappt, werden wir schon eine lange Geschichte hinter uns haben, wenn Isabella endlich schwanger ist. Für andere beginnt an diesem Punkt ihre Geschichte oft erst. Dieser Gedanke beschäftigt mich schon lange. Werden dann unsere Kraft und unser Enthusiasmus vielleicht schon verbraucht sein? Werden wir merken, dass wir all das nur auf uns genommen haben, weil wir nicht verlieren konnten? Wie ein Hochspringer, der im dritten Versuch die Höhe schafft, die alle anderen schon im ersten meisterten, und der nun müde auf der Matte liegt.

Wir fahren auf der A9 Richtung Süden, immer weiter weg von Berlin: 50 Kilometer, 60, 100. Ich denke ständig daran, dass mein Chef anrufen könnte, um mich etwas Sinnloses zu fragen, wofür ich am Ende kurz in die Redaktion kommen müsste. Oder noch schlimmer: dass er Verdacht schöpft und den Hausmeister vorbeischickt, um zu prüfen, ob ich zu Hause bin. In diesem Fall würde ich sagen, ich sei bei Verwandten in Brandenburg, die ein Haus an einem See haben, in dem ich laut Hausarzt schneller gesund würde. Luftveränderung, Reizklima und so.

Als wir so weit von zu Hause weg sind, dass wir kaum noch umdrehen könnten, ohne unseren Zeitplan über den Haufen zu werfen, werde ich wider Erwarten ruhiger. Es passiert schon nichts, rede ich mir Mut zu. Sonst wäre es längst passiert.

Ich puste die Luft aus.

»Alles klar, Schatz?«, fragt Isabella von der Rückbank.

Ich schaue in den Rückspiegel. Da liegt sie, unter ihrem Schlafsack vergraben, und liest.

»Bestens«, erwidere ich. »Kannst du noch?«

»Kein Problem. Mach dir keine Sorgen, sie werden schon nicht anrufen.«

»Die können mich mal kreuzweise.«

Es ist mittlerweile dunkel. Isabella schläft, als wir am Übergang Lindau/Hörbranz die Grenze passieren und in den Pfändertunnel rollen. Wie jedes Mal versuche ich, beim schnellen Vorbeifahren einen Blick auf die grünen Schilder am Rand des 6,7 Kilometer langen Tunnels zu erhaschen, auf denen in 200-Meter-Abständen steht, wie weit es in jeder Richtung zum Ausgang ist.

Zum Glück sind wir ohne Stau durchgekommen und Grenzkontrollen gibt es keine mehr. Nur eine Vignette für die Autobahn muss man sich kaufen.

Berlin, Brandenburg, Sachsen-Anhalt, Sachsen, Bayern, Baden-Württemberg – sechs Bundesländer haben wir heute durchmessen. Auch wenn es Menschen gibt, die nichts dabei finden, morgens zu einem Meeting nach New York zu fliegen und abends wieder zurück – für mich geht selbst Autofahren zu schnell. Ich komme innerlich nicht hinterher, obwohl ich weiß, dass ich Hunderte Kilometer zurückgelegt habe.

Hier sieht es anders aus – Berge, so weit das Auge reicht, und komische Schilder am Straßenrand, mit deren Hilfe man bei Nebel bestimmen kann, ob der Abstand zum Vorausfahrenden ausreicht. Hier sind die Menschen unfassbar wohlhabend – oder verwenden viel Mühe darauf, so zu tun. Hier muss ich immer die Ohren spitzen, damit ich verstehe, was gesagt wird.

Der Pfändertunnel hat uns inzwischen auf die Rheintal-Autobahn ausgespuckt. Es regnet. Noch 40 Kilometer bis Feldkirch.

In Österreich, so stellte ich mir als Kind vor, sehen alle Häuser aus wie das LEGO-Tirolerhaus, das ich von meiner Westtante bekommen hatte und bald mit geschlossenen Augen aufbauen konnte: ein Erdgeschoss mit einer Tür und Fenstern, dann drei dünne Platten für die Geschossdecke, darauf ein überhängendes Obergeschoss mit Spitzdach und Schornstein. Österreich war das gelobte Land. Wenn Leute aus Görlitz zu DDR-Zeiten ausreisen durften, war der nächste Weg der in die Bundesrepublik. Doch ein paar, hatte ich gehört, schafften es sogar bis nach Österreich, ins

Land der grünen Wiesen und zackigen Gipfel aus meinem Ravensburger-Puzzle. Österreich – der Name klang in meinen Kinderohren wie süße Musik.

Als wir in Feldkirch einrollen, ragt über unseren Köpfen die Schattenburg auf, heute ein Heimatmuseum. Wir überqueren das Flüsschen Ill und fahren durch Regenschleier den Berg hinauf. Rechts abbiegen, noch ein paar Kurven, dann sehen wir es: Wie ein riesiges Ufo liegt das Landeskrankenhaus hell erleuchtet auf der Wiese. Wenn heute Nacht etwas mit den Eizellen ist, haben wir es wenigstens nicht weit bis zum Arzt.

Gleich gegenüber wohnen Suse und Jonas. Beide sind Ärzte in Ausbildung. Sie pendelt jeden Tag in die Schweiz, er muss nur die Straße überqueren, um zu seinem Arbeitsplatz zu kommen.

In Gedanken noch auf der Autobahn, führe ich Isabella die Stufen zur Wohnung hinauf. Dann packe ich unsere Habseligkeiten aus dem Auto ins Arbeitszimmer und sortiere meine Gedanken. Trotz des Gefühls, von Dr. Grün gut vorbereitet worden zu sein, ist mir flau im Magen. Suse und Jonas halten sich zum Glück mit Fragen und Tipps zurück, nehmen aber auch keine übertriebene Rücksicht. Wir haben das Gefühl, dass ohnehin niemand unsere Gedanken und Beweggründe versteht, und sind froh, wenn Menschen einfach da sind und helfen.

Wir essen, trinken Wein, reden, entspannen.

»Kann ich mal bei euch ins Internet gehen?«, frage ich.

»Klar«, sagt Jonas. »Ist nicht so schnell, funktioniert aber.«

Er öffnet die Wohnzimmertür und fischt im Flur hinter der Kommode ein scheinbar endloses Telefonkabel hervor, das er ins Wohnzimmer verlegt und an den Laptop stöpselt. Internetzugang Marke Urknall, aber MacBook vom Feinsten.

Als die Verbindung steht, kann ich endlich meine Mails checken. Nichts von der Arbeit, wieso auch? Trotzdem werde ich nur langsam ruhiger. Nur keinen Fehler machen, nur nicht leichtsinnig werden.

Dann beschließe ich entgegen meinem ursprünglichen Vorhaben, noch eine Mail zu schreiben, und verkünde meinem Chef darin, ich sei ständig per Handy erreichbar. Erst nachdem ich die Nachricht abgeschickt habe, durchfährt es mich siedend heiß: Ist das nicht ein eindeutiger Hinweis darauf, dass ich nicht in Berlin bin? Andererseits haben wir in weiser Voraussicht den Anrufbeantworter in der Wohnung abgestellt und vor der Abfahrt verbreitet, dass wir Probleme mit dem Telefon haben – nur damit niemand auf den AB spricht und auf einen Rückruf wartet.

Dann liegen wir mit offenen Augen im Dunkeln und lassen den Tag von uns abfallen.

»Alles wird gut«, sage ich und merke, wie bescheuert das klingt. Nichts weiß ich, nur dass morgen früh die »Operation Kinderwunsch« in die nächste Runde geht.

DONNERSTAG, 20. SEPTEMBER 2007 (Tag der Punktion),
Institut für Reproduktionsmedizin und Endokrinologie[77], Bregenz, Österreich

Pünktlich 36 Stunden nach der Choragon-Spritze sitzen wir im Wartezimmer der Praxis von Professor Zech. Das Schwarze Brett bricht fast auseinander vor Dankeskarten. Wer noch vor der Behandlung steht, muss solche Jubelarien wegstecken können.

Fast alle Danksagungen sind in Deutsch verfasst. Lauscht man aber dem Stimmengewirr im Wartezimmer, wird eines klar: Bregenz ist nicht nur Anlaufpunkt für Deutsche, sondern auch für Schweizer und Italiener[78], in deren Ländern ähnlich scharfe

---

77 Mittlerweile firmiert das Institut unter der Bezeichnung IVF Zentren Prof. Zech und betreibt insgesamt sechs Kliniken in fünf Ländern.

78 In Italien verschärfte 2003 eine parteiübergreifende, katholisch-konservative Senatsmehrheit das Gesetz zur assistierten Reproduktion drastisch. Dieses galt fortan als das restriktivste in ganz Europa. Demnach durften unter anderem nur so viele Eizellen *befruchtet* werden, wie der Frau Embryonen eingepflanzt werden sollten, also maximal drei! Speziell diese Regelung sorgte für einen ausgeprägten »Fruchtbarkeitstourismus« italienischer Paare, etwa nach Österreich. Der Versuch, das Gesetz 2005 durch eine Volksabstimmung zu kippen, scheiterte am Widerstand des Klerus und an der mangelnden Wahlbeteiligung. Immerhin erklärte das italienische Verfassungsgericht 2009 zumindest die Begrenzung auf maximal drei befruchtete Eizellen für verfassungswidrig.

Gesetze gelten.[79] Insgesamt sitzen sechs Paare mit uns im Zimmer, dessen Erker den Ausblick auf eine Dachterrasse freigibt, die wiederum auf den Bodensee zeigt.

Was für ein Blick! Linker Hand die Dächer von Bregenz, im Vordergrund die von grüner Patina überzogene Turmspitze einer Kirche, Skulpturentorsi an der Brüstung der Terrasse – alles sehr stilvoll.

Isabella ist übel, wenn auch nicht mehr so schlimm wie auf der Fahrt. Heute Morgen nahm sie auf nüchternen Magen die Doxycyclin-Tablette. Das Antibiotikum plumpste ihr wie ein Stein in den Magen und löste auf der Fahrt Krämpfe aus. Ich musste sogar einmal am Straßenrand anhalten, weil sie dachte, sich übergeben zu müssen.

Jetzt heißt es: zusammenreißen, atmen, Nerven behalten.

Gedämpfte Stimmen dringen von der Rezeption durch die offene Tür, Schwestern in weißen Kitteln huschen geschäftig durch die Gänge, dann und wann äugt ein Arzt von fern herüber. Wir haben einen Sitzplatz ergattert und warten. Gegenüber sitzt ein Paar aus Italien: Der Kleidung nach zu urteilen gut situiert, sie Mitte 20, in Tränen aufgelöst. Er, in den Vierzigern, versucht, sie zu trösten.

»Wahrscheinlich die Anspannung«, flüstere ich Isabella zu.

Als ob wir die nicht hätten. Gerade hat in Berlin der neue Arbeitstag begonnen.

»Frau Eigner?«

Eine Schwester steht in der Tür und macht eine einladende Handbewegung. Wir umarmen uns und Isabella folgt ihr. Ich ziehe mein Buch aus dem Rucksack und fange an zu lesen: »Die Korrekturen« von Jonathan Franzen. Wie passend.

---

79 Einen Überblick über die Regelungen zur Fortpflanzungsmedizin in Europa hat das Max-Planck-Institut für ausländisches und internationales Strafrecht in Freiburg erstellt. Er ist unter www.mpicc.de/meddb/show_all.php zu finden, erspart jedoch nicht eigene Recherchen zu etwaigen Neuregelungen beziehungsweise möglichen Interpretationen.

Im Wartezimmer spielen sich derweil dramatische Szenen ab. Die Italienerin hockt mittlerweile mit angezogenen Beinen auf ihrem Stuhl und schluchzt hemmungslos. Mir gegenüber sitzt ein Paar aus der Schweiz – sie im Kostüm und mit tief gefurchter Stirn, er in feinem Zwirn. Vielleicht ist es ihre erste Erfahrung, dass man auch für alles Geld der Welt kein Kind kaufen kann. Er streicht ihr übers Haar, sie bemerkt es kaum.

Jetzt wird ein Paar aufgerufen, das zwei der begehrten Plätze im Erker ergattert hatte. Ich nutze die Gelegenheit und werfe mich in einen der Sessel, die mit beigen Hussen überzogen sind. So sitze ich der Tür gegenüber und vertiefe mich in mein Buch.

Eine Stunde vergeht. Gedämpfte Stimmen, immer wieder neue Patienten, andere gehen, tauchen wieder auf und verschwinden dann ganz. Etwa anderthalb Stunden sind herum, als ich gerufen werde. Eine schwäbisch sprechende Schwester führt mich durch den Gang zu einem Raum, öffnet die Tür und drückt mir einen leeren Plastikbecher mit rotem Deckel in die Hand.

»Sie kennen das?«

»Ja, ich weiß, was ich zu tun habe«, erwidere ich.

»Wann hatten Sie den letzten Samenerguss?«, fragt sie wie nebenbei und zieht ein Formular und einen Stift aus ihrem Kittel.

Darauf bin ich nicht vorbereitet, kann ihr aber nach kurzem Nachdenken den Tag nennen.

»Wenn Sie fertig sind, stellen Sie den Becher bitte ab und gehen zurück ins Wartezimmer«, sagt die Schwester.

Die gute Nachricht: Diese Tür lässt sich von innen sicher verriegeln. Die Frage ist: Funktioniert der Fernseher und wo sind die Heftchen? Doch hier herrscht gehobenes Niveau. In der Zimmermitte steht ein dunkler Ledersessel mit Taschen an den Seiten, darin sind die bewussten Druckerzeugnisse. Neben der Tür befindet sich ein Regal mit einem Fernseher.

Ich blättere eine Weile in den Heftchen und bleibe bei einer Dame in schwarzer Ledermontur hängen. Wie ich im Text erfahre, ist sie die gelangweilte und unzufriedene Gattin des Besitzers einer Autowerkstatt. Diese Dame vertreibt sich nun die Zeit, indem sie in Abwesenheit ihres Mannes die Werkstatt besucht, wo der öl-verschmierte Azubi in Latzhose und mit freiem Oberkörper den Hammer schwingt.

Das wird es wohl tun, denke ich. Und so kommt es auch.

Nach einer weiteren Stunde im Wartezimmer werde ich von der Schwäbin in ein kleineres Zimmer gerufen – den Aufwachraum. Hier liegt Isabella mit geschlossenen Augen auf einer Pritsche an der Wand. Ich setze mich daneben. Sie scheint zu schlafen.

»Ihre Frau wacht gerade auf«, sagt die Schwäbin.

Gut, dass wir hier wenigstens keine Verständigungsprobleme haben. Wie das wohl in Tschechien läuft?[80]

Die Schwester verlässt den Raum. Ich streiche Isabella über die Stirn. Sie ist leichenblass, öffnet langsam die Augen. Später werde ich feststellen, dass wir uns in den nächsten Minuten zwar unter-halten haben, Isabella aber nichts mehr davon weiß.

»Ich fühle mich viel leichter«, sagt sie. »Gut, dass die Eizellen raus sind.«

»Tut es weh?«, frage ich.

»Ja, schon, aber ich halte es aus«, antwortet sie.

Als sie aufstehen kann, holen wir im Wartezimmer unsere Jacken und bekommen an der Theke einen Zettel mit einer Tele-fonnummer und der Bitte, nicht vor morgen Vormittag anzurufen. Dann erst könne man sagen, ob sich die Eizellen befruchten ließen.

Isabella stützt sich schwer auf meinen Arm, als wir die Praxis verlassen. Wir gehen an der Rezeption vorbei und zehn Meter durch den kahlen, weiß getünchten Gang bis zur Tür. Sie ist ganz still.

»Wollen wir etwas essen gehen?«, frage ich. »Ich habe Hunger.«

---

80 Auch in ausländischen IVF-Zentren wird in der Regel Deutsch gesprochen. Ein Blick auf die Website beziehungsweise ein Anruf helfen im Zweifel weiter.

»Ja, ist gut«, sagt sie und ich begreife, dass ihr das jetzt ziemlich egal ist.

»Etwas Warmes im Bauch tut dir sicher gut«, bestimme ich. »Komm, da war doch dieses Café weiter unten im Haus, da gehen wir jetzt hin.«

Essen hilft immer, denke ich, hoffe ich. Und stelle mir meine Frau vor, wie sie grantig wird, wenn sie zu lange nichts zwischen die Kiemen bekommt. Wenn sie jetzt doch nur grantig würde, mich richtig anschnauzen könnte.

Stattdessen torkelt sie mit mir in Richtung Lift, mit dem wir zwei Etagen tiefer fahren. Dort müssen wir erst noch durch eine Kleiderboutique, bevor wir unter den misstrauischen Blicken der ersten Kunden endlich das Café erreichen.

Ich peile die Lage. In der hinteren Ecke ist ein Tisch frei.

»Was willst du essen, Schatz?«, frage ich, nachdem ich Isabella wie eine Puppe auf die Bank gesetzt habe.

»Weiß nicht«, murmelt sie schlaftrunken. »Bestell mir einfach was.«

Eine Flädlesuppe und Kaiserschmarren scheinen mir angemessen. Ich nehme Chicken Wings, Latte macchiato und Mineralwasser dazu. Der Kaffee ist brühend heiß, die Chicken Wings verschimmelt.

Isabella muss ich mit der Suppe füttern, der Kaiserschmarren bleibt fast unberührt. Statt einer stärkenden Mahlzeit gibt es neugierige Blicke von den umliegenden Tischen.

Ich blättere 27 Euro hin – Trinkgeld entfällt wegen Schimmel. Es ist 12.20 Uhr. Wir gehen, Isabella ist noch immer weggetreten.

»Ich muss zur Apotheke«, sage ich.

Das Auto steht im obersten Stockwerk des Parkhauses unter freiem Himmel. Mit dem Lift fahren wir hoch. Ich öffne die hintere Autotür, lege Isabella auf den Rücksitz, breite meine Jacke über sie und stopfe ihr ihre unter den Kopf. Sie murmelt etwas, was ich nicht verstehe.

Inzwischen ist es kurz nach 12.30 Uhr. Ich verschließe das Auto, nehme wieder den Lift und laufe zur Stadtapotheke, die ein paar Schritte neben der Praxis liegt. Die leben sicher gut von uns Kinderwunschpatienten, denke ich, als ich 115 Euro auf den Ladentisch lege.

Dafür bekomme ich acht Ampullen Prontogest, das sich die Patientinnen von Prof. Zech ab der Punktion bis zum Nachweis der positiven Herzaktion in der siebten Schwangerschaftswoche spritzen müssen. Dahinter verbirgt sich das Gelbkörperhormon Progesteron, nur eben dieses Mal nicht als Scheidengel oder Tabletten.

Zurück zum Parkhaus. Isabella schläft noch immer auf dem Rücksitz, hat sich nicht einmal bewegt. Ich schaue von außen durch die Scheibe. Vielen Dank, denke ich, vielen Dank, dass du das hier auf dich nimmst. Sie bewegt sich, blinzelt gegen die Scheibe. Ich öffne vorsichtig die Tür.

»Hallo Schatz, bin wieder da«, raune ich.

Ich starte den Motor, stoße aus der Parklücke zurück, kurve die Serpentinen des Parkhauses hinunter und biege nach rechts ab, den Berg hinunter Richtung See. Unten ist eine Kreuzung: Links geht es Richtung Pfändertunnel und Autobahn, rechts Richtung Deutschland, nach Lindau.

Ein weiterer Apothekenbesuch ist unerlässlich, wir benötigen den Blutverdünner Clexane, den sich Isabella ab morgen Abend spritzen soll und den wir zur Abwechslung mal für läppische fünf Euro Zuzahlung in einer deutschen Apotheke bekommen. Was für ein Schnäppchen! Die Kasse wird nie erfahren, warum Isabellas Blut verdünnt werden musste.

Gut, dass Bregenz direkt an der Grenze liegt, die noch dazu keine mehr ist. Ich fahre gemächlich um die Bucht herum. Das Wetter ist herrlich, das Wasser glitzert im Sonnenschein. Kurz darauf erkenne ich an einem Straßenschild, dass wir wieder in Deutschland sind. Eine Grenze habe ich nicht gesehen.

Verrückt, dass das hier trotzdem ein anderes Land ist und ein anderes Recht gilt. Herrschte überall dieselbe Gesetzgebung wie bei uns – die Freiheit, sich innerhalb der EU seinen Arzt selbst suchen zu können, würde uns gar nichts nützen.

An einem Verkehrsrondell gleich hinter der Grenze erspähe ich eine Apotheke. Ich parke den Wagen in Sichtweite, verriegele die Türen und betrete das Geschäft. Was ich für eine reine Formalität hielt, entpuppt sich als Problem. Clexane ist zwar vorrätig, doch nicht in der gewünschten Packungsgröße. Das heißt, wir müssten noch einmal wiederkommen, um den Rest zu holen – in ein paar Tagen. Wie soll das gehen?

Die nächste Apotheke? Die liege leider ein ganzes Stück stadteinwärts. Trotzdem ist es einen Versuch wert. Isabella schläft, die Gelegenheit ist günstig. Doch in der zweiten Apotheke haben sie gar kein Clexane auf Lager.

Gut, dass Isabella nicht ansprechbar ist. So zockele ich in Lindau herum, ohne dass sich jemand über die vertane Zeit ärgert. Ich fahre zurück zur ersten Apotheke und kaufe die kleine Packung. Wie war das mit dem Spatz in der Hand? Den Rest holen wir nach dem Transfer.

Ich fahre in Lindau auf die A96 und kurz darauf in den Pfändertunnel. Wir sind wieder in Österreich. Hier ist das, was wir tun, legal. Hier sind wir in Sicherheit vor den Häschern des Königs. Kurz vor Feldkirch sehe ich im Rückspiegel, wie sich Isabella aufrichtet: grau im Gesicht, müde, aber wach.

»Wo sind wir?«

»Gleich da, leg dich wieder hin.«

»Wo bist du vorhin eigentlich überall herumgefahren?«

Ich hätte wissen müssen, dass ihr nichts entgeht, doch gleichzeitig beruhigt mich das.

»Hab die Apotheke erst nicht gefunden, kein Problem«, sage ich. »Neben dir liegt der Karton mit dem Clexane.«

»Ich habe Hunger.«

»Gleich gibt's was«, sage ich. »Ab jetzt darfst du ohnehin nur noch Fleisch essen.«

»Willst du mich mästen?«

»Wenn es sein muss.«

In der Wohnung ihrer Schwester legt sich Isabella auf das Sofa im Wohnzimmer. Nachdem sie wieder eingeschlafen ist, frage ich Jonas nach dem Weg zum nächsten Supermarkt. Ab sofort ist Selbstversorgung angesagt – und ich bin entschlossen, das Unternehmen Baby nicht am Catering scheitern zu lassen.

»Geh zum Markt oben an der Hauptstraße. Das ist der beste Supermarkt hier in der Nähe – und der einzige«, sagt Jonas grinsend und beschreibt mir den Fußweg quer durch die Siedlung. »Er liegt in der Nähe der Grenze. Deshalb kommen viele Liechtensteiner herüber und kaufen billig ein.«

Als ob das für Qualität bürgen würde.

Ich mache mich auf den Weg. Als ich den Laden betrete, werde ich fast von einer Frau mit Kinderwagen überfahren. Eng ist es hier. Nichts erinnert an ein Shopping-Paradies. Dorfkonsum reloaded.

Ich brauche Fleisch, denn auf dem Merkblatt, das man uns in Bregenz mitgab, steht, dass Isabella auf ausreichend eiweißhaltige Kost achten soll. Da mache ich als Urenkel eines Kreisfleischermeisters gern mit! Als Vergleichsmaßstab sind genannt: zwei Steaks à 250 Gramm – pro Tag, wohlgemerkt. Das schaffen wir nie, das schaffe nicht mal ich. Aber zumindest versuchen können wir es.

»Hallo«, sage ich zur Fachkraft an der Fleischtheke.

»Grüß Gott. Bitt' schön, der Herr?«

Ich scanne die Auslagen. »Ein Kilo von der Rindshuft hier vorn«, sage ich kurzerhand. Ich weiß zwar nicht, was Huft ist, doch das Stück sieht gut aus und kostet nicht die Welt.

»Darf ich Ihnen das Endstück dazulegen – kostenlos?«

»Na gut«, erwidere ich betont gönnerhaft. Sie soll nur nicht glauben, dass ich es nötig hätte.

Plötzlich fühle ich mich wie ein Tourist mit begrenztem Budget, der den Kühlschrank seiner Ferienwohnung füllen will. Ein Wanderfreund, ein Sommerfrischler. Ich komme mir total albern vor mit meinem Fleischpaket in der Hand. Als ob davon etwas abhinge! Wahrscheinlich bringt es überhaupt nichts, die Anordnungen der Ärzte sklavisch zu befolgen. Die wollen sicherlich nur die Männer zwischen Punktion und Transfer irgendwie beschäftigen, damit sie ihren Frauen nicht auf den Geist gehen. Warum also dauernd kochen? Nur, damit ich später sagen kann, ich hätte alles getan, was in meinen Kräften stand?

Auf einmal werde ich wütend. Das ist wieder so ein gequirlter Hirn-Scheiß, so eine Depri-Kacke, die mich kleinmacht und schwach. Weg damit! Jetzt wird gekocht und gegessen und getrunken und gelebt!

Bei aller Ergriffenheit vor dem vermeintlich Erhabenen unseres Tuns: Es wird nicht gehen, ohne dass wir weiterleben, ohne dass wir auch die Tage ausfüllen, an denen keine Behandlung stattfindet. Nicht einmal diese wenigen Tage, in denen die Embryonen heranreifen, haben es verdient, dass wir sie als bloße Wartetage aus unserer Erinnerung streichen. Auch das hier, auch das jetzt ist Leben, unser Leben.

»A Sackerl?«, werde ich an der Kasse gefragt.

»Wie bitte?«

»Wollen Sie eine Tüte?«

»Gern, danke«, murmele ich und sehe zu, dass ich rauskomme.

FREITAG, 21. SEPTEMBER 2007
(1. Tag nach der Punktion), Feldkirch, Österreich

Als ich mich am Morgen nach unruhiger Nacht auf dem Sofa aufrappele, kommt Jonas beschwingt aus dem Bad getänzelt und trägt stolz sein neues Radio durch die Wohnung. Den handlichen Quader hat er von Suse zum Geburtstag bekommen.

»Hör mal, nur ein Lautsprecher und klingt wie Stereo!«

»Sag mir lieber, was du da hörst«, gebe ich zurück.

»FM4. Kennst du das? Ist vom ORF.«

»Was läuft da gerade? Klingt wie HipHop mit Dialekt.«

»Ist es auch. Texta heißen die, sind aus Österreich. Ziemlich angesagter Scheiß. Haben gerade ein neues Album draußen.«

Ich merke mir den Namen und beschließe, bei Gelegenheit den kleinen Musikladen in der Innenstadt zu besuchen.

Während des Frühstücks ruft Isabella in Bregenz an. Ein Biologe ist am Apparat. Nach kurzem Suchen die frohe Botschaft: Sie haben 31 Eizellen in den Follikeln gefunden, 21 davon haben sich befruchten lassen und mittlerweile das Vorkernstadium erreicht. Das ist gut. Transfer, teilt der Biologe mit, sei am kommenden Dienstag um 10 Uhr.

Ab sofort muss Isabella sich alle 36 Stunden das gestern gekaufte Prontogest spritzen. Heute 8 Uhr morgens, morgen 8 Uhr abends, dann folgt ein Tag Pause. Komischer Rhythmus. Das schreit nach Fehlern. Da waren Scheidentabletten und Vaginalgel einfacher zu handhaben.

Außerdem gibt's von jetzt an bis zum Schwangerschaftstest die guten Progynova-Tabletten mit Östrogen: heute zwei, jeweils eine mittags und abends, ab morgen drei pro Tag. Nicht zu vergessen: Doxycyclin abends nach dem Essen, zum Glück nur bis Sonntag. Dann ist die Packung leer.

Noch was? Natürlich! Wie konnte ich Clexane vergessen, den herrlichen Blutverdünner? Auch davon werden täglich um 22 Uhr 40 Milligramm in Bauch oder Oberschenkel gespritzt. Da fällt das bisschen Folsäure in Tablettenform kaum noch ins Gewicht.

Und das alles nur, damit sich ein zwei Millimeter großer Blasenkeim möglichst wohlfühlt und gnädig einnistet.

*

Welche Phasen durchläuft eine Eizelle nach der Befruchtung?
Die Entwicklung beginnt mit der zellulären Phase, die auch als Blastogenese bezeichnet wird. Das anfängliche Stadium der befruchteten Eizelle wird dabei als Vorkernstadium (PN-Stadium) bezeichnet und beginnt etwa vier Stunden nach dem Eindringen der Samenzelle in die Eizelle. Dabei bildet sich aus beiden Keimzellen je ein sogenannter Vorkern, der den halben mütterlichen beziehungsweise halben väterlichen Chromosomensatz enthält. Diese beiden Vorkerne nähern sich im weiteren Verlauf einander an. Zum Abschluss der Befruchtung lösen sich ihre Hüllen auf, die beiden haploiden Chromosomensätze verdoppeln ihr Erbmaterial und verschmelzen dann zu einem diploiden Chromosomensatz. Das Vorkernstadium endet etwa 22 Stunden nach dem Eindringen der Samenzelle in die Eizelle.

Nicht alle so entstandenen Zygoten entwickeln sich weiter. Ab Tag drei bestimmen die Gene des Embryos selbst die weitere Entwicklung. Ab dem 16-Zell-Stadium (Tag4) spricht man nicht mehr von einer Zygote, sondern von einer Morula. Geht alles gut, wird aus der Morula eine Blastozyste, die am fünften oder sechsten Tag nach der Befruchtung aus ihrer Glashaut schlüpft und sich in die Gebärmutterschleimhaut einnistet. Mit der Verbindung zum Blutkreislauf der Mutter endet das zelluläre Stadium, es beginnt das Embryonalstadium (Embryogenese). Dieses dauert bis zum 60. Tag, dann folgt die fetale Phase (Fetogenese).

*

SONNTAG, 23. SEPTEMBER 2007 (3. Tag nach der Punktion),
Feldkirch, Österreich
Wo wir schon mal hier sind, wollen wir auch etwas von der Natur und den majestätischen Bergen sehen. Also wird ein Ausflug geplant. Heute ist wunderbares Spätsommerwetter. Die Devise lautet: Gesicht in die Sonne halten. Isabella ist noch im Bad. Ich

gehe raus auf den Balkon und strecke die Glieder. Derart schönes Wetter hatten wir nicht mal im Juli am Chiemsee.

Als ich mich gerade in den Liegestuhl fläzen will, fällt mir ein, dass ich auf keinen Fall braun gebrannt in die Redaktion zurückkehren darf – schließlich bin ich nicht im Urlaub, sondern offiziell krank! Hastig verziehe ich mich zurück in die Wohnung. Kurz danach brechen wir auf.

Nach einer halben Stunde Autofahrt landen wir im idyllischen Brandnertal und steigen am Rand des Örtchens Brand in die Palüdbahn, einen Zweier-Sessellift. Dieser soll uns auf 1608 Meter bringen. Nach 20 Minuten gemütlicher Fahrt mit wunderbarer Aussicht sind wir oben.

Gleich neben der Bergstation steht eine ansehnliche Berghütte in der Landschaft, davor Sonnenschirme, Tische und Stühle. Wir setzen uns in den Schatten, bestellen eine Brotzeit und lassen den Blick schweifen. Deutlich sieht man den Hängen die Folgen des Massentourismus im Winter an: Löcher in den Grasmatten, abgeschliffene Buckel, Erosion.

Haben wir an alles gedacht? Wird alles gut gehen? Wie entwickeln sich die Embryonen? Die Tage zwischen Punktion und Transfer sind reine Nervensache – eine Übung für die Zeit nach dem Transfer, wenn man fast zwei Wochen lang warten muss, bis die Frau den ersten Schwangerschaftstest machen darf.

Angesichts meiner ständigen Flucht in den Schatten komme ich mir albern vor. Doch das Risiko ist zu groß. Bin ich bescheuert? Zumindest wandele ich an der Grenze zur Paranoia.[81]

---

81 Bestes Beispiel dafür: Zurück in Berlin, habe ich als Erstes die Autobahn-Vignette von der Innenseite der Frontscheibe abgekratzt. Darin hatte der Verkäufer mit einer Lochzange den Beginn unseres Aufenthaltes und den letzten Geltungstag markiert. Ich malte mir aus, wie Tage oder Wochen später mein Chef – der mein Auto in Wahrheit gar nicht kannte – in der Mittagspause über den Parkplatz neben der Redaktion schlencern, an meinem Auto stoppen und sich das »Pickerl« mal näher anschauen würde. Ich glaubte tatsächlich, dass er mich in sein Büro zitieren und zur Rede stellen würde: »Sie waren also krank. Wie war's denn so in Österreich?«

Isabella und ich haben nicht nur einmal darüber geredet, wie sich derjenige von uns verhalten soll, der »auffliegt«. Die Quintessenz unserer Überlegungen: die Wahrheit sagen und sich für nichts rechtfertigen oder gar entschuldigen.

DIENSTAG, 25. SEPTEMBER 2007 (Tag des Transfers), Institut für Reproduktionsmedizin und Endokrinologie, Bregenz, Österreich

Heute ist der Tag des Transfers. Klingt wie aus einem Scifi-Schocker: Die gesamte Menschheit wird auf einen gigantischen Raumtransporter gebeamt, in Tiefschlaf versetzt und auf einen neuen Planeten übersiedelt.

Hier aber sollen Embryonen transferiert werden – aus einer Petrischale hinein in Isabellas Gebärmutter. Wie viele das sein werden, wissen wir noch nicht. Auf keinen Fall mehr als zwei, das haben wir uns immer geschworen. Sind genügend fitte Blastozysten da, ist die Versuchung groß, seine Chancen zu erhöhen, indem man gleich zwei einsetzt. Doch während ich mir vorstellen kann, Nägel mit Köpfen zu machen, es auf eine Zwillingsschwangerschaft ankommen zu lassen und so unsere gewünschte Familienstärke mit einem Wurf zu erzielen, graust es Isabella vor diesem Gedanken.

»Das ist total riskant«, hat sie mir immer wieder erklärt.

»Aber dann haben wir gleich zwei Kinder und müssen nicht noch mal herkommen«, wandte ich anfangs ein.

»Und ich mache mir neun Monate lang Sorgen, ob alles glattgeht – von der Geburt und dem Stress danach ganz zu schweigen.«

Schließlich streckte ich die Waffen.[82]

»Ehepaar Eigner, bitte.«

Eine Schwester führt uns in einen anderen Bereich der Praxis, wo wir vor einer Tür Platz nehmen.

---

82 Und das war gut so. Der Mann sollte nicht anfangen, sich als vernünftigerer Partner aufzuspielen – besonders dann nicht, wenn er nicht das ganze Für und Wider bedacht hat. Zudem trägt die Frau die körperliche Last. Ihr Körper ist während einer IVF vielen fremden Dingen ausgesetzt – da braucht sie nicht auch noch das Gefühl, ihr Mann wolle das Maximum aus ihr »herausholen«.

»Ich muss mal«, flüstert mir Isabella zu.

Auf Anraten Dr. Grüns in Berlin ist sie mit halb voller Blase hergekommen. Wozu das gut sein soll, haben wir vergessen zu fragen. Jetzt ist die Blase offenbar ganz voll.

»Wenn du es nicht aushältst, dann geh doch einfach nur ein bisschen pinkeln«, schlage ich vor.

Nach ein paar Minuten ist Isabella wieder da.

»Viel besser«, lächelt sie.

Die Tür geht auf. Eine etwa 40-jährige Frau mit krausen, rötlichen Haaren bittet uns mit einladender Geste hinein. Auf dem Schildchen an ihrem Pullover lese ich: Dr. Ilse Oberländer.

Ein heller, freundlicher Raum tut sich zur Rechten auf, links in der Ecke steht ein gynäkologischer Stuhl, gegenüber ist eine Tür, die ins Labor führt.

Wir nehmen vor dem Schreibtisch Platz. Darauf liegt eine Art Platzdeckchen aus Plastik, auf dem in einer Reihe Embryonen unterschiedlicher Größe abgebildet sind.

»Sie wollen sicher wissen, wie sich die befruchteten Eizellen entwickelt haben«, wendet sich Dr. Oberländer an uns und lächelt uns aufmunternd zu.

Komm schon, denke ich. Was soll das?

»Ich habe gute Nachrichten für Sie«, sagt die Ärztin. »Von 21 Eizellen, die sich befruchten ließen, haben es 14 bis heute geschafft. Sie sehen alle sehr gut aus, aber das Beste ist: Wir haben eine hatchende Blastozyste dabei.«

Fragend blicken wir sie an.

»Sehen Sie mal hier!«, sagt Frau Dr. Oberländer und deutet auf den Embryo, der ganz rechts am Rand des Platzdeckchens abgebildet ist. »Um sich in der Schleimhaut der Gebärmutter einnisten zu können, muss der Embryo die ihn umgebende Glashaut verlassen, er muss aus ihr herausschlüpfen. Auf Englisch heißt dieser Vorgang ›hatching‹. Bei ihrem besten Embryo wissen wir jetzt schon, dass er seine Hülle verlassen wird.«

»Was bedeutet das für den Transfer?«, will Isabella wissen.

»Sie haben eine große Chance, dass sich die hatchende Blastozyste gut einnistet. Deshalb schlage ich vor, dass wir Ihnen auch nur den einen Embryo zurückgeben.«

»Was? Nur einen?«

Wie kann sie so sicher sein, dass Isabella schwanger wird? Wir sind doch nicht den ganzen Weg nach Bregenz gekommen, um ein wenig Nervenkitzel zu erleben!

Die Ärztin zerstreut unsere Bedenken. »Wenn Sie und Ihre Frau das wirklich wollen, kann ich ihr gern zwei Embryonen transferieren. Doch die Gefahr einer Zwillingsschwangerschaft wäre dabei deutlich erhöht – mit allen Risiken in der Folge. Ich rate Ihnen deshalb davon ab.«

Wir schauen uns kurz an, dann nickt Isabella.

»Okay, wir verlassen uns da auf Sie«, sagt sie noch etwas zögernd.

»Außerdem sind die Embryonen so gut, dass wir fünf oder sechs davon kryokonservieren könnten«, fährt die Ärztin fort.

Auch das ist gegen unseren ursprünglichen Beschluss. Einer Kryokonservierung wollten wir nicht zustimmen. Werdendes Leben einzufrieren, um es irgendwann wieder aufzutauen und sich weiterentwickeln zu lassen – davon bin ich zwar auf eine unpersönliche Art fasziniert, wie ich sie vom Anschauen von Science-Fiction-Filmen kenne. Nach der Devise: Toll, was die heute schon können! Andererseits ist das eher beängstigend. Isabella fand den Gedanken bislang schlichtweg abstoßend. Aber irgendwie spüren wir jetzt, dass wir Dr. Oberländer vertrauen können, und sind froh, dass uns jemand einen konkreten Rat gibt.

Der Zeitdruck tut ein Übriges. Also treffen wir binnen weniger Minuten die zweite wichtige Entscheidung: Als eine Art Gegengewicht zum – wie wir es empfinden – erhöhten Risiko durch die Rückgabe nur eines Embryos stimmen wir zu, die besten Embryonen einfrieren zu lassen. Wir wollen sie nicht ohne Not

»verwerfen«. Wer weiß, ob wir bei einem weiteren Versuch noch einmal so gute Embryonen bekommen würden.

»Alles klar? Dann wollen wir mal.«

Dr. Oberländer zieht sich einen weißen Kittel an, setzt eine OP-Haube und einen Mundschutz auf und streift sich sterile Handschuhe über. Isabella muss sich freimachen und auf den gynäkologischen Stuhl legen.

Die Ärztin geht unterdessen ins Labor nebenan. Kurz darauf erscheint sie in Begleitung eines jungen Mannes, auch er mit Mundschutz. In der Hand hält er einen langen, dünnen Schlauch, den Katheter, den er der Ärztin reicht, die bereits vor Isabella auf einem Hocker sitzt. Ich beobachte den Vorgang von meinem Platz am Schreibtisch aus. Mit äußerster Vorsicht und Konzentration führt die Ärztin den Katheter in Isabellas Scheide ein.

»Jetzt. Transfer.«

Ihre Stimme ist nur noch ein Flüstern. Der Laborant drückt wie bei einer Spritze den Inhalt des Schlauches in Isabellas Gebärmutterhöhle.

»So, fertig.«

Frau Dr. Oberländer zieht den Katheter heraus, nimmt ihren Mundschutz ab und streift die Handschuhe ab. Dann greift sie auf ein Regal, nimmt eine Decke und legt sie über Isabella.

»Ich lasse Sie beide jetzt für ein halbes Stündchen allein. Ruhen Sie sich ein bisschen aus, Frau Eigner.«[83]

Das war's schon? Verglichen mit allem anderen geradezu ein Klacks. Kurz darauf packen wir unsere Sachen zusammen, verlassen die Praxis und kehren nach Feldkirch zurück.

Morgen geht es zurück nach Berlin.

---

83 Aus medizinischer Sicht könnte die Frau sofort aufstehen. Ein Einfluss des Liegenbleibens auf die Einnistung des Embryos beziehungsweise der Embryonen und eine mögliche Schwangerschaft könnte bislang nicht nachgewiesen werden. Es dient wohl eher der Erholung der Frau nach dem Eingriff und dem Sich-bewusst-Werden, dass damit die Behandlung im Wesentlichen abgeschlossen ist – jedenfalls was die künstliche Befruchtung im engeren Sinn angeht. Zudem kann es für Paare schön sein, diesen Moment, ab dem alles Weitere dem Schicksal überlassen bleibt, gemeinsam zu erleben.

Warum ist eine Mehrlingsschwangerschaft riskant?

Entwickeln sich mehrere Babys in der Gebärmutter, werden sie irgendwann zu groß und drücken auf den Muttermund. Dieser öffnet sich und die Babys sind nicht mehr geschützt. Dann droht eine Frühgeburt. In vielen Fällen muss auch die Geburt vorzeitig eingeleitet werden – im Schnitt vier bis sechs Wochen früher als normal. Das Gleiche kann passieren, wenn die Föten nicht ausreichend über die Plazenta versorgt werden – besonders, wenn nur eine Plazenta für alle Föten existiert. Schließlich drohen Wachstumsverzögerungen, Miss- beziehungsweise Fehlbildungen und das Absterben eines Fötus.

Was bedeutet das für die Frau?

Für die Frau bedeutet eine Mehrlingsschwangerschaft eine erheblich höhere Belastung – vor allem für Wirbelsäule, Muskulatur und Bindegewebe. Ihr droht zudem eine Schwangerschaftsvergiftung im letzten Drittel. Dabei schwellen Hände und Beine stark an und die Frau nimmt überdurchschnittlich an Gewicht zu. Weiterhin leiden viele Frauen an starken Rückenschmerzen, Verstopfung, Blutarmut (Anämie), Blutstauungen in den Beinen, Bluthochdruck, Atemnot und Schlaflosigkeit.

Wie verläuft eine Mehrlingsgeburt?

Bei einer Mehrlingsschwangerschaft wird auch die Geburt von vornherein als riskant eingestuft. In vielen Fällen liegt nur eines der Kinder in der für die Geburt erforderlichen Kopflage, sodass das oder die anderen erst aus der Beckenendlage gedreht werden müssen. Dafür ist eine Schmerzbehandlung während der Geburt ratsam. Oft müssen die Kinder auch per Kaiserschnitt geholt werden. Außerdem können zwischen der Geburt des ersten und der des oder der weiteren Kinder bis zu 30 Minuten vergehen, sodass die Herztöne besonders genau überwacht werden müssen. Schließlich geht eine Mehrlingsgeburt mit erhöhtem Blutverlust der Mutter einher, der sich allerdings meist medikamentös behandeln lässt.

MITTWOCH, 26. SEPTEMBER 2007 (1. Tag nach dem Transfer)

Nach dem Frühstück brechen wir auf. Isabella ist guter Dinge. Sie soll sich zwar nicht anstrengen oder zu stark dehnen, doch zum ersten Mal seit vielen Tagen fühlt sie sich frisch und ausgeruht. Noch ist das Spritzen nicht ganz vorbei, aber der Druck im Bauch ist weg.

Ich dagegen bin total angespannt und würde mit ihr am liebsten in einen Transrapid oder ein Luftkissenboot umsteigen. Jedes Loch, jede Unebenheit in der Straße sehe ich als Anschlag auf unseren winzigen Passagier. Hoffentlich ist er so robust und hält das aus! Hat er sich vielleicht schon eingenistet? Oder rütteln wir ihn gerade dermaßen durch, dass er ganz konfus wird und die Gebärmutterwand nicht mehr findet?

Nach neun Stunden rollen wir in Berlin am Dreieck Funkturm von der AVUS auf den Stadtring. Fast geschafft! Doch dann kommt der Tunnel unter dem Innsbrucker Platz. Hier sind die Betonplatten der Fahrbahn durch eine Art Metallschiene miteinander verbunden. Beim Darüberfahren macht es Boppbopp – wie früher in der Eisenbahn. Das ist mir vorher noch nie aufgefallen. Ich verkrümme mich hinterm Lenkrad, stemme den linken Fuß auf den Boden, versuche, mich ganz leicht zu machen, und zähle mit: 46 Mal poltert es.

Wenn es daran jetzt scheitert – würde ich es nie erfahren.

SONNTAG, 7. OKTOBER 2007 (12. Tag nach dem Transfer), Berlin

Heute wäre der 36. Zyklustag – eigentlich ist es viel zu spät für die Periode. Doch was heißt das schon, wenn man der Natur ins Handwerk pfuscht?

Nach Tagen des Wartens, hin- und hergerissen zwischen Optimismus und Verzweiflung, dürfen wir heute Morgen unseren ersten Schwangerschaftstest machen. Isabella hatte gegen Ende der Woche ein gutes Gefühl – wo auch immer es herkam. Unsere so gut aussehende hatchende Blastozyste, der Hätschi, wie wir ihn getauft haben – er kann doch nicht einfach weg sein?

Wir lesen bestimmt zum zehnten Mal gemeinsam die Packungs-beilage des Tests. Außer einem blauen Kontrollstreifen im Testfeld brauchen wir einen zweiten, rosa bis roten Balken. Dieser sollte sich nach spätestens drei Minuten zeigen.

Zwei Striche. Zwei Striche sind das, was wir brauchen. Bitte, zwei Striche.

Isabella verrichtet ihr Geschäft, wäscht sich die Hände und legt den Teststreifen auf die Waschmaschine. Wie gebannt starren wir darauf.

Dann sehen wir es: Über dem Testfeld beginnt es, rötlich zu schimmern! Mit jeder Sekunde wird der zweite Streifen kräftiger, bis kein Zweifel mehr möglich ist: Wir haben es geschafft, Isabella ist schwanger!

Erst sind wir baff, dann bricht sich die Erleichterung Bahn.

»Der Hätschi hat es geschafft«, flüstert Isabella.

Mit einem Freudenschrei und Tränen in den Augen fallen wir uns in die Arme.

Tief durchatmen, sage ich mir. Nur jetzt nicht übertreiben, dann verschwindet der rote Streifen vielleicht wieder. Ruhig bleiben. Das hier ist nur der erste Schritt. Doch gäbe es den nicht, wären auch die weiteren ausgeschlossen. Dann müssten wir morgen keinen Test mehr machen.

Ich hole zum Frühstück die Flasche Prosecco aus dem Kühl-schrank, die ich dort deponiert habe. Das erste Glas stürze ich hinunter. Isabella nippt nur. Schließlich ist sie schwanger. Ein völlig neuer, ungewohnter Gedanke.

Soll jetzt alles gut werden?[84]

---

84 Auch der zweite Test am nächsten Morgen war positiv. Mit einem Hochgefühl starteten wir in die Arbeitswoche. Am Mittag rief Isabella bei Dr. Grün an und überbrachte ihm die frohe Botschaft. Danach folgte ein Anruf bei Professor Zech in Bregenz. Alle freuten sich mit und wünschten das Beste. Isabella erhielt die Anweisung, alle Medikamente weiter wie bisher zu nehmen – nur den Blutverdünner Clexane sollte sie absetzen. Außer den eingeweihten Ärzten hatte lange Zeit nie-mand eine Ahnung, dass wir damals schwanger waren. Für den 22. Oktober vereinbarte Isabella bei Dr. Grün einen Termin für den Nachweis der positiven Herzaktion – den endgültigen Beweis,

Lieber Gott, bitte, lass dem Hätschi nichts passiert sein! Wir sitzen vor dem Praxiseingang im vierten Stock auf zwei Stühlen wie auf einem Sünderbänkchen und warten darauf, dass Dr. Grün endlich kommt. Um 9 Uhr beginnt seine Sprechstunde – und wir zählen die Minuten.

Ein lauter Schrei aus dem Badezimmer ließ mir heute Morgen das Blut in den Adern gefrieren: »Ich blute!« Isabella stand nackt und vor Wasser triefend in der Tür, ein Handtuch um die nassen Haare gewickelt und die Hände auf den Unterleib gepresst.

Nein, bitte nicht!

Wir warfen uns sofort unsere Kleider über und machten uns mit dem Auto auf den Weg in die Praxis. Eine halbe Stunde Autofahrt, in der wir einander immer wieder versicherten, dass dies nicht heißen müsste, dass etwas Schlimmes passiert sei.

Wo ist Hilfe? Wo ist die optimistische Frau Dr. Oberländer? Sie war sich doch so sicher, dass es klappen würde! Das hier muss ein Missverständnis sein!

Wir warten und bangen. An der Tür gegenüber informiert ein Schild darüber, dass Gesundheitstests für Bauberufe angeboten werden.

»Jetzt ruft unten jemand den Lift«, reißt mich Isabella aus meinen Gedanken. Aus dem Aufzugschacht ist dumpfes Rumpeln zu vernehmen. »Ich glaube, er kommt.«

Kurz darauf öffnet sich die Tür des Aufzuges und Dr. Grün erscheint. Sein dynamisches Morgenlächeln weicht einem Stirnrunzeln.

»Was machen Sie denn hier?«

---

dass sich in ihrem Leib neues Leben entwickelte. Ich weiß noch, dass mir die 14 Tage bis zu diesem Termin unendlich lang vorkamen. So vieles konnte in dieser Zeit passieren, so vieles schiefgehen. Ich zählte nicht nur die Tage – ich zählte die Stunden.

»Bitte, helfen Sie uns!« Isabella laufen die Tränen übers Gesicht.
»Irgendwas stimmt nicht mit dem Baby.«

»Kommen Sie!«

Dr. Grün verschwindet mit ihr im Behandlungszimmer. Kurz danach ist Isabella wieder da, lässt sich Blut abnehmen und wir verlassen die Praxis. Unten am Eingang wirft Isabella einen Umschlag in den Hausbriefkasten.

»Was ist das?«, frage ich.

»Meine Werte. Fürs Labor.«

Kurz darauf zockeln wir im Stop-and-go in Richtung Isabellas Arbeit.

»Was hat er gemacht?«, will ich wissen.

»Nicht viel. Nur Blut abgenommen wegen des Beta-hCG-Wertes. Ansonsten soll ich mich zu Hause hinlegen und heute Mittag anrufen. Dann haben sie das Ergebnis.«

»Okay, dann fahre ich dich jetzt am besten wieder nach Hause.«

»Was soll ich denn im Büro sagen? Dass ich schon wieder krank bin? Die werden sich alle das Maul zerreißen.«

Ich überlege. Es muss etwas sein, was jegliche Nachfragen unterbindet. Aber was? Blasenentzündung, Magen-Darm? Moment mal: Sollte Isabella länger daheimbleiben müssen, müsste Dr. Grün die Krankschreibung ausstellen und abstempeln. Dann sieht jeder, dass sie beim Gynäkologen war. Also muss es etwas in dieser Richtung sein.

»Sag am besten, es ist eine Frauensache«, schlage ich vor.

Das habe ich vor Kurzem in einem Fernsehfilm aufgeschnappt, als sich die Dame vor einem Abendtermin drücken wollte.

»Okay, mach ich«, erwidert Isabella und nimmt ihr Handy aus der Tasche.

»Es wird schon werden«, sage ich und merke, wie schal die Worte klingen. Ich versuche, Zuversicht aus dem Gedanken zu schöpfen, dass wir alles getan haben, was in unserer Macht stand. Ich setze Isabella zu Hause ab und fahre in die Redaktion.

Irgendwann ist Mittag. Ich sitze im Großraumbüro an meinem Schreibtisch. Das Telefon klingelt. Als ich meine eigene Nummer im Display sehe, stutze ich kurz, greife aber dann ruckartig den Hörer.

»Der Hätschi ist weg.« Isabellas Stimme ist tonlos.

»Nein. Das kann doch nicht ...«

Über die Trennwände meines Dreier-Schreibtisches blicke ich in zwei neugierige Augenpaare. Meine erregte Stimme hat die Kolleginnen alarmiert. Ich möchte schreien.

»Was ist denn passiert?«, frage ich stattdessen und bemühe mich, meine Stimme nicht kippen zu lassen.

Isabella weint. »Ich habe vorhin meine Periode bekommen. Wahrscheinlich war sie das heute Morgen auch schon.«

Obwohl ich mir den ganzen Vormittag über Sorgen gemacht habe, kommt die Nachricht unvermittelt. Ich hatte wirklich geglaubt, alles würde wieder gut. Jetzt ist es vorbei. Kein Baby. Ein früher Abgang. 1:1 zwischen Berlin und Bregenz, 2:0 gegen uns.

»Du musst bitte Binden für mich kaufen«, sagt Isabella mit leiser Stimme. »Ich habe mir vor der Behandlung keine mehr besorgt, weil ich dachte, das bringt Unglück.«

Auch das noch. Ich nehme wie betäubt meine Jacke, steige in den Aufzug und laufe auf die Straße. Im Drogeriemarkt stehe ich minutenlang vor dem Regal mit den Binden, ohne etwas wahrzunehmen. Ich kämpfe gegen die Tränen, die mir in die Augen schießen. Alles war umsonst: der ganze Stress, das Rechnen, die Spritzen, die Termine bei Dr. Grün, die Fahrt nach Bregenz. Mehr als 5.000 Euro in der Baby-Lotterie gesetzt und alles verloren.

Erst nach einer Weile greife ich mir einen Karton, dessen Marke mir etwas sagt. Auch schon egal, dass es wahrscheinlich die falschen Binden sind. Wenn sich doch jetzt der Boden öffnen könnte – ich würde gern versinken. Heul jetzt bloß nicht, sage ich mir. Nicht hier im Laden. Aber wo dann?

Ich habe Mühe, am Nachmittag in der Redaktion den Schein zu wahren und schleppe mich wie ein Zombie nach Hause.

In der Nacht liegen Isabella und ich schlaflos nebeneinander im Bett. Irgendwann flüstert sie: »Vielleicht sollten wir doch über das Thema Adoption nachdenken. Ich weiß nicht, ob ich mich so schnell noch mal aufraffen kann, mir die ganzen Spritzen zu geben und ständig während der Arbeit zum Arzt zu rennen.«

Ich antworte: »Lass uns damit noch warten, bis wir das hier halbwegs verdaut haben.«

Mehr kann ich nach diesem furchtbaren Tag nicht sagen. Aber ich fühle, dass ich noch nicht bereit bin, aufzugeben.[85]

MITTWOCH, 17. OKTOBER 2007 (22. Tag nach dem Transfer)

Als ob wir noch eine Hoffnung gehabt hätten, hat Isabella heute Morgen auf Bitten von Dr. Grün einen abschließenden Schwangerschaftstest gemacht. Er war negativ. Damit ist es amtlich. Alle Medikamente absetzen. Kein Baby. Game over.

Mitten in unsere Traurigkeit hinein bricht sich ein anderer, erschreckender Gedanke Bahn.

»Oh Gott, muss ich jetzt ausgeschabt werden?«

Vor Angst sind Isabellas Augen weit aufgerissen.

»Das glaube ich nicht.« Was soll ich auch antworten? »Ruf am besten Dr. Grün an.«

Der gibt ihr zwar einen Termin zur Untersuchung, ist sich aber sicher, dass nach einem Abort in diesem frühen Stadium ein Eingriff nicht erforderlich ist.

---

85 In den nächsten Tagen warteten noch einige schlimme Momente auf uns. Isabella war gebeten worden, im Fall eines Abgangs nochmals in Bregenz anzurufen – nach dem ersten, euphorischen Anruf ein bitteres Unterfangen, bei dem wieder Tränen flossen. Und schließlich lag ein paar Tage später die »Honorarnote« über die kryokonservierten Embryonen im Briefkasten. Noch einmal 330 Euro fürs Einfrieren und die Lagerung für ein Jahr. Ich versuchte, darin einen Hoffnungsschimmer zu sehen. Jetzt haben wir immer noch ein paar Eisen im Feuer, dachte ich – auch wenn es sich bei diesem »Feuer« um flüssigen Stickstoff mit einer Temperatur von minus 196 Grad Celsius handelte. Sollte es so kommen, dachte ich, dass wir irgendwann nicht mehr die Ochsentour auf uns nehmen wollten, wäre der Transfer der Kryos eine weniger anstrengende Möglichkeit. Doch ein Trost war mir das nicht.

Als ob nichts gewesen wäre, bekommt Isabella einen Brief aus Bregenz zur Weiterleitung an Dr. Grün. Darin wird erklärt, welche Medikamente sie in der Corpus-luteum-Phase weiterhin nehmen soll: Progesteron bis zum Nachweis der Herzaktion, danach Utrogest vaginal bis zur zwölften Woche. Außerdem Progynova, ebenfalls bis zur zwölften Woche, und hCG, wenn keine Überstimulation droht.

Herzaktion, Schwangerschaftswoche – das tut weh. Warum wurde dieser Brief verschickt? Isabella hatte doch längst in Bregenz angerufen und erklärt, dass sie den Embryo verloren hat. Ließ sich wahrscheinlich nicht mehr abfangen, der Brief.

Dann fällt mir ein, dass unsere ICSI in der Statistik sogar als Erfolg verbucht werden dürfte. Schließlich war Isabella dadurch schwanger gewesen, wenn auch nur für ein paar Tage. Ein bitterer Gedanke.

*

Machen wir uns nichts vor: Jede IVF-Behandlung im Ausland geht kräftig ins Geld, da man die Kosten selbst tragen muss. Auch deshalb winkten wir ab, als Dr. Grün uns unmittelbar nach dem Fehlschlag fragte, ob wir gleich weitermachen wollen. Weitermachen? Das kam uns undenkbar vor, denn wir hatten die Sache noch längst nicht verarbeitet. Für andere Paare mag ein sofortiger neuer Versuch eine Art Hilfe sein, das Erlebte zu vergessen – wir wollten jedoch den gerade erlebten Schmerz nicht verdrängen, sondern in Ruhe ausloten, ob und wie es weitergehen sollte. Selbst ich, der ich meinen Körper nicht mit Spritzen malträtiert, nicht Punktion und Transfer erduldet hatte, war noch längst nicht bereit für einen neuen Versuch. Zu tief saß die Enttäuschung.

Vom medizinischen Standpunkt aus spricht nichts dagegen, eine ICSI an die andere zu reihen. In dem Moment, als Isabella im

Oktober 2007 ihre Periode bekam, hätte sie Dr. Grün signalisieren können, dass sie erneut am Start war. Eine solche Vorgehensweise hat gewisse Vorteile: Die Frau ist noch weitgehend downreguliert und kann ohne große Umstände erneut stimuliert werden. Doch abgesehen davon, dass wir erst einmal unsere Wunden lecken wollten, sehnte sich Isabella nach ein paar Monaten Normalität und Luftholen – für Körper und Seele.

Schließlich fehlte uns auch schlichtweg das Geld. Im osteuropäischen Ausland kommt man relativ günstig davon, doch bei einer ICSI in Österreich werden für Behandlung und Medikamente rund 5000 Euro fällig. Hinzu kommen die Fahrtkosten. Hätten wir nicht Isabellas Schwester in Feldkirch gehabt, hätten wir uns auch noch für sechs Nächte eine Unterkunft suchen müssen. Wer nicht in einem spartanisch eingerichteten Mauseloch hausen will – und das ist zwischen Punktion und Transfer nicht zu empfehlen –, sollte dafür noch einmal zwischen 300 und 500 Euro einplanen. Wir hatten in Bregenz aber auch von Paaren gehört, die am Abend vor der Punktion mit dem Flugzeug anreisten, direkt danach wieder heimflogen und zum Transfer die ganze Prozedur erneut durchzogen.

Wir wussten, dass wir das Geld für die nächste ICSI nach ungefähr einem halben Jahr zusammenhaben würden. Doch wir stellten uns auch die Frage, wie lange das so weitergehen konnte. Wir gaben zu dieser Zeit jeden Cent, der nach Abzug der Lebenshaltungskosten von unseren Gehältern übrigblieb, für die Behandlungen aus. Zudem hatte uns der erste Versuch in Bregenz nervlich und Isabella auch körperlich viel Kraft gekostet. Einerseits hätten wir es noch einmal mit den Kryos probieren können, doch andererseits hatte Dr. Grün gesagt, dass die Erfolgsaussicht dann rund 30 Prozent niedriger sei.[86] Wir hielten uns vorerst alle Möglichkeiten offen.

---

86 Mittlerweile wurde die Kryokonservierung entscheidend weiterentwickelt, sodass führende IVF-Zentren damit sogar eine Optimierung ihrer Ergebnisse erreichen können. Details lassen sich im jeweiligen Zentrum erfragen.

Außerdem standen wir am Beginn der dunklen Jahreszeit und von Jahr zu Jahr machten uns Dunkelheit, Wind und Kälte mehr zu schaffen. Das war keine gute Zeit, um Optimismus zu tanken.

Zeit seit der Diagnose: 698 Tage, Ausgaben: 8897,54 Euro

VIII

ENDLICH AM ZIEL

Winter/Frühjahr 2007/2008

SONNTAG, 2. DEZEMBER 2007

Wie wäre das – ein Leben ohne Kinder? Isabella sagt, das würden wir schon schaffen. Wir müssten uns eben Hobbys und Kontakte suchen: ein Theater-Abo, Museen, andere Kinderlose.

Alles in mir sträubt sich dagegen, auch nach zwei Jahren erfolgloser Behandlungen. Kinderlos zu bleiben, das hieße, sich die Niederlage einzugestehen, eine Tür zuzumachen und zu hoffen, dass eine neue aufgeht. Und was, wenn nicht?

Abschied nehmen vom Kinderwunsch – wie soll das gehen? Gibt es dafür eine Checkliste, die man abarbeiten könnte? Geht es nur mit professioneller Hilfe oder regelt das die Zeit?

Und wie nun weiter? Was ist mit Adoption? Solange eine weitere ICSI im Raum steht, kann ich diese Dinge nicht entscheiden, nicht einmal über sie nachdenken. Ich bin fixiert.

MONTAG, 24. DEZEMBER 2007, Görlitz

Wieder feiern wir Weihnachten in Görlitz, wie vor zwei Jahren, nachdem ich die Diagnose bekommen hatte. Zwei Jahre sind vergangen und noch immer stehen wir ohne Kind da. Ich komme mir vor wie ein nicht mehr ganz junger Mann mit nicht mehr ganz junger Frau in Gesellschaft zweier älterer Herrschaften, die gern Großeltern wären, es aber nicht dürfen.

Weihnachten ist schwierig, das Fest der Familie. Man blickt zurück auf das vergangene Jahr und es wird einem bewusst, dass die Zeit vergeht. Kann man den Verlust von etwas spüren, was man gar nicht hatte?

DIENSTAG, 25. DEZEMBER 2007, Görlitz

Beim Gänsebraten heute Mittag erzählten wir meinen Eltern von unserer Kinderwunsch-Odyssee. Keine Ahnung, wie viel sie sich schon gedacht hatten.

Mir fiel ein Satz ein, den meine Mutter früher immer gebrauchte, wenn mein Bruder und ich uns wieder einmal so richtig zoffften:

»Ich wünsche euch nichts weiter im Leben als zwei solche Bengel, wie ihr es seid.«

MONTAG, 7. JANUAR 2008, Berlin-Mitte

Um unserem Herumgetingel durch Eigentumswohnungen neuen Schwung zu geben oder ein Ende zu bereiten, suche ich nach der Arbeit einen Online-Baufinanzierer auf, der in Berlin ein Büro unterhält. Ich will wissen, wo wir finanziell stehen und ob das ganze Vorhaben einen Sinn ergibt.

Zwei Stunden lang rechnet mir ein freundlicher Jüngling vor, was wir uns mit unserem Eigenkapital leisten können. Erstens: Wir haben gar kein Eigenkapital.

»Ihre 30.000 Euro würden bei einer Wohnung, wie Sie sie sich vorstellen, allein für die Nebenkosten draufgehen. Deshalb benötigen Sie eine 100-Prozent-Finanzierung – vielleicht sogar noch mehr.«

Erst wenn wir mindestens 50.000 Euro hätten, könne man überhaupt von Eigenkapital reden.

Ich verstehe: Wir gelten als nicht besonders solvent. Zudem ist keiner von uns beiden verbeamtet, sodass nicht einmal sicher ist, ob wir unsere Raten über 30 Jahre zahlen können. Das bedeutet, dass uns nicht jede Bank Geld leiht, und wenn, dann nur mit einem saftigen Zinsaufschlag.

Der Jüngling redet über Hebeleffekte, Sondertilgungen und den Nutzen von Bausparverträgen. Am Schluss brummt mir der Kopf und ich begreife, dass ein Immobilienkauf für uns mit großen Risiken verbunden ist. Der Jüngling drückt mir zum Abschied freundlich die Hand, überreicht mir eine stattliche Mappe mit Ausdrucken seiner Berechnungen und bekundet seine Vorfreude, mich bald wieder begrüßen zu dürfen.

Wohl eher nicht.

FREITAG, 18. JANUAR 2008, Redaktion, Berlin

Mein Kollege Ecki gibt am Nachmittag eine Runde Sekt auf seinen morgen beginnenden Urlaub aus. Wir scharen uns um einen Tisch im Großraumbüro und stoßen auf schönes Wetter an.

»Was habt ihr denn vor im Urlaub?«, frage ich Ecki.

»Bisschen Skifahren.«

»Und wo?«

»Bregenzer Wald. Kennt zwar keiner, ist aber sehr schön da. Wir waren schon zweimal dort.«

»Dann kennst du ja auch Dornbirn, oder?«, frage ich und beiße mir sofort auf die Zunge. Muss ich eigentlich immer damit prahlen, dass ich schon so viel herumgekommen bin? Vielleicht ist das aber auch eine subversive Attacke meiner Psyche, die die Geheimnistuerei satthat.

»Ja«, sagt Ecki überrascht. »Dornbirn hieß das Nest in der Nähe. Woher kennst du das denn?«

»Isabellas Schwester wohnt praktisch um die Ecke«, wiegele ich ab. »An Dornbirn sind wir mal vorbeigekommen, als wir im Urlaub am Bodensee waren.«

Ich könnte auch sagen: Ach, weißt du, Ecki, in der Gegend wollten wir uns im vorigen Herbst ein Kind machen lassen. Das hat leider nicht geklappt, doch immerhin haben wir noch sechs Embryonen im Gefrierfach liegen.

SAMSTAG, 26. JANUAR 2008, Rügen

Von der neuen Rügenbrücke aus haben wir beste Sicht auf meterhohe Wellen mit schäumenden Kronen. Isabella hatte schon unterwegs Angst vor den am Auto rüttelnden Sturmböen und meldet jetzt Zweifel an, ob bei diesem Wetter überhaupt Fähren zur Insel fahren. Die Sorge ist berechtigt – nur ich will es wieder einmal nicht wahrhaben. Als wir in Schaprode ankommen, ist der Schiffsanleger dicht. »Fährverkehr nach Hiddensee bis auf Weiteres eingestellt«, teilt ein Schild mit.

»Morgen wieder«, raunzt die Frau hinter dem Schalter genervt. »Frühestens.«

Da wir spät dran sind, haben andere Reisende längst die wenigen Pensionszimmer im Ort belegt. Nach zwei Versuchen geben wir auf. Mittlerweile regnet es wie aus Kannen und langsam fällt auch die Nacht auf Rügen.

»Lass uns zurückfahren«, schlägt Isabella vor.

»Zurück? Wohin zurück?«

»Denselben Weg, auf dem wir gekommen sind. Ich glaube, ich habe im Dorf vor Schaprode ein Pensionsschild gesehen.«

Wir fahren los. Trent heißt das Dorf. Kurz hinterm Ortseingang steht das Schild. Ich drücke die Autotür gegen den heulenden Wind auf, ziehe mir die Jacke über den Kopf und gehe zum Haus. Nach dem zweiten Klingeln höre ich drinnen Schritte, eine Lampe geht an und die Tür öffnet sich.

Ob wir die Ferienwohnung für eine Nacht haben könnten?

Nach kurzem Zögern führt uns die Frau des Hauses in den Seitenflügel und zeigt uns das offenbar seit letztem Sommer leer stehende Zimmer.

»Alles klar, nehmen wir«, sage ich, ohne hinzuschauen.

Überall liegt Staub, es dauert zehn Minuten, bis wir den Haupthahn für das Wasser finden – trotzdem wird es ein wundervoller Abend bei improvisierten Spaghetti. Solange wir nicht mehr brauchen als ein Dach über dem Kopf, ein paar Nudeln, Rotwein und uns selbst, ist alles gut.

SONNTAG, 27. JANUAR 2008, Hiddensee

Strahlender Sonnenschein. Nach einer herrlichen Überfahrt haben wir Inselboden unter den Füßen. Das wäre geschafft. Wir freuen uns auf die kommende Woche. Wie immer haben wir uns in der Villa Putbrese einquartiert, direkt am Deich.

Die Insel liegt um diese Jahreszeit in tiefem Winterschlaf: geschlossene Restaurants, leere Wege, viel Platz. Attraktion ist eine Foto-Ausstellung im Haus Seeblick: Stummfilmstar Asta Nielsen verbrachte zwischen 1925 und 1933 ihre Sommer auf Hiddensee und frönte hier mit Künstlerkollegen wie dem Dichter Joachim Ringelnatz dem Müßiggang. Am Nachmittag schlendern wir zu ihrem runden Sommerhaus Karusel. Ich laufe einmal um das Haus herum, das heute der Gemeinde gehört. Niemand zu sehen.

Bis zum Nachmittag durchstreifen wir wie jeden Tag die Insel, lassen die Seele baumeln und atmen die frische Luft. Danach lassen wir uns in unserer Wohnung in die Sessel sinken, schlürfen heißen Grog und warten, dass es Zeit wird, zum Abendessen aufzubrechen. In der Nähe ist nur das Hotel Godewind geöffnet. Mittlerweile kennen sie uns dort.

»Wieder Matjes?«, fragt der Kellner.

Am Nachbartisch sitzt eine Frau und liest in einem Buch. Sie mag um die 40 sein und sieht aus, als ob sie schon den ganzen Tag über hier säße. Bestimmt alleinstehend.

Ich stelle mir vor, wie das wäre: keinen Partner, keine Kinder zu haben, immer das tun zu können, worauf man Lust hat. Unmöglich! Ich würde enden wie in den ersten Monaten als Student: vergraben in meinen vier Wänden, mit einer Flasche Rotwein in Reichweite.

Die Frau sieht nicht unsympathisch aus, nur ein wenig verhärmt. So als ob sie schon viel geweint hätte.

Sie merkt, dass ich sie anstarre, und runzelt die Stirn. Soll ich sie ansprechen? Aber was soll ich sagen? »Sind Sie glücklich so allein?« Oder: »Haben Sie sich bewusst gegen Kinder entschieden?«

Ich muss bescheuert sein – wahrscheinlich hat sie nur ihren freien Abend, während ihr Mann die Gören ins Bett bringt.

Auf einer Wanderung durch die Dünenheide kommen wir wie zufällig auf das Thema Kinderwunsch zu sprechen. Ich hatte mich schon vorher entschieden, auch mit der »kleineren Version« zufrieden zu sein – also dem Auftauen und Einsetzen von einem oder zwei unserer in Bregenz eingefrorenen Embryonen. Angesichts des gerade einmal fünf Monate zurückliegenden Kraftaktes gehe ich davon aus, dass Isabella nicht schon wieder Lust auf Downregulation und Stimulation hat.

»Wollen wir die Kryos nehmen?«, frage ich deshalb beiläufig.

»Nö«, gibt Isabella zurück.

Angriffslustig und mit neuer Zuversicht verkündet sie, das volle Programm durchziehen zu wollen. Wenigstens noch dieses eine Mal.

*

Welches sind die Unterschiede einer Behandlung mit kryokonservierten Embryonen?

Eine IVF oder ICSI im stimulierten Zyklus ist für die Frau mit erheblichen körperlichen Strapazen verbunden. Dies gilt vor allem für die Phase der Downregulation und Stimulation der Eierstöcke. Wird durch die anschließende Befruchtung ein Überschuss an qualitativ hochwertigen Eizellen erzielt, kann das Paar sich nach der Punktion entscheiden, diese in flüssigem Stickstoff einfrieren zu lassen, um bei einem künftigen Versuch darauf zurückgreifen zu können. Das deutsche Embryonenschutzgesetz schreibt vor, dass befruchtete Eizellen noch im Vorkernstadium eingefroren werden müssen – in Ländern wie Österreich können die Ärzte sich dagegen bis zum fünften Tag Zeit lassen und die am besten geeigneten Embryonen auswählen. Ein Kryotransfer erspart der Frau einen Großteil der Strapazen im Vorfeld der Behandlung. Die Hormone zur Stimulation können deutlich niedriger dosiert werden, dadurch droht keine

Überstimulation. Auch die operative Entnahme der Eizellen entfällt. Gesundheitliche Schäden bei Kindern, die aus kryokonservierten Embryonen entstanden sind, wurden bislang nicht nachgewiesen.

Wie wird die Frau auf den Kryotransfer vorbereitet?
Entscheidend für einen erfolgreichen Kryotransfer ist die Höhe der Gebärmutterschleimhaut der Frau. Ist ihr Zyklus regelmäßig und findet ein Eisprung statt, ist meist keine spezielle Vorbereitung erforderlich, da sich die Schleimhaut dann wie gewünscht für die Einnistung des Embryos aufbaut. Ist dies nicht der Fall, kann der Arzt der Frau Hormone verabreichen, die einen Eisprung und das Wachstum der Gebärmutterschleimhaut sicherstellen. Die dritte Variante ist: Die Frau erhält zum Aufbau der Gebärmutterschleimhaut Östrogene. Anschließend wird durch die Gabe des Gelbkörperhormons Progesteron ein Eisprung simuliert, wodurch sich die Struktur der Schleimhaut so verändert, dass sich ein Embryo einnisten kann.

Ist beim Kryotransfer die Chance auf eine Schwangerschaft genauso groß wie bei einem Transfer von »frischen« Embryonen?
Bei Behandlungen in Deutschland ist meist die Rede von einer rund 20 Prozent geringeren Schwangerschaftsrate. Das liegt daran, dass sich zum Zeitpunkt des Einfrierens kaum Aussagen über das Entwicklungspotenzial der Embryonen treffen lassen. Hinzu kommt, dass beim Auftauen ein Teil der Embryonen unbrauchbar wird. In anderen Ländern lassen sich durch das spätere Einfrieren und die Möglichkeit der Selektion bessere Ergebnisse erzielen. Zudem tauen führende Zentren heute 85 bis 90 Prozent der Embryonen erfolgreich auf.

Übernehmen die gesetzlichen Kassen in Deutschland die Kosten für Kryokonservierung und Kryotransfer?
Nein, diese Leistungen sind aus eigener Tasche zu bezahlen. Bei Privatversicherten hängt die Kostenübernahme vom jeweiligen Vertrag ab. Die Kryokonservierung von befruchteten Eizellen kostet zwischen 200

und 500 Euro, für die Lagerung kommen noch einmal rund 200 Euro pro halbem Jahr hinzu.

Lassen sich auch unbefruchtete Ei- beziehungsweise Samenzellen für eine spätere IVF einfrieren?

Männer können ihr Sperma schon seit Längerem für eine künftige Behandlung einfrieren lassen. Dies ist vor allem dann sinnvoll, wenn es aufwendig mittels einer Hodenbiopsie per MESA oder TESE gewonnen werden musste. Auch Männer, die sich einer Tumorbehandlung unterziehen müssen und dadurch wahrscheinlich unfruchtbar werden, können vor einer Chemo- oder Strahlentherapie Sperma zur Kryokonservierung abgeben. Gesetzlich Versicherte müssen jedoch in jedem Fall die Kosten selbst tragen, wie das Bundessozialgericht 2010 in einem Urteil bestätigte (Az B 1 KR 26/09 R).

Demgegenüber wurde eine Kryokonservierung von Eizellen in der Vergangenheit zwar vereinzelt angeboten, jedoch funktionierten die zum Beispiel in Spanien und Japan verwendeten Verfahren nicht zuverlässig genug. In jüngerer Zeit gibt es erneut Angebote, insbesondere Frauen, die sich ihren Kinderwunsch erst in ein paar Jahren erfüllen wollen, diese Form der »Fruchtbarkeitsvorsorge« durch eine spezielle Technik zu ermöglichen. Dabei werden nach hormoneller Stimulation herangereifte Eizellen entnommen und eingefroren.

*

SAMSTAG, 2. FEBRUAR 2008, Fähre Vitte–Schaprode

Auch dieser Urlaub ist zu Ende. Wir reisen ab. Ein Paar sitzt mit uns unter Deck im ansonsten leeren Aufenthaltsraum der Fähre. Wegen des trüben Wetters wollen die zwei mit ihren Kindern einen Ausflug ins Meeresmuseum nach Stralsund machen. Das schließen wir zumindest aus den Satzfetzen, die wir aufschnappen. Während ihr größeres Kind durch die Gänge flitzt, liegt das Neugeborene in einer Babyschale auf einem Stuhl und schläft.

»Schau mal, wie klein«, flüstert Isabella.

Winzig, denke ich – und doch Millionen Mal realer als ein riesiger, aber unerfüllter Wunsch.

SONNTAG, 3. FEBRUAR 2008, Berlin

Und wieder geht die Rechnerei los: Wann wollen wir es wagen? Welche Termine stehen im Job an? Und die entscheidende Frage: Welche acht Tage bieten sich für mich an, um »krank« zu werden?

»Okay, machen wir einfach wieder eine Grobplanung«, schlage ich vor. Isabella holt ihren Kalender, zückt ihr Notizbuch und einen Stift.

»Wir haben jetzt Februar. Bleiben März oder April. Am besten stellen wir wieder eine Rechnung für einen kurzen Zyklus mit 29 Tagen auf und eine für einen langen mit 31 Tagen. Das hat voriges Mal doch gut geklappt.«

Ausgangspunkt ist der wahrscheinliche Beginn des nächsten Zyklus, also das Einsetzen der Periode. Isabellas aktueller Zyklus begann am 25. Januar – bei 29 Tagen würde der nächste, Schaltjahr inklusive, am 23. Februar anfangen. Falls wir es dann schon versuchen wollen, müsste sie etwa elf Tage vorher, also am 14. Februar, mit der Downregulation anfangen.

»Das ist ja schon übernächste Woche!«

Isabella kann es gar nicht glauben, aber kaum haben wir angefangen, über das Thema ICSI zu reden, sind wir auch schon wieder mittendrin.

Weiter im Text: Am 28. Februar, dem sechsten Zyklustag, würde sie anfangen, ihre Eierstöcke zu stimulieren. Auslösen würde sie etwa am 10. März. Dann müssten wir am Dienstag, dem 11. März, nach Feldkirch fahren und am 12. früh zur Punktion in Bregenz sein. Transfer wäre dann am Montag, dem 17. März.

Bei einem längeren Zyklus von 31 Tagen würde sich alles um zwei Tage verschieben.

»Dann kämen wir ganz schön nahe an Ostern heran«, sagt Isabella und blättert im Kalender. »Karfreitag ist dieses Jahr schon am 21. März.«

»Mist. Genau in der Woche vor Ostern habe ich Software-Schulung«, fällt mir ein.

»Schau doch mal, ob du das vielleicht unter einem Vorwand verschieben kannst. Vor Ostern nach Bregenz zu fahren wäre gar nicht so blöd. Dann hätten wir danach gleich vier Puffer-Tage, in denen ich mich ausruhen könnte. Und viel weiter kann sich der Transfer eigentlich gar nicht verzögern. Dann müsste mein Zyklus ja 32 oder 33 Tage dauern.«

»Außerdem glaube ich, dass sie in der Praxis auch über Ostern Leute behandeln«, sage ich.

Trotzdem rechnen wir das Ganze noch mal für den darauffolgenden Zyklus durch.[37]

MONTAG, 4. FEBRUAR 2008

Morgen haben wir den ersten Termin bei Dr. Grün. »Kick-off-Meeting« würde es mein früherer Chef nennen. Er benutzte haufenweise Anglizismen und Floskeln, die glatt geschliffen waren wie Flusskiesel. Wenn er etwas wollte, begann er seine Sätze mit: »Es hätte seinen Charme, wenn Sie ...«

Morgen fällt der Startschuss für ICSI Nummer drei. Wir beschließen, meinen Bruder einzuweihen und die Medikamente dieses Mal bei ihm zu kaufen. Zur Vorbereitung machen wir eine Inventur der Sachen, die wir vom Herbst übrig haben:

---

87 Wie sich herausstellte, hatten wir gut gerechnet. Während die April-Variante schnell ausschied, traf die März-Variante mit 31 Tagen Zykluslänge exakt zu. Insgesamt verschafft einem die Rechnerei eine gute, wenn nicht sogar unverzichtbare Orientierung über Beginn und Dauer der Therapie. Mit diesem Wissen kann man andere Termine abblocken – vor allem für die Endphase der Stimulation, in der Beschwerden auftreten können. Wer eine Behandlung plant, die nicht am Heimatort stattfindet, sollte zudem, falls nötig, frühzeitig Urlaub einreichen, damit nicht am Ende das ganze Vorhaben daran scheitert.

- 2 Spritzen Clexane 40 mg
- 100 Tabletten Folsäure 5 mg
- 6 Ampullen Prontogest 100 mg
- 3 Ampullen Choragon
- 3 Ampullen Menogon
- 12 Utrogest-Tabletten
- 5 Tabletten Doxyhexal 200 mg
- diverse Spritzen und Kanülen

Damit ziehen wir in die Schlacht. Es ist nicht viel, aber angesichts der kommenden Ausgaben zählt jeder gesparte Euro.

Es hätte seinen Charme, wenn es diesmal klappen würde.

*

Muss man die Medikamente über das Kinderwunschzentrum oder den behandelnden Gynäkologen beziehen?

Der behandelnde Arzt stellt Rezepte aus, die man in einer Apotheke seiner Wahl einlösen kann – dafür zahlt man auch den regulären Preis. Manchmal haben Gynäkologen kooperierende Apotheker, die sie ihren Patientinnen empfehlen. Das kann, muss man aber nicht annehmen. Der Vorteil ist: Diese Apotheker kennen sich mit den Medikamenten aus, liefern sehr kurzfristig und nicht selten frei Haus.

Gibt es Möglichkeiten, beim Kauf der Medikamente Geld zu sparen?

Die Sparmöglichkeiten bei Online-Apotheken sind in der Regel begrenzt, da verschreibungspflichtige Präparate in Deutschland einer Preisbindung unterliegen.

Allerdings kann es nicht schaden, bei der Krankenkasse nachzufragen, ob und mit welchen Online-Apotheken sie kooperiert. Im Internet kursieren zudem Berichte betroffener Frauen, die sich in Rücksprache mit Arzt und Krankenkasse die Medikamente per Internet bei ausländischen Apotheken bestellten – mit zum Teil erheblicher Kostenersparnis. Zwar muss in solchen Fällen das Geld vorgestreckt werden – hat jedoch die Kasse vorher zugestimmt, erstattet sie anschließend 50 Prozent der Kosten.

Der behandelnde Arzt (und nur dieser!) kann zudem prüfen, ob es möglich ist, statt eines teureren ein günstigeres Präparat zu verordnen. So kostet etwa Menogon zur Stimulation der Eierstöcke deutlich weniger als Gonal F oder Puregon und ist in aller Regel genauso wirksam.

*

DIENSTAG, 5. FEBRUAR 2008, Praxis Dr. Grün, Berlin-Wilmersdorf

»Wann wollen Sie loslegen?«

»Im nächsten Zyklus.«

»Alles klar«, sagt Dr. Grün und nickt.

Wieder fliegt sein Kuli über den 100-mal kopierten Behandlungsplan. Wieder hämmern seine Finger auf dem Taschenrechner herum, um die wichtigen Tage zu errechnen. Es tut fast gut, ihm zuzusehen, weil alles so vertraut ist.

Isabella legt ihm die Liste mit unserem Medikamentenvorrat vor.

»Die fehlenden Medikamente holen wir dieses Mal bei Christians Bruder. Er hat eine Apotheke in unserer Nähe und soll schließlich auch etwas davon haben.«

»Okay. Choragon reicht noch. Ich gebe Ihnen ein Rezept für 28 Fertigspritzen Decapeptyl, zehn Tabletten Doxycyclin und dreimal 21 Progynova-Dragees. Das zweite Rezept ist für 40 Menogon-Ampullen. Damit müssten Sie dann hinkommen.«

Blaue Rezepte – Privatvergnügen.

»Wann soll ich wieder herkommen?«, will Isabella wissen.

»Wenn Sie Ihre Blutung bekommen haben, rufen Sie an. Dann vereinbaren wir einen Termin für den Ultraschall.«

»Müssen wir noch irgendwelche Tests machen?«

»Nein, die alten müssten noch gelten.«

Als wir die Praxis verlassen, sehen wir ein großes Plakat über der Rezeption hängen, auf dem Interessenten zu einem Infoabend zum Thema Kinderwunsch eingeladen werden. So etwas gibt es jetzt jeden Monat. In der Ankündigung ist offen die Rede von den Chancen, die eine IVF im Ausland bietet.

SAMSTAG, 9. FEBRUAR 2008, Abendrot-Apotheke, Berlin-Treptow

Ich sitze meinem kleinen Bruder im Hinterstübchen seiner Apotheke gegenüber. Wenn ich samstags mit dem Fahrrad Erledigungen mache, nutze ich die Gelegenheit gern für einen Abstecher. Heute aber will ich nicht nur plaudern und Kaffee trinken, sondern ihn in unsere ICSI-Pläne einweihen. Das ist schwer genug, denn er springt ständig auf und läuft in den Verkaufsraum, weil Kunden kommen.

»Kannst du nicht mal eine deiner Angestellten nach vorn schicken? Ich habe etwas Wichtiges mit dir zu besprechen.«

Er hält kurz inne und ruft dann: »Dilek, gehst du mal vor?«

Eine junge Frau mit Kopftuch huscht an uns vorbei.

Während ich meinem Bruder in groben Zügen unsere Geschichte schildere, nickt er nur ab und zu, enthält sich aber jeglicher Kommentare. Mir fällt ein, dass er künstliche Befruchtung vielleicht aus religiösen Gründen ablehnt.

Schon ein paar Jahre, bevor er in Marokko Fatima traf, war er zum Islam übergetreten. Auch wenn ich heute wieder ein gutes Verhältnis zu ihm habe – in vielen Fragen sind wir nicht mehr einer Meinung.

Doch als ich sehe, wie genau er mir zuhört und dabei immer wieder nickt, wische ich den Gedanken beiseite: Mein Bruder ist alt genug, um zu wissen, wann er als Ratgeber gefragt ist und wann es um ganz praktische Hilfe geht.

Als ich mit meinem Bericht fertig bin, lege ich ihm die Rezepte hin.

»Bis wann kannst du das bestellen?«

»Reicht Dienstag oder Mittwoch?«

»Ja, aber ab Donnerstag brauchen wir auf jeden Fall das Deca-peptyl.«

»Mach dir keine Sorgen. Das kriegen wir hin.«

»Was kostet der ganze Spaß?«

Mein Bruder nimmt die Rezepte, geht zum Rechner im Ver-kaufsraum und tippt die Bestellungen an den Großhandel ein.

»Progynova kostet 20,60 Euro, Doxycyclin 11,16 Euro. Die Decapeptyl-Spritzen kosten 286,91 Euro. Am teuersten ist das Menogon – 633,60 Euro.«

Summa summarum sind das 951,83 Euro. Dafür bekommt man auch einen Flachbildfernseher oder eine Woche Malle für zwei mit allen Schikanen.

»Danke, Kleiner.«

Ich zücke die Karte, bezahle und umarme ihn zum Abschied. Auf dem Weg zur Tür fällt mir noch etwas ein.

»Ach so, schreib mir bitte bis Mittwoch eine Rechnung. Viel-leicht kann ich ja einen Teil von der Steuer absetzen.«

»Mach ich. Bis dann.«

*

Lassen sich die Kosten für Medikamente und Behandlung tatsächlich von der Steuer absetzen?
Grundsätzlich gilt: Ehepaare, die nur mit ärztlicher Hilfe ein Baby bekommen können, dürfen entstehende Kosten als »außergewöhn-liche Belastungen« von der Einkommensteuer absetzen – egal welcher Partner unfruchtbar ist. Voraussetzung ist lediglich, dass eine Schwangerschaft auf natürlichem Weg nicht zustande kommen kann.

Geltend machen lassen sich der Eigenanteil von in Deutschland durchgeführten Behandlungen, die aus eigener Tasche beglichenen Ausgaben für Medikamente sowie Fahrtkosten zu Behandlungen. Für jeden mit dem Auto gefahrenen Kilometer erkennt das Finanzamt 30

Cent an – für Hin- und Rückfahrt! Bei anderen Verkehrsmitteln setzt man die tatsächlichen Kosten (zum Beispiel für das Bus- oder U-Bahn-Ticket) an. Für den Fall, dass das Finanzamt Nachweise verlangt, sollten sich Paare von der Arztpraxis eine Liste aushändigen lassen, aus der alle Termine hervorgehen.

Gilt das alles auch für unverheiratete Paare?

Laut Bund der Steuerzahler müssen Paare nicht verheiratet sein, um die Kosten einer künstlichen Befruchtung von der Steuer absetzen zu können. Allerdings muss es sich um eine »fest gefügte« Partnerschaft handeln und der Vater muss das Kind – wenn eines geboren wird – anschließend anerkennen. Auch der Bundesfinanzhof gab 2007 in einem Urteil (Az. III R 47/05) einer unverheirateten Frau recht, die die Kosten einer IVF absetzen wollte.

Was ist hinsichtlich der Steuerersparnis noch zu beachten?

Grundsätzlich müssen Steuerzahler im Bereich der außergewöhnlichen Belastungen einen »zumutbaren Eigenanteil« selbst zahlen. Dieser liegt zwischen 1 und 7 Prozent der jährlichen Einkünfte. Wie viel man übernimmt, richtet sich nach der Höhe des Einkommens, dem Familienstand sowie der Anzahl der Kinder. Als Faustregel gilt: Der Eigenanteil ist umso höher, je höher das Einkommen und je geringer die Zahl der Kinder ist.

*

SAMSTAG, 23. FEBRUAR 2008, Bamberg

Wir sind wie vor gut einem Jahr mit Freunden übers Wochenende in Bamberg – immer noch ist Wolfis und Andreas kleine Laura das einzige Kind an Bord. Das schlägt uns zwei anderen Paaren ziemlich aufs Gemüt. Vor allem Heike scheint regelrecht erschüttert zu sein. Sie weint viel und seilt sich beim Stadtbummel mit Peer ab, der pausenlos versucht, sie zu trösten. Doch keiner weiß, ob es wirklich etwas mit ihrem Kinderwunsch zu tun hat oder ob sie vielleicht einfach gestritten haben.

MONTAG, 25. FEBRUAR 2008 (2. Zyklustag), Berlin

Gestern bekam Isabella ihre Periode – der neue Zyklus begann. Es wird ernst.

FREITAG, 29. FEBRUAR 2008 (6. Zyklustag), Praxis Dr. Grün, Berlin-Wilmersdorf

Langsam können wir absehen, wann wir nach Bregenz fahren werden. Der genaue Tag hängt jedoch von der Entwicklung der Eizellen ab. Es bleibt spannend, doch ich werde nicht nervös. Immerhin haben wir das hier schon einmal durchgezogen.

Dr. Grün macht heute einen Ultraschall bei Isabella, den nächsten am 6. März. Auslösen werden wir dann vermutlich am 10. oder 11. März, also am Montag oder Dienstag der übernächsten Woche.

So langsam kann ich mir schon mal eine Krankheit aussuchen.

MITTWOCH, 5. MÄRZ 2008 (11. Zyklustag)

Ich brauche einen Gesprächstermin bei meinem Chef. So geht das nicht weiter: Ich bin unzufrieden und will das angemessen bezahlt bekommen, was ich tue! Erst Bregenz, beschließe ich dann.

SAMSTAG, 8. MÄRZ 2008 (14. Zyklustag), Kunnersdorf

Ein Paar aus der Verwandtschaft feiert »Silberhuxt«, wie sie in der Oberlausitz sagen. Ein Saal wurde gemietet und die Sippe eingeladen. Wir machen uns mit dem Auto auf den Weg.

»Wenigstens wird bei euch am Abend immer getanzt.« Isabella dreht mir vom Beifahrersitz ihr Gesicht zu. »Also, ich freue mich.«

Okay, denke ich. Wenn sie das kann, mit ihrem Bauch voller Eizellen, dann kann ich das schon lange.

»Blöd wäre nur, wenn sie uns wieder auf die Schippe nehmen wollen.«

»Auf die Schippe?«, frage ich.

»Du weißt genau, was ich meine. Wenn wieder so etwas passiert wie mit den Störchen.«

»Glaube ich nicht«, sage ich. Hoffe ich nicht, denke ich.

Vor zwei Jahren feierte mein Vater seinen 60. Geburtstag. Genau wie heute fuhren wir hin und trudelten irgendwann am frühen Nachmittag am Festsaal ein. Im Hof hatte auf Bierbänken bereits die halbe Verwandtschaft Platz genommen und die ersten Getränke geordert. Ich brachte das Gepäck auf unser Zimmer, das in einem umgebauten Stallgebäude lag und auch so roch. Als ich in den Hof zurückkehrte, stand Isabella kreidebleich und den Tränen nahe am Rand.

»Weißt du, was gerade passiert ist?«, flüsterte sie mir auf meine erschrockene Frage hin zu. »Übers Haus kamen Störche geflogen. Da fingen deine Verwandten plötzlich an, breit zu grinsen und mich zu fragen, ob wir nicht auch irgendwann mal loslegen wollten.«

Am liebsten wären wir damals wieder nach Hause gefahren.

»Sie wissen es nicht besser«, sagten wir uns dann. Immer wieder: »Sie wissen es einfach nicht besser.«

Aber ist es deshalb in Ordnung, anderen auf der Seele herum-zutrampeln? Nein.

»Woran denkst du?«, reißt Isabella mich aus meinen Gedanken. »Sprich doch mit mir!«

»Dieses Mal lassen wir uns nichts gefallen.«

»Was willst du denn machen? Deinen Leuten mit dem nackten Hintern ins Gesicht springen?«

Ich weiß es nicht. Ich hoffe, alles geht gut.

Kaum angekommen, schaffen wir unsere Taschen aufs Zimmer und stoßen zur Feiergemeinde. Ich lasse den Blick durch den Saal schweifen, der für uns 30 Leute viel zu groß ist. Doch immer noch besser, als sich ins Separee eines Restaurants zu zwängen.

Meine Eltern sind schon da. Erste Biere werden kredenzt. Dann geht die Tür auf, Köpfe wenden sich. Mareike betritt den Raum.

Sie ist so alt wie ich und offensichtlich schwanger. Ich sehe es sofort. Sie trägt ihren Fünfmonatsbauch, als berge er eine Zentnerlast. An ihrem Platz angelangt, umfasst sie ihren Leib, der in einem karierten Umstandskleid mit breiten Trägern steckt, mit beiden Händen und lässt sich in Zeitlupe auf den Stuhl sinken. Ihr Gesicht leuchtet vor Glück, stolz blickt sie in die Runde.

»Glaubst du wirklich, dass es das ist?«, fragt Isabella flüsternd. Ich glaube nicht nur, ich weiß es.

Muss das sein? Muss das wirklich sein, dass wir nicht einmal heute von diesem Thema verschont bleiben? Vor uns liegt ein Berg voller Unsicherheit und Anstrengung. Statt zu feiern und uns abzulenken, starren wir fassungslos auf einen Babybauch. Mareike kann nichts dafür. Ich versuche, das zu begreifen.

Am späten Abend stehlen wir uns unter einem Vorwand auf unser Zimmer über dem Festsaal. Ich hole zuvor heimlich unsere kleine blaue Kühltasche aus dem Auto und folge Isabella die Treppe hinauf. In der Kühltasche sind die Spritzen, die sonst zu Hause im Kühlschrank lagern. Einmal Decapeptyl, drei Ampullen Menogon, wie immer.

Isabella sitzt auf einem Hocker im Bad. Ich löse das Menogon auf, verlasse das Bad, sammele den Müll ein und entsorge ihn in den eigens mitgebrachten Plastikbeutel.

»Fertig.« Isabella zieht sich die Strumpfhose hoch, dann den Rock – und schaut mich herausfordernd an. »Also, worauf wartest du? Lass uns wieder runtergehen.«

Am Fuß der Treppe stoßen wir auf Willy, einen entfernten Verwandten, der uns jovial die Arme um die Schultern legt.

»Habt ihr Mareike gesehen? Toll, oder? Nehmt euch ruhig mal ein Beispiel an ihr.« Da platzt Isabella der Kragen.

»Kannst du dir eigentlich vorstellen, dass es Menschen gibt, die nicht nur einfach auf ein Knöpfchen drücken müssen?«

Willy ist ehrlich erschrocken.

»So habe ich das doch gar nicht gemeint.«

»Aber gesagt hast du es!«

Bevor wir gezwungen sind, uns weiter zu erklären, ziehe ich Isabella weg.

MONTAG, 10. MÄRZ 2008 (16. Zyklusstag), Berlin

Noch drei Tage muss ich arbeiten, irgendwie die Zeit überstehen. Im Kopf bin ich schon in Bregenz. Der Gedanke daran zerrt jetzt, so kurz davor, genauso an den Nerven wie im Herbst.

Doch zunächst hat das Schicksal ein weiteres Hindernis vor uns aufgebaut: Die BVG streikt. Seit fünf Tagen fahren keine Busse, U-Bahnen und Straßenbahnen mehr.

Wer sich nicht morgens und abends ein Taxi leisten kann, ist auf S-Bahn oder Auto angewiesen. Doch unser nächster S-Bahnhof liegt zwei Kilometer die Sonnenallee hinunter.

Autofahren hat den Vorteil, dass ich Isabella morgens zur Arbeit bringen und abends wieder abholen kann. Ihr fällt es immer schwerer, sich zu bewegen. Ihr Unterleib ist angeschwollen, darin drückt und zieht es.

Heute Morgen um 9 Uhr machen wir den vorletzten Abstecher zu Dr. Grün. Das Ergebnis des Ultraschalls: Dutzende Follikel, die ihrer Befruchtung entgegenreifen. Dr. Grün ist aufrichtig begeistert.

»Rechts ist eine Achtzehner, drei Dreizehner, drei Elfer und jede Menge Kleinzeug. Links zwei Siebzehner, drei Fünfzehner – das reicht locker.«

Angesichts der reichen Ernte lösen wir höchstwahrscheinlich übermorgen Abend aus, würden dann am Donnerstag nach Österreich fahren, wo Isabella vorsorglich für Freitag, 10 Uhr, zur Punktion angemeldet ist. Genau entscheidet sich das erst am Mittwochmorgen.

Dr. Grün schreibt Isabella bis Gründonnerstag krank. Sie hat offiziell eine Blasenentzündung mit Harnwegsinfekt.

Heute Abend werden wir noch mal drei Menogon spritzen, morgen zwei.

MITTWOCH, 12. MÄRZ 2008 (18. Zyklustag), Redaktion, Berlin

Isabella ist vom Arzt zurück und ruft mich am Vormittag in der Redaktion an. Es bleibt bei unserem Zeitplan. Morgen fahren wir nach Österreich. Für den finalen Schub muss sie sich gleich zwei Ampullen Menogon und eine halbe Decapeptyl-Spritze verpassen.

»Zerbrich nichts, wenn ich nicht da bin«, warne ich sie in unverfänglichen Worten und grinse in den Hörer.

»Armleuchter.«

Zum Glück erfahre ich noch rechtzeitig, dass ich für die Software-Schulung in eine andere Gruppe eingeteilt wurde – nach Ostern. Nach Ostern ist mir gerade scheißegal.

Am Abend lösen wir den Eisprung aus. Die Zeit läuft. Auf einmal ist alles ganz real und nah. Jetzt oder nie!

DONNERSTAG, 13. MÄRZ 2008 (19. Zyklustag)

Ich habe ein Déjà-vu: Nach dem Aufstehen rufe ich in der Redaktion an und melde mich krank. Dann mache ich mich auf zu unserer Hausärztin. Dort der Schock: Sie ist im Urlaub, eine Urlaubsvertretung hält so gut es geht die Stellung.

Das kann doch nicht wahr sein! Hätte ich bloß Isabellas Rat befolgt, vorher anzurufen!

»Das kann aber dauern, gell«, sagt die Sprechstundenhilfe spitz.

Ich setze mich ins Wartezimmer und fange an zu warten. Zehn Minuten, eine halbe Stunde, eine Dreiviertelstunde – heute soll ich offenkundig gut abgehangen werden. Nach einer Stunde bin ich mürbe wie ein gutes Steak.

Nein, es ginge nicht schneller, sagt die Spitze. Es seien schließlich noch andere Patienten da.

Nach der zweiten Stunde, die ich mit Tetris auf dem Handy totschlage, blaffe ich sie entnervt an, dass ich es eilig habe.

Sie schaut nicht mal vom Bildschirm auf, zieht nur die Augenbrauen hoch und atmet hörbar aus. Da reicht es mir. Ich brülle sie an, dass ich von ihrer unverschämten Art genug habe, mich über sie beschweren werde und heute noch nach Österreich fahren muss.

»Österreich? Warum das denn?«, gibt sie ungerührt zurück, schaut mich aber wenigstens an.

»Zu einer künstlichen Befruchtung«, murmele ich kraftlos. »Es ist wirklich wichtig.«

»Ach so«, flötet sie. »Sagen Sie das doch gleich.«

Kurz darauf sitze ich vor einem jüngeren Mann. Nachdem ich mein Anliegen geschildert habe, legt er eine kurze Denkpause ein. Dann weist er mich darauf hin, dass er – sollte ihn jemand fragen – von nichts wisse. Schließlich nimmt er ein Formular, fragt, was er schreiben soll, und dichtet mir wunschgemäß einen Magen-Darm-Virus an.

Zu Hause stopfe ich die Zettel in Briefumschläge: Original an die Krankenkasse, Durchschlag an die Redaktion. Eigentlich bin ich als Arbeitnehmer perfekt geschützt: Der Betrieb darf ja nicht einmal erfahren, was ich habe.

Als ich das vor dem Haus stehende Auto belade, ist unser Hausmeister mit seinem Staubsauger im Treppenhaus zugange, hält mir bereitwillig die Haustür auf und ist sichtbar scharf auf ein Schwätzchen.

Als ich zu guter Letzt mit Kopfkissen und Federbetten die Treppe herunterkomme, schaut er mich entgeistert an. Wahrscheinlich denkt er, dass ich im Begriff bin, Isabella zu verlassen. Dabei wollen wir in Feldkirch einfach nur bequemer schlafen als beim letzten Mal.

Auf dem Weg zur Autobahn bringen wir meinem Bruder den Wohnungsschlüssel in die Apotheke. Außerdem bekommt er den Auftrag, meine Krankschreibungen in den Briefkasten zu werfen. Im Gegenzug nehmen wir Clexane-Spritzen an Bord, um uns dieses Mal Irrfahrten zu deutschen Apotheken zu ersparen. Außerdem hat mein Bruder uns eine Riesenpackung Eiweißpulver besorgt, das Isabella das tägliche Monster-Steak ersparen soll.

FREITAG, 14. MÄRZ 2008 (Tag der Punktion), Institut für Reproduktionsmedizin und Endokrinologie, Bregenz, Österreich

»Heute führen wir also die Punktion durch. Bald haben Sie es überstanden, Frau Eigner. Nächstes Mal sollten Sie sich aber kryokonservierte Embryonen einsetzen lassen. Die scheinen ja bei Ihnen so gut zu sein, dass Sie sich die stressige Stimulation eigentlich sparen können.«

Wir sitzen im Zimmer von Dr. Johannes Brosowsky. Er hat in seinem Rechner unsere Akte aufgeschlagen und überfliegt die Einträge. Dann schaut er mich an.

»Wollen Sie zusätzlich eine IMSI machen lassen?«

»Eine was?«

»Eine IMSI. Das ist eine neue Methode, bei der wir Spermien, die für die Befruchtung infrage kommen, noch gezielter auswählen können.«

»Und wie funktioniert das?«

»Durch ein besonderes Mikroskop und eine bis zu 12.000-fache Vergrößerung. Dadurch können wir Spermien ausschließen, deren Zellkerne Anomalien aufweisen.«

»Ist das für uns sinnvoll?«

»In der Regel kommt das Verfahren für Patienten infrage, die nur sehr wenige normal geformte Samenfäden haben – oder für Paare, bei denen eine ICSI schon mehrfach gescheitert ist.«

»Das kostet doch extra, oder?«

»Ja.«

»Dann verzichten wir.«

Isabella muss mich dieses Mal nicht einmal mehr anschauen, um zu wissen, dass ich genauso denke wie sie. Irgendwo muss mal eine Grenze sein.

»Haben Sie vor der Punktion noch Fragen?«

Dr. Brosowsky schaut auf die Uhr.

»Wie hoch ist die Gefahr einer Überstimulation?«, will Isabella wissen.

»Die sehe ich bei Ihnen eher nicht«, erwidert er.

»Wie viele Embryonen bekomme ich dieses Mal zurück?«

»Einen oder zwei, schätze ich. Genau können wir das erst am Tag des Transfers entscheiden.«

»Werden wieder Embryonen eingefroren?«

»Eher nicht. Sie haben ja bereits ein ansehnliches Arsenal.«

Dann erläutert Dr. Brosowsky uns noch die Einnahmevorschriften für die Medikamente, die Isabella ab heute beziehungsweise morgen nehmen muss. Als er ihre Namen nennt, tauchen sie wie Geister aus den Tiefen unseres Gedächtnisses auf: Progynova, Doxycyclin, Prontogest.

Dann folgt das gewohnte Prozedere: Isabella wird in den OP-Raum geführt, ich ins Separee. Warum Experimente machen – ich suche so lange in den Seitentaschen des Ledersessels, bis ich das Heft mit der latexbekleideten Frau des Werkstattbesitzers und ihrem jugendlichen Hammerschwinger wiederfinde. Sie haben sechs Monate lang brav hier gewartet, so scheint mir, und sich derweil dezent vergnügt.

Als ich später in den Aufwachraum komme, frage ich die Schwester, ab wann sich Isabella das Clexane spritzen soll.

»Clexane?«

»Ja, Clexane. Kennen Sie das nicht?«

»Moment, bitte.«

Die Schwester verschwindet, um kurz darauf mit einer Ärztin im Schlepptau wieder aufzutauchen.

»Gibt es Probleme?«, fragt mich die Ärztin.

»Ja, Ihre Mitarbeiterin weiß nicht, was Clexane ist.«

»Entschuldigung, aber das Medikament heißt in Österreich anders.«

»Aber Sie haben doch jede Menge deutsche Patienten. Was machen Sie mit denen?«

»Wenn sie kein Rezept aus Deutschland haben, verschreiben wir ihnen das österreichische Präparat.«

Inzwischen ist Isabella aufgewacht.

»Alles klar?«, murmelt sie.

»Keine Sorge, Schatz. Kannst du schon aufstehen?«

Sie kann. Ich bringe sie zum Auto, lege sie hinein und verriegele die Türen. Dann fahre ich mit dem Lift hinunter und gehe im Untergeschoss einkaufen: Fleisch, Fisch, Pfirsiche, Paprika, Salat, Milch, Schokolade. Der Wagen ist fast voll, als ich an der Kasse stehe.

Dir soll es an nichts mangeln. Der Herr weidet dich auf einer grünen Aue.

SONNTAG, 16. MÄRZ 2008 (2. Tag nach der Punktion), Feldkirch, Österreich

Anita und Franz, Freunde von Suse und Jonas, haben uns eingeladen. Wir sitzen in der Sonne auf ihrer Terrasse. Viktor, der dreijährige Sohn, flitzt schreiend mit einem Fußball über die Wiese und bolzt ihn immer wieder in Richtung Kaffeetafel.

»Nicht so wild, Viktor«, ruft Anita lächelnd, um dann mit gespielter Entrüstung zu seufzen: »Was soll ich machen? Er ist kaum zu bändigen.« Ich würde ihr gern erzählen, dass wir auch Kinder haben. Viele sogar. Vier Zellen klein, warten sie auf ihren Einsatz. In drei Tagen werden wahrscheinlich zwei von ihnen mit einem wichtigen Auftrag über unbekanntem Gebiet ausgesetzt und müssen sich von dort bis an ihr Ziel durchschlagen.

MONTAG, 17. MÄRZ 2008 (3. Tag nach der Punktion), Feldkirch, Österreich

Isabella legt den Hörer auf.

»Zehn Eizellen von zwanzig befruchteten haben durchgehalten. Am Mittwoch um 9 Uhr ist Transfer. Alles klar, Leute?«

»Yepp«, mache ich.

Immerhin ist heute schon Tag drei nach der Punktion.

»Klingt doch super«, sagt Suse.

Nicht auszudenken, wenn alle Eibläschen leer gewesen wären oder meine »Jungs« nach der Injektion den Schwanz eingezogen hätten.

»Weißt du was? Wollen wir nicht wieder die besten einfrieren lassen?«, frage ich Isabella.

»Machen wir«, antwortet sie. »Außerdem sollten wir ein Buch schreiben – darüber, was wir mit unserem Kinderwunsch schon so alles erlebt haben.«

»Das schaffe ich aber nur, wenn es klappt«, wende ich ein.

»Es klappt, du wirst schon sehen.«

Damit ist es beschlossen.

Am Nachmittag fahren wir nach Dornbirn. In der Fußgängerzone kaufe ich mir für unser Buchprojekt einen grünen A5-Schreibblock »glatt, österreichische Schullineatur« und schreibe meinen Namen auf das Deckblatt.

Dann ein Ritual: Wie im Herbst gehen wir ins Café 21 am Marktplatz, setzen uns gegenüber der langen Theke auf Barhocker und trinken Prosecco. Doch wir können in der Speisekarte den riesigen Antipasti-Teller nicht finden, den uns Jonas damals empfohlen hatte. Erst auf Nachfrage schleppt die Bedienung die italienischen Köstlichkeiten an und wendet damit düstere Vorahnungen ab. Dabei ist das völliger Quatsch: Im September brachte uns das hier ja auch kein Glück. Nur kein Pessimismus! Lieber noch einen Prosecco.

Wieder in Feldkirch, schließen wir Jonas' Laptop per Endloskabel an die Telefondose an und loggen uns in unsere E-Mail-Accounts ein. Mein Chef hat sich auf meine Mail hin ein »Gute Besserung!« abgerungen.

Ich hatte ihm gestern geschrieben, dass es mir nicht besser gehe und ich noch ein paar Tage Ruhe brauche, möglicherweise jedoch am Donnerstag arbeiten komme. Auf Isabellas Seite mahnt Kollege und Freund Hannes, dass sie sich unbedingt schonen solle. Ahnt wirklich keiner, was wir treiben? Andererseits: Warum sollte sich jemand so viele Gedanken um uns machen? Jedenfalls sind wir erst einmal überzeugt davon, dass keine Gefahr droht, und fühlen uns nicht mehr so verfolgt.

Am späten Nachmittag fällt mir ein, dass ich die Rechnung für die ICSI noch nicht bezahlt habe, wir aber am Mittwoch einen Zahlungsbeleg vorweisen müssen. Ich rufe Jonas auf dem Handy an und eine halbe Stunde später sitze ich wie beim letzten Mal drüben im Krankenhaus, im Aufenthaltsraum für die Ärzte, und überweise per Internet 4150 Euro. Dann noch schnell die Bestätigung ausdrucken, kopieren und wieder ab in die Wohnung.

DIENSTAG, 18. MÄRZ 2008
(4. Tag nach der Punktion), Vaduz, Liechtenstein /Feldkirch, Österreich

Am Nachmittag machen wir einen Ausflug über die Grenze nach Liechtenstein. Ich will das Städtchen sehen, das gerade in aller Munde ist als Symbol für die Gier reicher Deutscher, die offenbar Milliarden Euro am Fiskus vorbeischleusen.

Alles ist überschaubar. Die Fußgängerzone heißt Städtle. Wir unternehmen einen kurzen Spaziergang unterhalb des fürstlichen Schlosses, das auf einem Bergrücken über der Stadt thront. Danach wollen wir einen Kaffee trinken, haben aber keine Schweizer Franken einstecken. Also suchen wir vorher noch einen Geldautomaten. Erst als wir kurz darauf in einer Brasserie sitzen, stellen wir fest, dass wir auch in Euro hätten zahlen können.

Zurück in Feldkirch, rufe ich meine Mutter an, um ihr zum Geburtstag zu gratulieren.

»Warum tut ihr euch das eigentlich noch einmal an?«, fragt sie. »Ihr habt doch Embryonen einfrieren lassen!«

Ich erkläre ihr, dass die Chance, schwanger zu werden, so einfach größer ist.

Morgen früh wird uns das Resultat der ICSI eröffnet. Werden wir wieder eine hatchende Blastozyste haben? Bekommt Isabella eine oder zwei befruchtete Eizellen zurück? Wie hoch ist das Risiko eines Überstimulationssyndroms? Und: Wie wird es sein, dieses Mal direkt nach dem Transfer ins Auto zu steigen und zurück nach Berlin zu fahren?

Ich habe beschlossen, am Donnerstag doch nicht arbeiten zu gehen, werde das aber erst morgen Abend per E-Mail mitteilen, wenn wir wieder heil zu Hause sind. Krankgeschrieben bin ich ja ohnehin noch bis Ostern.

Bald werden wir sehen, ob wir alles richtig gemacht haben. So sehr wir uns auch bemühen, keine Fehler zu machen – manche Unwägbarkeiten lassen sich nicht ausschließen.

Unser Menü am Abend ist Rindshuft mit Bratkartoffeln und Mangold. Gestern gab es Hähnchengeschnetzeltes mit Wildreis, vorgestern Rindshuft mit Salat, davor Dorschfilet-Gratin mit Gemüse, davor Rindshuft mit Salat. Hauptsache Eiweiß – und doch schaffen wir nicht einmal die Hälfte der für Isabella empfohlenen Tagesmenge. Deshalb gibt's jetzt für sie zusätzlich Eiweiß-Drinks, angerührt aus dem mitgebrachten Mastpulver.

Seit das Wochenende vorbei ist, nimmt unser Stress wieder zu. Um uns zu beruhigen, tun wir so, als seien wir im Urlaub. Isabella trinkt vor dem Essen ein Bier, danach ein Glas Frascati. Wenn alles gut geht, ist das der letzte Alkohol für lange Zeit.

MITTWOCH, 19. MÄRZ 2008 (Tag des Transfers), Institut für Reproduktionsmedizin und Endokrinologie, Bregenz, Österreich

Man soll eben nie glauben, man hätte alles im Griff. Zufällig höre ich am Morgen im Radio, dass der Bregenzer Citytunnel wegen Bauarbeiten gesperrt ist. Gerade der liegt auf unserem Weg. Hektisch suche ich eine neue Route heraus. Doch dafür müssen wir bereits in Dornbirn die Autobahn verlassen und uns über die Landstraße vorarbeiten. Hier kennen wir uns nicht aus und das Navi haben wir schlauerweise in Berlin gelassen. Hoffentlich wird die Zeit nicht knapp.

Dann folgt, am Rondell hinter der Ausfahrt, das nächste Hindernis: eine Umleitung. Was können wir tun, außer den Schildern zu folgen? Die Nerven liegen blank. Wir finden die Straße nach Bregenz und beschließen, auf ihr zu bleiben, bis wir etwas

Bekanntes sehen. Zur Not bleibt das Seeufer als Orientierung. Doch das brauchen wir gar nicht. Mit einem Mal biegen wir in die Straße ein, an der das Parkhaus liegt. Kurz darauf sitzen wir im Wartezimmer.

Ich lasse gerade die Anspannung von mir abfallen, als ich einen kräftigen Schlag auf meinem Kopf verspüre. Mir wird schwarz vor Augen. Doch was mir den Durchblick raubt, ist keine Ohnmacht, sondern Kleidungsstücke, die sich über mir stapeln. Isabella befreit mich von Jacken und Mänteln. Offenbar hatte deren ungleich verteiltes Gewicht den schweren schmiedeeisernen Garderobenständer umkippen lassen. Als ich wieder freie Sicht habe, blicke ich in heitere Gesichter. Schadenfreude ist eben doch die schönste Freude.

Aber mir bleibt kaum Zeit, mich zu bemitleiden. Schon sind wir dran. Wir werden über den Flur geführt. Vor einem Behandlungszimmer bittet uns die Schwester, Platz zu nehmen.

»Das Zimmer kennen wir doch«, sagt Isabella.

Es ist dasselbe wie vor sechs Monaten. Fehlt nur noch Frau Dr. Oberländer. Wie auf Bestellung öffnet sie uns kurz darauf die Tür und bittet uns herein. Wir erwarten irgendwie ein Zeichen des Wiedererkennens, so nach dem Motto »Sie waren doch die Berliner mit den Bomben-Embryos«. Doch nichts passiert. Ist halt doch nicht der Hausarzt hier.

Auf einmal grinst uns Frau Dr. Oberländer über den Schreibtisch hinweg verschwörerisch an.

»Gratulation! Sie haben auch dieses Mal klasse Embryos.«

Na also. Unter der fröhlichen Schar sind dieses Mal sogar drei hatchende Blastozysten – und als Krönung der ärztlichen Schöpfung ein künftiger Olympionike, der offenbar alles toppt, was man bislang hier zu Gesicht bekam.

Die Ärztin schaut uns ernst an.

»Ich weiß, es ist schwer für Sie, aber ich würde Ihnen gern nur diesen einen einsetzen. So wie der aussieht – das muss dieses Mal einfach klappen.«

Meine Nerven! Das ist ja wie Roulette hier! Doch was sollen wir tun? Irgendwie wollen wir fest glauben, was sie uns sagt. Oder gehorchen wir nur gern jeder Art von Autorität? Nach kurzem Zögern nicken wir jedenfalls. Ich habe das Gefühl, in eine Parallelwelt zu rutschen, in der alles dem Zufall überlassen bleibt und alles möglich ist. In meinem Kopf kreist nur ein Gedanke: Jetzt gehen wir doch wieder auf Risiko!

»Dann hätten wir das geklärt«, lässt sich Dr. Oberländer vernehmen. »Haben Sie noch Fragen?«

Natürlich. Hier sitzt Isabella.

»Muss ich weiter Clexane spritzen?«

»Ja, das ist wichtig, damit Sie kein Überstimulationssyndrom bekommen.«

»Ich habe so einen seltsamen Druck auf der Blase. Wird das bleiben?«

»Das kann noch von den vergrößerten Eierstöcken kommen und sollte in den nächsten Tagen aufhören. Falls nicht, gehen Sie bitte zum Frauenarzt.«

Dann ist es Zeit für den Transfer. Isabella legt sich auf den Stuhl, die Ärztin öffnet die Tür zum Nebenraum. Wie beim vorigen Mal trägt ein Laborant einen langen, dünnen Katheter herein, in dem irgendwo unser Super-Embryo herumschwimmt.

Es herrscht andächtige Stille. Dr. Oberländer führt die Spitze des Katheters in Isabellas Scheide ein.

»Transfer«, flüstert sie dann.

Der hinter ihr stehende Laborant betätigt langsam die Spritze, die Ärztin schaut gespannt in Isabella hinein.

»So, das war's. Jetzt muss er sich nur noch festbeißen«, sagt Dr. Oberländer kurz darauf.

Als ob das Einnisten das Einfachste auf der Welt wäre! Trotzdem gefällt mir das Bild: ein kleiner, wilder, bissiger Embryo, der sich in diesem Moment auf die Suche nach einem Platz zum Andocken macht. Beiß dich fest, denke ich, beiß dich fest und lass nie wieder los! Isabella bekommt eine beigefarbene Decke und bleibt auf dem Stuhl liegen. Die Ärztin wünscht uns viel Glück und verlässt den Raum. Mission completed. Ich zücke mein Handy und mache ein Foto von Isabella, wie sie mit ihrem roten Pullover ernst und blass auf dem Stuhl liegt, ein Lächeln versucht und sich mit beiden Händen die Decke bis zum Kinn hochzieht.

»Wollen wir ihn Vicky nennen?«, fragt sie.

»Vicky?«

»Na ja, für Victory. Weil er doch ein Sieger ist.«

Ich muss an Wickie, den kleinen Wikinger, denken. Der ist schlau und erreicht immer sein Ziel.

»Einverstanden – es ist also ein Er?«

»Ja, weil es ja auch *der* Embryo heißt.«

Nach einer halben Stunde darf Isabella aufstehen. Ich lasse mir zum wiederholten Mal von der Schwester versichern, dass Embryonen nicht einfach so aus Gebärmuttern herauspurzeln – trotz Schwerkraft.

Die Beteuerungen beeindrucken mich immer genau fünf Minuten lang, dann bin ich wieder davon überzeugt, dass Isabella besser die ganze Zeit über liegen sollte – wenn es sein muss bis zum Schwangerschaftstest. Da trifft es sich gut, dass wir eine acht Stunden lange Heimfahrt vor uns haben, die sie wie immer auf der Rückbank liegend verbringen wird.

Hier haben wir nichts mehr zu erledigen. Die Schwester wünscht uns eine gute Heimreise und wir verlassen die Praxis. Es ist kurz vor 11 Uhr. Doch bevor es losgehen kann, muss sich Isabella noch eine Clexane-Spritze geben. Die liegt in der Kühltasche im Auto.

Bevor ich mich im Parkhaus auf die Suche nach einem geschützten Plätzchen machen kann, sagt sie: »Lass gut sein. Hier kennt mich ja keiner.«

Sie versteckt sich notdürftig hinter einer Säule, lässt die Hose herunter und rammt sich die Spritze in den Hintern, während ein alter Herr im Mercedes fast gegen die Wand fährt.

Dann sind wir wieder auf der Straße. Ich schärfe Isabella ein, was die Ärztin gesagt hat: nicht dehnen, nicht strecken, nicht schwer tragen oder ruckartig bewegen.

»Ja, ja, ich pass schon auf.«

Kurz darauf ist sie eingeschlafen.

FREITAG, 21. MÄRZ 2008 (2. Tag nach dem Transfer), Martin-Luther-Kirche, Berlin-Neukölln

Es ist Karfreitag. Wir sind beim Gottesdienst in der evangelischen Kirchengemeinde. In dieser Kirche wurden wir vor vier Jahren getraut. Auch wenn die Christenheit heute den Tod Jesu betrauert – wir wollen uns hier Zuversicht für unseren Kinderwunsch holen. Dieses Mal muss es einfach klappen!

Noch vor der Kirche laufen wir Erna Meise in die Arme, einer älteren Dame aus dem Nachbarhaus, der ich irgendwann einmal die Einkaufstaschen nach Hause getragen habe und die seitdem sehr um unser Wohlergehen besorgt ist. Jedes Mal, wenn sie Isabella sieht, tritt sie einen Schritt zurück und mustert ihren Bauch. So auch heute.

»Immer noch kein Nachwuchs in Sicht?«, fragt sie und runzelt bekümmert die Stirn.

»Wir arbeiten dran«, meint Isabella.

»Wie lange ist eure Hochzeit jetzt her?«, bohrt Erna weiter.

»Fast vier Jahre«, werfe ich ein, fasse meine Frau um die Schultern und ziehe sie sanft zur Seite.

Dass Stress im Leben nicht gut ist, wissen wir selbst.

SAMSTAG, 22. MÄRZ 2008 (3. Tag nach dem Transfer)

Karsamstag: Wir sind allein. Ich koche, Isabella sieht fern. Am Abend fallen wir in ein schwarzes Loch. Was ist, wenn schon wieder alles vorbei ist und wir jetzt noch 14 Tage lang umsonst hoffen?

Ich betreibe Kaffeesatzleserei, suche nach Anzeichen für den Erfolg unserer Behandlung. Die Cycas-Palme im Wohnzimmer

dient mir als Orakel. Nachdem lange Zeit nur der borstige Wurzel-
ballen zu sehen gewesen war, hatte sie vor unserer Abreise nach
Österreich drei Triebe angesetzt. Während wir weg waren, ist ein
weiterer, ein vierter Trieb hinzugekommen. Seitdem kann man fast
mit bloßem Auge sehen, wie er die anderen einholt.

Das ist gut. Das ist sehr gut.

MONTAG, 24. MÄRZ 2008 (5. Tag nach dem Transfer)

Morgen muss ich wieder zur Arbeit. Wir fühlen uns nach dem
Bregenz-Trip und Ostern gefährdet, schutzbedürftig und allein.

Heute waren mein Bruder und seine Frau zum Kaffeetrinken
da. Zu viert saßen wir um den geschmückten Tisch herum, auf
dem das Osterlamm lag, das Isabella in Dornbirn gekauft hatte.

Die Gefahr der Überstimulation scheint auch für dieses Mal
gebannt.

Dennoch liegen im Flur die gepackte Tasche, der Stadtplan und
ein Ausdruck aus dem Online-Routenplaner. Wir sollen im Fall
der Fälle ins Benjamin-Franklin-Klinikum fahren – wozu hat man
denn die Charité in der Stadt?

MONTAG, 31. MÄRZ 2008 (12. Tag nach dem Transfer)

Isabella ist schwanger. Schwanger!!! Wir fallen uns in die Arme,
tanzen durch die Wohnung. Wieder haben wir zwei Striche!

Täusche ich mich oder schwebe ich ein paar Zentimeter über
dem Boden?

DIENSTAG, 1. APRIL 2008 (13. Tag nach dem Transfer)

Wir sind immer noch schwanger! Kein Scherz.

Auch heute ist der zweite, der rote Streifen da. Daran gibt's
überhaupt keinen Zweifel.

Vicky, lass nicht los!

MITTWOCH, 2. APRIL 2008 (14. Tag nach dem Transfer)

Euphorischer Anruf bei Dr. Grün, der uns die nächsten Instruktionen gibt: Progynova weiter dreimal täglich eine, Prontogest weiter alle 36 Stunden, auch Clexane weiter spritzen, bis zum Ultraschall in frühestens 14 Tagen.

14 Tage – das wird die reinste Tortur! Doch ich will dieses kleine Herz schlagen sehen!

MITTWOCH, 9. APRIL 2008 (21. Tag nach dem Transfer)

Das Gespräch mit dem Chef verlief sehr unbefriedigend, er meint, ich würde oft abgelenkt wirken. Ich bin genervt.

SONNTAG, 13. APRIL 2008 (25. Tag nach dem Transfer)

Am Abend gibt es wieder eine Ladung Prontogest. Die nächste ist Dienstagfrüh dran. Unser Vorrat ist erschöpft, doch Isabella hat rechtzeitig Dr. Grüns Hausapotheker konsultiert. Morgen ab 16 Uhr kann ich in einer Apotheke hier in Neukölln Nachschub holen. Viel wichtiger ist aber: Isabella hatte immer noch keine Blutung! Wir sind jetzt schon vier Tage weiter als beim vorigen Mal.

Die letzte Woche war wirklich schlimm: Die Tage vergehen so langsam, die Gedanken laufen Amok.

Bitte, Zeit, spring! So wie in den »Sterntagebüchern« von Stanisław Lem, als der Protagonist mit seinem Raumschiff in eine Zeitschleife gerät und seinen künftigen Ichs begegnet? So gesehen will ich das doch nicht. Schließlich gehört auch Bibbern dazu, nicht nur bei uns Retorten-Eltern.

*

Wir schrieben nun Mitte April 2008. Seit dem Tag, an dem ich beschlossen hatte, mich untersuchen zu lassen, waren rund zweieinhalb Jahre vergangen – für uns eine Ewigkeit.

Isabella war schwanger. Mit jedem neuen Termin bei Dr. Grün, den sie inzwischen zu ihrem Frauenarzt befördert hatte, wurden wir ruhiger und zuversichtlicher. Wir würden uns unseren »Vicky« nicht mehr wegnehmen lassen.

»Mach dir keine Sorgen!«, sagte Isabella oft. »Er war der fitteste unter all den Embryonen, die wir hatten.«

Der Super-Zellhaufen, sozusagen.

Je mehr Zeit verging, desto mehr beruhigten sich unsere Nerven, desto weniger zählten wir die Tage. Als wir auch den 21. Tag nach dem Transfer überstanden hatten, an dem beim Versuch im vorherigen Herbst Isabella ihre Periode bekommen hatte, glaubten wir daran, dass nun alles gut würde. Es folgten der Nachweis der Herzaktion, Ultraschalluntersuchungen und schließlich, nach der zwölften Schwangerschaftswoche, durfte Isabella die letzten Medikamente absetzen. Als Geburtstermin wurde der 5. Dezember 2008 festgesetzt.[88] Doch so lange sollten wir nicht warten müssen, unsere Tochter kam eine Woche vor dem errechneten Termin zur Welt.

In dem Maß, in dem sich unsere Aufregung legte, begannen wir, Isabellas Schwangerschaft in vollen Zügen zu genießen. Von Tag zu Tag verblasste die Erinnerung an den Kampf, den wir gefochten hatten, ein bisschen mehr. Bald hatten wir das Gefühl, dass die vergangenen 30 Monate schon ewig zurücklagen. Das Leben hatte uns wieder.

Ende Mai machten wir Urlaub in Südtirol und am Gardasee. Obwohl seit den Tagen auf Hiddensee Ende Januar gerade einmal vier Monate vergangen waren, kamen sie uns vor wie aus einem anderen Leben. Mit einem Mal war alles anders: Wir würden ein

---

88 Gerechnet wird bei natürlicher Empfängnis ab dem ersten Tag der vorhergehenden Periode. So dauert die Schwangerschaft regulär 40 Wochen. Bei IVF/ICSI rechnet man vom Tag der Punktion 14 Tage zurück und nimmt diesen Tag als Ausgangspunkt. Bei uns war das der 29. Februar 2008 (Punktion war am 14. März).

Kind bekommen! Zum ersten Mal seit Jahren streckten wir innerlich alle viere von uns und ließen es uns einfach nur gut gehen.

Sono inscinta di quattro mesi. Ich bin im vierten Monat schwanger.

Isabella, die Italienisch kann, hatte sich diesen Satz zurechtgelegt und trug ihn bei jeder sich bietenden Gelegenheit vor: mit gespielter Entrüstung in unserem Familienhotel, wenn die Dame des Hauses darauf bestand, zum Essen Wein zu servieren, gewichtig in der Apotheke, wenn es galt, ein Mittel gegen Magenverstimmung zu kaufen, stolz in Kleiderläden, in denen wir erste Ausschau nach Babysachen hielten.

Wie lange ich an solchen Läden einfach vorbeigelaufen war! Nun würde ich sie kennenlernen – so wie die Supermarktregale mit Babynahrung, Windeln, Cremes oder Puder. Ich stellte mir vor, wie ich bald nach der Mittagspause mit Windelpaketen unterm Arm zurück in die Redaktion kommen und mich bereitwillig von den Kollegen verspotten lassen würde.

Langsam wandte sich unser Blick aus der Vergangenheit in die Zukunft. Wann würde Isabella ihrem Vorgesetzten sagen, dass sie schwanger war, wann ich es meinem Chef erzählen?

Alles in mir sträubte sich, die raue Job-Welt mit meinem mühsam erkämpften privaten Glück zu vermischen. Außerdem befürchtete ich Probleme, wenn ich verkünden würde, nach Isabellas Elternzeit selbst für einige Monate zu Hause bleiben zu wollen. In einer Branche, in der noch mehr Ehen als sonst scheitern oder Bindungen gar nicht erst entstehen, in der sich viele hinter hemmungslosem Zynismus verstecken und meinen, schon alles erlebt zu haben, in dieser Welt gelten Männer, die sich um ihr Baby kümmern, als bemitleidenswerte Exoten.

Mir war das einerlei. Doch ich wollte zumindest nicht naiv ins offene Messer laufen. Erst als ich im Juli dem Frieden beziehungsweise Isabellas Bauch endlich traute, weihte ich meine Kollegen ein. Die Reaktion folgte prompt: Na endlich! Aber warum ich es

so spät erzählt hätte? Ich redete mich auf einen dummen Aber-
glauben heraus und vermied es, ins Detail zu gehen.

Isabellas Strategie hatten wir schon am Gardasee ausgetüftelt,
an einem traumhaften Nachmittag auf der Terrasse des Hotels
Gardesana im Örtchen Torri del Benaco. Sie würde ihrem Chef,
den sie sehr schätzte, gleich nach unserer Rückkehr nach Berlin
reinen Wein einschenken. Das war nur recht und billig. Schließlich hatte sie von ihm erst wenige Monate zuvor die Leitung eines
Ressorts ihrer Redaktion übertragen bekommen. Knapp ein Jahr,
sagte Isabella, wolle sie nach der Geburt zu Hause bleiben. Je eher
ihr Chef das wisse, desto eher könne er sich auf die Suche nach
einer Vertretung machen.

Während wir Pläne schmiedeten, wuchs in Isabellas Bauch der
Zellklumpen, der ihr in Bregenz eingesetzt worden war, zu einem
Baby heran – erst fingernagel-, bald faustgroß – und im August
konnte man sehen, dass es ein Mädchen war.

»Jetzt ist aus *dem* Vicky *die* Vicky geworden«, sagte Isabella.

Je weiter das Jahr voranschritt, desto mehr verhielten wir uns
wie andere werdende Eltern.

Wir lernten, dass man acht Wochen auf die Lieferung eines Kin-
derwagens warten muss, hechelten in einem Geburtsvorbereitungs-
kurs um die Wette und stellten eine Wickelkommode in unser
Arbeitszimmer. Meine Befürchtung, dass wir unser Pulver durch
die Kinderwunschbehandlung verschossen haben könnten und die
Schwangerschaft als Tortur erleben würden, erwies sich endgültig
als unbegründet.

Als wir im Juli mit Peer und Heike – auch sie endlich mit Babybauch – zu Besuch bei meinen Eltern in Görlitz waren und uns
am Abend in der Altstadt ein Open-Air-Schauspiel anschauten,
sahen wir zufällig meinen alten Freund – und vierfachen Vater –
Kalli und seine Frau Doris ein paar Reihen vor uns sitzen. Wir
hatten uns über zwei Jahre nicht mehr gesehen – deshalb gab
es in der Pause einiges zu erzählen. Es war einer der schönsten

Momente überhaupt, als wir ihnen mit klopfenden Herzen berichten konnten, dass wir es endlich geschafft hatten.

Zeit seit der Diagnose: 872 Tage, Ausgaben: 13.961,58 Euro

IX.

EPILOG

Sommer 2012

Wie sähe mein Leben heute aus, wenn sich das Schicksal, der Zufall oder Gott damals nicht auf unsere Seite geschlagen hätte? Hätten wir noch einen Versuch in Bregenz gemacht und einen oder zwei unserer »Eisbären« ins Rennen geschickt? Oder hätten wir nach langem Ringen und schweren Herzens unsere »Operation Wunschkind« abgebrochen? Hätten wir das Thema abgehakt und uns endlich ernsthaft mit einer Adoption beschäftigt?

Ich weiß es nicht. Ich hoffe aber, dass ich irgendwann – falls nötig – die Kraft und den Mut aufgebracht hätte, Abschied von meinem Traum zu nehmen und um ein Kind zu trauern, das es nie geben würde. Ich hoffe, dass auch unsere Ehe einer solchen Belastung standgehalten hätte und wir uns gemeinsam auf einen neuen Weg hätten machen können.

Stattdessen ist jetzt Marie auf der Welt.

Als wir fünf Tage nach der Geburt nach Hause kamen, den Stubenwagen mit unserem schlafenden Baby in die Mitte des Zimmers stellten und ich mich auf das Sofa davor setzte, schlug die Stille unserer Wohnung über mir zusammen wie ein Ozean. Ich hatte das Gefühl unterzugehen, weil ich in diesem Moment begriff, dass wir nun zu dritt waren. Dass es nun einen kleinen Menschen gab, der auf Gedeih und Verderb auf uns angewiesen war, Tag und Nacht unsere Liebe und Zuwendung brauchte. Dass unser Kind außerhalb des Mutterleibes gezeugt worden war, spielte zu diesem Zeitpunkt längst schon keine Rolle mehr.

Ich spürte die Verantwortung für dieses winzige Wesen auf meinen Schultern lasten und heulte wie ein Schlosshund, weil ich so glücklich war. Ich wusste, dass in diesem Moment eine Phase unseres Lebens unwiderruflich zu Ende ging, während eine neue begann.

Wir waren wieder im Spiel. Hatten nicht ängstlich versucht, die Niederlage in Grenzen zu halten, sondern waren nach vorn gerannt, um ein Tor zu schießen – und waren für unseren Mut belohnt worden. Dieses Gefühl ließ sich nur schwer in Worte fassen.

Draußen war es Winter und bitterkalt. Wir verschanzten uns in unserer Wohnung und versuchten, unsere Tochter zum Trinken an Isabellas Brust zu animieren. Nach der Geburt war ihr Gewicht auf 2600 Gramm gesunken. Die Hebamme hatte sorgenvoll den Kopf gewiegt, als sie Marie in eine Schale gelegt und darin an die Babywaage gehängt hatte. Erst nach fünf Wochen erreichte die Kleine ihr Geburtsgewicht wieder.

Ich hatte insgesamt zwei Wochen Urlaub herausschlagen können und konnte danach bis Weihnachten halbwegs frei über meine Arbeitszeit verfügen, bevor es im Januar wieder in die Vollen ging. Isabella machte sich mit dem Gedanken vertraut, aufgrund des Wetters mit der Kleinen vorerst die Wohnung zu hüten, ihre Stillgriffe zu optimieren und zu lernen, wie man sich ein Tragetuch um den Körper wickelt.

Die Zeit verging. Ich haderte mit meinem Job, weil der Stress und die ständigen Scharmützel mit Chef und Kollegen an mir nagten, Vatersein als Privatvergnügen abgetan wurde und ich nachts kaum mehr als drei Stunden Schlaf am Stück bekam. So weit, so normal.

Die Zeit war knapp, die Tage ausgefüllt – und als Marie e[in] halbes Jahr alt war, hörte mein Gehirn endlich auch damit auf, Monate zu zählen, die wir schon zu dritt geschafft hatten.

»Geschafft« – wie sich das anhörte. Als ob unser Kind vorübergehend in unser Leben geschneit wäre und wir es jed[…] wieder hätten abgeben können. Fast schämte ich mich für[…] Gedanken, doch ich behielt sie für mich. Dann erzählte mir[…] eines Tages, dass auch sie sich in den ersten Wochen m[…] erschrocken hatte, wenn ihr klar geworden war, dass M[…] wieder verschwinden, sondern für die nächsten mind[…] Jahre bei uns wohnen und für immer unser Kind sein[…]

Das beruhigte mich und ich nahm mir die Rechnere[…] übel. Doch da gab es noch eine Sache, die mir nicht a[…] ging.

»Wann wollen wir eigentlich unser Buch schreiben?«, fragte ich Isabella deshalb eines Abends.

»Welches Buch? Du meinst doch nicht etwa das über unseren Kinderwunsch?«

»Genau. Ich habe das damals wirklich ernst gemeint.«

»Ich auch. Nur weiß ich nicht, wie das zeitlich gehen soll.«

»Zeit habe ich auch keine. Trotzdem habe ich mir vorgenommen, mich ab und zu nach Feierabend hinzusetzen. Wäre doch schade drum. Machst du mit?«

»Deine Nerven möchte ich haben. Jetzt liegt das alles hinter uns und du hast nichts Besseres vor, als sofort wieder in das Thema einzutauchen. Ehrlich gesagt schaffe ich das im Moment auch emotional nicht. Ich bin froh, dass ich das alles erst einmal hinter mir habe. Du kannst mich aber gern fragen, wenn du rmationen brauchst oder nicht weiterkommst.«

nit war die Sache klar: Das Buch war jetzt mein Projekt.
m Aufschreiben unserer Erlebnisse würde ich erst ein paar
näter kommen – und auch das nur, weil ein erneuter
hlag mich aus dem Verkehr zog und ich auf einmal
hatte.

n Monate alt war, tauschten Isabella und ich die
sie wieder in ihren Job einstieg, übernahm ich
Baby-Dienst und arbeitete nebenbei in Teil-
Gleichzeitig fanden wir endlich eine Miet-
eil und Terrasse und verließen das wilde
er alter Kiez begann, immer schicker

en Geburtstag herum suchten wir
ngsplatz für sie, doch wie wir
tig kaum einer zu finden. Wir
ilweise schon zu Beginn der
tten. Hatte ich zuvor noch
, könnte mich nie wieder

etwas aufregen oder gar stressen, sah ich mich nun eines Besseren belehrt. Es war kaum zu glauben: Wir hatten die gleichen kleinen und großen Sorgen wie andere Eltern und mussten uns manches Mal regelrecht dazu zwingen, Stress, Ängste und Misserfolge vor dem Hintergrund unseres großen Elternglücks zu sehen und nicht überzubewerten. Hätten wir kein Kind bekommen, wären wir auch nie in die Verlegenheit geraten, nach einem Betreuungsplatz suchen zu müssen.

Schließlich hatten wir Glück – und brachten Marie im Alter von 13 Monaten zum ersten Mal zu einer Tagesmutter. Die Kleine entwickelte sich völlig normal, überstand locker alle Vorsorge-untersuchungen und war bis zu diesem Zeitpunkt noch nie krank gewesen.

Dann kam der Tag Anfang Juli 2010, der wieder alles ver-änderte. Deutschland hatte wenige Tage zuvor bei der Fußball-WM in Südafrika England mit 4:1 geschlagen und das ganze Land fieberte nun dem Viertelfinale gegen Argentinien entgegen, das am folgenden Sonntag stattfinden sollte. Da ich schon seit Wochen Schmerzen im Knie hatte, ging ich zwei Tage vor dem Spiel zum Orthopäden.

Dieser ordnete eine MRT an und schickte mich anschließend sofort in die Charité. Ich begriff, dass in meinem Bein etwas wucherte, was da nicht hingehörte. Der Chirurg bestätigte die schlimmsten Befürchtungen: Krebs.

Alles war mit einem Schlag wieder anders – und beginnende Planungen für ein zweites Kind wurden abrupt unterbrochen.

Nach dem Sommer vergingen auch Herbst und Winter. Als ich mich von Chemotherapie und Bestrahlung halbwegs erholt hatte, war an täglich acht Stunden Arbeitsstress noch lange nicht wieder zu denken. Stattdessen versuchte ich, mein Bein mit Kranken-gymnastik und Lymphdrainagen wieder fit zu bekommen, nicht mehr jeden Bazillus in meiner Nähe aufzuschnappen und mir die Zuversicht zu erhalten, dass alles gut würde. Ich fühlte mich oft alt und gebrechlich und schlief viel. Doch irgendwann im Frühjahr 2011 setzte ich mich an den Schreibtisch und begann mit der Arbeit an diesem Buch – wie sich herausstellte, war das ein idealer Weg, um die Geschehnisse aus der Distanz mehrerer Jahre aufzuarbeiten.

Im Frühsommer 2012 sprach ich zum ersten Mal seit damals wieder mit Dr. Grün, unserem ehemaligen Kontaktmann nach Bregenz. Er erzählte mir, dass er die Reproduktionsmedizin an den Nagel gehängt hatte und inzwischen als normaler Frauenarzt praktizierte. Wenige Wochen zuvor jedoch, so Dr. Grün weiter, habe er Besuch von der Staatsanwaltschaft bekommen. Die Beamten hätten seine Praxisräume und Privatwohnung durchsucht und dabei Patientenakten beschlagnahmt – darunter auch unsere. Ihm werde vorgeworfen, in zahlreichen Fällen gegen das Embryonenschutzgesetz verstoßen zu haben, indem er Patienten auf IVF-Behandlungen im Ausland vorbereitet habe.

Gut möglich, dass Isabella und ich demnächst Post von der Staatsanwaltschaft bekommen. Auch wenn wir selbst uns nicht strafbar gemacht haben, ist es denkbar, dass wir aufgefordert werden, als Zeugen gegen Dr. Grün aufzutreten – gegen den Mann, dem wir so viel zu verdanken haben! Wie sollen wir das jemals unserer Tochter erklären?

Während wir dank unserer elf Bregenzer »Eisbären« einen weiteren Versuch ohne große Vorbereitung starten könnten, dürfte für die vielen von ungewollter Kinderlosigkeit betroffenen Paare, deren Zahl weiterhin wächst, der Weg ins Ausland noch steiniger geworden sein. Wenn sie für ihre Hilfe strafrechtlich verfolgt werden und mit drakonischen Strafen zu rechnen haben, werden sich in Deutschland kaum noch Ärzte finden, die Frauen im Vorfeld einer Auslandsbehandlung betreuen.

Nicht nur aus diesem Grund ist es höchste Zeit, dass sich betroffene Paare trauen, ihre Stimme zu erheben, und sich nicht länger verschämt ins Private zurückziehen.

Höchste Zeit ist es auch, dass die Politik handelt und deutschen Kinderwunschpaaren Rechtssicherheit gibt – indem sie die Blastozystenselektion bei IVF und ICSI legalisiert oder, noch besser, gleich das ganze Embryonenschutzgesetz auf den Prüfstand stellt. Vor allem aber, indem sie endlich konsequent Voraussetzungen dafür schafft, dass Frauen, die Familie und Beruf vereinbaren wollen, ihren Kinderwunsch nicht mehr so lange hinausschieben, bis sie ihre biologische Uhr ticken hören.

Das wüssten sicherlich nicht nur die rund 1,5 Millionen ungewollt kinderlosen Paare in Deutschland sehr zu schätzen.

Sachregister

A

Abort, siehe Fehlgeburt
Absterbenlassen, siehe Verwerfen
Abtreibung 135, 228
Adoption 57f., 60, 254, 260, 298
Akrosom 32, 86
Akt, ehelicher 101
Alkohol 38, 40, 190, 200, 217, 286
Anamnese 160
Androloge 46
Antikörper 40, 74, 190
Apotheke 14, 156, 169, 172, 182, 217, 223, 236ff., 270ff., 280, 292, 294
Aspirin 190
Assisted Hatching 96, 163
Asthenozoospermie 56
Atembeschwerden 180
Aufklärungsbogen 77, 91
Auseinandersetzung, arbeitsrechtliche 226
Auslösen (Eisprung) 83, 179, 182f., 215, 268, 275, 279
Autoimmunerkrankung 143, 190
Azoospermie 34

B

Baby-Take-Home-Rate (BTHR) 93
Bauchraum 78, 135, 160, 179f.
Bauchspiegelung 77
Befruchtung 14, 24, 32, 34, 41, 50f., 60, 62f., 71, 77ff., 91, 93f., 96, 99ff., 106f., 109, 114ff., 118, 126, 128, 134, 136f., 139, 150f., 154, 163, 165, 167, 171, 174f., 180, 190, 194, 197, 206, 212, 242, 247, 265, 272, 274, 278, 280f.
Befruchtung, extrakorporale 103f., 154, 167
Befruchtung, künstliche 24, 34, 41, 50f., 62f., 77f., 91, 93f., 96, 99ff., 106, 109, 114f., 118, 126, 128, 134, 136f., 139, 150f., 154, 171, 174f., 180, 194f., 197, 206, 212, 247, 272, 274, 280
Behandlungskosten 63, 95, 133, 154
Behandlungsplan 113, 116, 151, 153, 215f., 271
Behandlungszyklus 92, 95, 177f.
Belastungen, außergewöhnliche 273f.
Benachteiligungsverbot 146
Beratung, humangenetische 89, 91
Beratung, psychosoziale 89, 91, 113, 118, 126, 168
Beschwerden, wechseljahres-ähnliche 172, 174
Beta-hCG-Wert 252
Beweglichkeit (Spermien) 31ff., 36f., 40, 51, 57, 107, 156, 171
Blasenkeim 125, 163, 241f., 245, 249, 285
Blastongenese, siehe zelluläre Phase
Blastozyste, siehe Blasenkeim
Blastozystenkultur 69, 94, 96
Blastozystenselektion 96
Blutgruppe 160f., 217, 222
Blutung 168, 178, 185, 216, 271, 292
Blutverdünner / Blutverdünnende Mittel 190, 222, 237, 241, 250
Body Mass Index (BMI) 41
Bourgeonal, siehe Maiglöckchenduft
Bundesärztekammer 91, 126f.
Bundesausschuss, gemeinsamer (G-BA) 75, 90f., 115, 126, 128

C

Cetrotide 173
Chlamydien / Chlamydieninfektion 137, 160f.
Choragon 82f., 97, 106, 119, 183, 217, 224, 232, 270f.
Choriongonadotropin, humanes (hCG) 82f., 92, 97, 175, 190, 193f., 198, 252, 255
Chromosomenanalyse 90, 110
Chromosomensatz haploider / diploider 32, 86, 242
Chromosomentypen 32
Chromosomenuntersuchung 91
Chromosomenveränderung 90
Clexane 190, 237f., 241, 250, 270, 280, 282, 288f., 292
Corona radiata 85
Corpus-luteum-Phase 255
Cortison / Cortisonpräparat 188, 190
Crinone 106, 119

D

Decapeptyl 172f., 200, 216f., 220, 271, 273, 277, 279
Defekt, genetischer 90
Depotspritze 172, 216
Depression 120, 143, 172, 192
Dexamethason 182, 188
Diagnostik, vorgeburtliche 90
DIR, siehe IVF-Register, Deutsches
Dong Quai 26
Double Embryo Transfer (DET) 165f.
Double Embryo Transfer, elektiver (eDET) 165f.
Downregulation 116, 172f., 178f., 200, 215f., 220, 225, 265, 268
Doxycyclin /Doxyhexal 217, 220, 233, 241, 270f., 273, 282
Dreierregel 125, 152, 167

E

Echovist 77
Eibläschen 80f., 85, 173, 175, 177f., 180, 184f., 222, 228, 278, 283
Eierstock 40, 51, 78, 80f., 193, 225
Eierstockschmerzen 181f., 200
Eileiter 39, 40, 50f., 77, 81, 85, 160, 189, 193
Eileiterschwangerschaft 136, 168
Einkommensteuer 273
Einnistung 40, 78, 81, 86, 106, 119, 188ff., 193, 247, 266
Eisprung 25, 27, 39, 81ff., 85, 97, 119, 173ff., 182f., 188, 193f., 266, 279
Eiweiß 25, 179, 286
Eizelle 13, 15, 25, 31f., 50f., 71, 73, 79ff., 85ff., 96, 102, 106, 119, 126, 154, 184f., 189, 193f., 228, 242
Eizellpool 178
Ejakulat 16, 33f., 106, 187
Ejakulation, siehe Samenerguss
Ejakulation, retrograde 107
Embolie 167, 179
Embryonalstadium / Embryogenese 242
Embryonenschutzgesetz 125, 126, 133f., 153, 164, 166, 219, 265
Embryonentransfer 51, 92, 151, 165f., 168, 187ff., 191f., 195f., 198f., 215f., 219, 225, 238, 240f., 243, 246f., 249, 251, 254ff., 266, 268f., 283, 285, 288, 290ff.
Enantone gyn-depot 173
Endokrinologie 46f., 93, 232, 244, 281, 286
Endometriose 40, 78, 121
Endometrium, siehe Gebärmutter-schleimhaut
Entwicklungsfähigkeit (Embryo) 166
Enzym 32, 86
Erbgut, siehe Erbinformationen
Erbinformationen 32, 86

Erbkrankheiten 137f.
Erfolgsaussicht, hinreichende 115
Erfolgsquote 92
Erneuerung (Spermien) 41
Ersatzmütter 101

F

Fehlbildungen 40, 89ff., 136, 248
Fehlbildungsrisiko 89f., 136f.
Fehlgeburt 90, 94, 136ff., 168, 192, 204, 136, 137, 254, 304
Fertilizitätszentrum, -praxis 47, 122, 177
Fetale Phase / Fetogenese 242
Fetozid 164
Fibrose, zystische 90
Finanzierung (IVF), siehe Kostenübernahme
Finanzierungsmöglichkeiten 213
Flare-up-Effekt 179
Follikel, siehe Eibläschen
Follikelhülle 81
Follikelpunktion, transvaginale 75, 83, 151, 174, 179f., 183ff., 187, 215f., 219, 223, 225f., 232, 237, 240, 242f., 255f., 265, 268, 278, 281, 283, 285, 293
Folsäure 220, 241, 270
Fötus / Fetus 74, 75, 104, 248
Form (Spermien), siehe Spermienform
Fortpflanzungsmedizingesetz 124f.
Frauenarzt 25, 27, 46, 125, 136, 219, 288, 293
Fruchtbarkeit 24, 26, 33, 40f., 78, 121, 137, 156, 217
Fruchtbarkeitsbehandlung 61
Fruchtbarkeitskalender 25
Fruchtbarkeitsmassage 26
Fruchtbarkeitsvorsorge 267
Fruchthülle 92
Funktionalis 80f.
Funktionsstörung 33, 154

G

Gametentransfer, intratubarer (GIFT) 51
G-BA, siehe Bundesausschuss, gemeinsamer
Gebärmutter 15, 17, 40, 50f., 73, 80, 85, 94, 96, 106, 108, 137, 154, 163f., 188f., 191, 193, 225, 244f., 248
Gebärmutterschleimhaut 40, 79ff., 87, 92, 174, 189f., 193, 220, 242, 266
Geburtenrate 93f.
Geburtenzahl 62f.
Geißel, siehe Schwanzstück
Gelbkörper 81, 193f., 220
Gelbkörperhormon 81, 85f., 190f., 193ff., 220, 237, 255, 266
Geschlechtsverkehr 14, 24ff., 44, 47, 50, 81, 83f., 93, 148, 180, 186, 191
Gestagene 193
Gestationssack, siehe Fruchthülle
Gesundheitssystemmodernisierungsgesetz 114
Gewebegesetz / Geweberichtlinie 75
GIFT, siehe Gametentransfer, intratubarer
Glashaut 85f., 242, 245
Gleichbehandlungsgebot 24
Glykoproteine 84f.
GnRH, siehe Hormon, Gonadotropin -freisetzendes
GnRH-Agonisten 173, 179
GnRH-Antagonisten 173f., 179
Gonal-F 271
Gynäkologe, siehe Frauenarzt

H

Harnblase 40, 46, 107
Hashimoto-Thyreoiditis 143f., 190
hCG, siehe Choriongonadotropin, humanes

Heilkräuter 26
Heiratsurkunde 222
Hepatitis B / C 75f., 117, 160f., 216
Hepatologe 76
Herzaktion, positive 92, 237, 250, 255, 293
High Responder 179
Hirnanhangdrüse 81, 160f., 173f.
HIV-Test 75, 216
hMG, siehe Menopausengonadotropin, humanes/Menotropin
Hoden 16f., 27, 31f., 37, 40, 46, 90, 107, 161
Hodenbiopsie 16, 267
Hodenentzündung 40
Hodenhochstand 40, 161
Hodenkanälchen 31
Hodensack 32, 41
Hormon, Gonadotropin freisetzendes (GnRH) 173f., 179
Hormon, luteinisierendes (LH) 81, 173
Hormon, Thyreoidea-stimulierendes (TSH) 144
Hormonbefunde 160f.
Hormonyoga 26
Hydrops fetalis 74
Hyperstimulation, kontrollierte ovarielle 175
Hyperstimulationssyndrom, ovarielles (OHSS) 135, 179f., 197, 255, 266, 281, 285, 288, 291
Hyperthyreose, siehe Überfunktion (Schilddrüse)
Hypnose 26
Hypophyse, siehe Hirnanhangdrüse
Hypothalamus, siehe Zwischenhirn
Hypothyreose, siehe Unterfunktion (Schilddrüse)

I

ICSI, siehe Spermieninjektion, intra-zytoplasmische/Mikroinjektion

IgG-Antikörper 74
Immunsystem 40, 144, 190
IMSI, siehe Spermieninjektion, intrazyto-plasmische morphologisch selektierte
Infektion 74ff., 115, 168, 185
Injektion, intramuskuläre/subkutane 175
Insemination, intrauterine (IUI) 50, 96, 113f., 118ff., 148, 183, 213
In-vitro-Fertilisation (IVF) 4, 15, 24, 34, 51, 60, 63, 69, 72, 75, 83, 89, 92ff., 99, 102, 105, 114ff., 118, 125f., 133, 135ff., 144, 146, 154f., 158, 163ff., 177f., 184, 189, 191, 194, 212f., 217ff., 225, 228, 232, 235, 244, 255f., 265, 267, 272, 274, 293
In-vitro-Maturation (IVM) 17, 51
Ischämie, siehe Sauerstoffmangel, örtlicher
IVF, siehe In-vitro-Fertilisation
IVF-Kultur, verlängerte 163f.
IVF-Register, Deutsches (DIR) 69, 92f., 136, 166, 217
IVM, siehe In-vitro-Maturation

K

Kapazitation 84, 85
Katheter 50, 247, 288
Katholiken 99
Keimzelle 32
Kinderlosigkeit, ungewollte 24, 69, 92f., 136, 166, 217
Kinderwunschzentrum, -praxis 68, 70, 113, 118f., 121f., 133, 150, 157, 160, 167, 172, 182, 185, 217, 225f., 270
Kontraktionen 26, 80, 85
Kontrastmittel 77
Körpertemperatur 25, 31
Kostenerstattung, siehe Kosten-übernahme

Kostenplan 75, 94, 113, 118, 153
Kostenübernahme 63, 97, 115, 151ff.,
    165, 170f., 266
Krampfader (Hoden) 40
Krankenversicherung, gesetzliche
    (GKV) 24, 154, 171
Krankenversicherung, private
    (PKV) 95, 154, 266
Krankheit (Unfruchtbarkeit) 24, 60, 95
Krankschreibung 224ff., 252
Kreisschwimmer 33
Kryokonservierung 101, 163, 183, 246,
    256, 266f.
Kryotransfer 93f., 96, 136, 265f.
Kryozyklus 94
Kulturlösung 107, 184
Kumulushülle/-zellen 85

L

Laparoskopie, siehe Bauchspiegelung
Leberentzündung 76
Leberkrebs 76
Leberzirrhose 76
Leistungsvoraussetzungen 115
LH, siehe Hormon, luteinisierendes
Low Responder 178f.

M

Maiglöckchenduft 85
Männlichkeit 41f., 44
Medikamente 113f., 151, 154, 173, 188,
    192, 197, 216f., 250, 254ff., 269ff., 273,
    282, 293
Mehrlingsschwangerschaft 126, 136,
    165, 168, 248
Meiosespindel 96
Menogon 174f., 181f., 216f., 220, 270f.,
    273, 277ff.

Menopause, siehe Wechseljahre
Menopausengonadotropin, humanes/
    Menotropin (hMG) 175
Menstruation, siehe Regelblutung
Menstruationszyklus 80, 160
MESA, siehe Spermienaspiration,
    mikrochirurgische epididymale
Methoden, alternative 26
Mikronährstoffe 156
Mitochondrien 32
Mittelweg, Deutscher 166f., 219
Monatsblutung, siehe Regelblutung
Mönchspfeffer 26
Morphologie, siehe Spermienform
Morula 242
Motilität, siehe Beweglichkeit (Spermien)
Mukoviszidose, siehe Fibrose, zystische
Mumps 40, 161
Mutterkuchen 190, 193ff., 248
Muttermund 26, 80, 248

N

Nachtkerzenöl 26
Nährlösung 13, 15, 17, 51, 94
Nebenhoden 14, 90, 107
Nebenwirkungen 15, 73, 156, 172, 175,
    181, 185, 192
Nikotin 41, 190, 200

O

OHSS, siehe Hyperstimulationssyndrom,
    ovarielles
Oligoasthenozoospermie 37, 56, 168
Oligospermie 34
Online-Foren 126
Oozyte 31
Orgalutran 173
Organe, harnableitende 46

Organschäden 75
Östrogene 80, 193, 220, 266
Ovar, siehe Eierstock
Ovarialsyndrom, polyzystisches (PCOS) 137
Ovulation, siehe Eisprung
Oxytocin 193
Ozontherapie 26

P

Panikattacken 62, 143, 144
Parvoviren 74
Periode, siehe Regelblutung
Pendelhoden 161
ph-Wert 57
Phthalate, siehe Weichmacher
Plasmamembran 86
Plazenta, siehe Mutterkuchen
PN-Stadium, siehe Vorkernstadium
Polkörperdiagnostik 96, 138, 163
Polyspermie 86
Poor Responder 178f.
Potentia coeundi/generandi 43
Präimplantationsdiagnostik (PID) 90, 99, 137
Pränataldiagnostik 99, 135
Predalon 83
Primordialfollikel 94
Profertil 156, 159
Progesteron, siehe Gelbkörperhormon
Progynova 217, 220, 241, 255, 271, 273, 282, 292
Prolaktin 144, 193
Prontogest 237, 241, 270, 282, 292
Protestanten 102, 118
Protokoll, kurzes/langes/ultrakurzes 177ff.
Psychotherapeut/Psychologe 54f., 143f.
Punktion, siehe Follikelpunktion
Puregon 271

R

Reaktion, allergische 168, 172, 175, 192
Reduktion, fetale 136
Regelblutung 15, 23, 80, 87, 167, 169, 174, 188, 196f., 199, 216, 220, 249, 253, 256, 268, 275, 293
Reproduktion, assistierte 50, 91, 126f., 136, 232
Reproduktionsmediziner 15, 47, 96, 103, 125, 166, 190
Reserve, ovarielle 94
Retortenbaby 50, 102
Ringelröteln, siehe Parvoviren
Röteln 74f., 115, 160

S

Sägepalmbeeren 26
Samenerguss 26f., 31, 107, 180, 234
Samenflüssigkeit 31, 40, 45, 107
Samengewinnung 75
Samenqualität, siehe Spermaqualität
Samenspender 101
Samenzelle 13, 15f., 32ff., 39f., 50f., 80, 102, 126, 163, 242
Sauerstoffmangel, örtlicher 81
Scheide 26, 31, 80, 84f., 106, 119, 184, 192, 195, 247, 288
Scheidengel 86, 237
Schilddrüsenhormon 180
Schwangerschaft, biochemische 84, 92
Schwangerschaft, klinische 92f., 115
Schwangerschaftsrate, kumulative 92
Schwangerschaftshormone 193
Schwangerschaftstest 92f., 106, 110, 189, 192, 198f., 241, 243, 249, 254, 289
Schwanzstück 32, 85
Sedoanalgesie 184
Seminalplasma 31, 107
Sex, siehe Geschlechtsverkehr

Sexualhormon 86
Single Embryo Transfer (SET) 165f.
Single Embryo Transfer, elektiver
    (eSET) 165
Sperma 13, 23, 26f., 31f., 34, 50, 55, 84,
    96, 106f., 155, 170f., 187, 267
Spermaqualität / Spermienqualität 15,
    24, 33f., 45, 50f., 150, 156, 188, 200
Spermatogonien 31
Spermatozoen, siehe Samenzelle
Spermienaspiration, mikrochirurgische
    epididymale (MESA) 14, 107, 267
Spermienextraktion, testikuläre
    (TESE) 16f., 93, 107, 267
Spermienform 32ff.
Spermieninjektion, intrazytoplasmische /
    Mikroinjektion (ICSI) 15ff., 34, 51,
    69, 72f., 83, 89f., 93ff., 105, 107, 114ff.,
    121, 126, 134ff., 144, 148, 150ff., 159f.,
    163, 165, 167ff., 174, 177, 184, 188f.,
    192, 201, 204f., 208, 212ff., 217ff., 225,
    255f. 260, 265, 268f., 272, 281, 285,
    293
Spermieninjektion, intracytoplasmische
    morphologisch selektierte (IMSI) 34,
    69, 107, 165, 281
Spermienkonzentration 33, 34
Spermiogramm 30, 32, 34, 36f., 48, 50,
    57, 72, 156, 168, 170f., 188, 201, 217
Spermium, siehe Samenzelle
Spindle View 96
Spontanzyklus 113, 118
Stammzellforschung 99
Sterilität 39f., 154
Sterilität, idiopathische 39, 154
Sterilität, immunologische 40
Stimmungsschwankungen 143f.
Stimulation, hormonelle 51, 113, 115,
    135, 167, 175, 177f., 213, 218, 267
Straftatbestand 219
Stress 55, 150, 168f., 209, 223, 244, 253,
    286, 290, 299

Swim-up 107
Synarela-Nasenspray 173

T

Tage, fruchtbare 23, 25, 79
Temperaturveränderungen 25
TESE, siehe Spermienextraktion,
    testikuläre
Therapieverfahren 34, 47, 50, 61, 69, 93
Thrombo Ass 190
Thrombose 167
Totgeburt 74, 90, 136, 138
Toxoplasmose 73f., 160
Transfer, siehe Embryonentransfer
Traubensilberkerze 26
Trisomie 21/Down-Syndrom 135
TSH, siehe Hormon, Thyreoidea-
    stimulierendes

U

Übelkeit 172, 180, 192, 196f.
Überfunktion (Schilddrüse) 143
Übergewicht 41
Überstimulation, siehe Hyperstimu-
    lationssyndrom, ovarielles
Ultraschall 77, 82, 92, 181f., 215f., 218,
    220ff., 271, 275, 292f.
Unfruchtbarkeit 24, 39f., 46, 60f., 73, 95,
    104, 155, 162, 200
Unterfunktion (Schilddrüse) 144
Untergewicht 41
Unterleibsschmerzen 175, 182, 188
Untersuchung, zytogenetische 110
Urologe 30, 32, 46
Ursachen, psychische 104
Uterus, siehe Gebärmutter
Utrogest 182, 191f., 255, 270

V

Vagina, siehe Scheide
Vaginalgel 241
Varizellen 73f.
Vatikan 100, 104
Verschmelzen 32, 39f.
Versichertengemeinschaft 103
Verursacherprinzip 95
Verwachsungen 39, 78
Verwerfen 228, 247
Vorerkrankungen 137, 160
Vorkern / Vorkernstadium 86, 94, 96,
    125f., 163f., 166f., 241f., 265

W

Wasseransammlung 175, 179f.
Wechseljahre 173, 191
Wechseljahresbeschwerden 172
Weichmacher 41
Weltgesundheitsorganisation
    (WHO) 24, 32, 92

Wind-/Wasserpocken, siehe Varizellen
Würde (Embryo) 100, 158, 191

Z

Zelluläre Phase 242
Zentrifuge 106f.
Zervikalschleim 25
Zervix, siehe Muttermund
Zoladex 173
Zona pellucida, siehe Glashaut
Zusatzbeitrag (Pflegeversicherung) 146
Zusatzleistungen 94, 163, 192
Zuschuss (Bundesländer) 114
Zwischenhirn 173
Zygote 86, 189, 242
Zyklusoptimierung 82
Zyklus, stimuliert, siehe Stimulation,
    hormonelle
Zyklus, weiblicher, siehe Menstruations-
    zyklus
Zyklusphasen, siehe Menstruationszyklus
Zyste 78, 175, 216, 225

DER AUTOR

Christian Eigner, Jahrgang 1970, ist gelernter Journalist. Nach seiner Ausbildung bei einer Tageszeitung studierte er Germanistik und Journalistik und arbeitete u.a. zehn Jahre für den Ratgeberteil einer großen Illustrierten. Seit Frühjahr 2012 ist er als freier Journalist und Buchautor tätig. Christian Eigner lebt mit Frau und Tochter in Berlin.
Weitere Infos: www.christian-eigner.de

Christian Eigner
ENDLICH PAPA
Ein unfruchtbarer Mann erzählt,
wie sich sein Traum vom eigenen Kind erfüllte

ISBN 978-3-86265-160-3
© Schwarzkopf & Schwarzkopf Verlag GmbH, Berlin 2012

Lektorat: Kristina Frenzel, Berlin | Coverfoto: © Moritz Thau

KATALOG
Wir senden Ihnen gern kostenlos unseren Katalog.
Schwarzkopf & Schwarzkopf Verlag GmbH
Kastanienallee 32, 10435 Berlin
Telefon: 030 – 44 33 63 00
Fax: 030 – 44 33 63 044

INTERNET | E-MAIL
www.schwarzkopf-schwarzkopf.de
info@schwarzkopf-schwarzkopf.de